实用家庭医生手册

SHIYONG JIATING YISHENG SHOUCE

主　编　崔天国　王鲁奎　荣宝海

副主编　崔晓丽　孙庆颖　李　翠
　　　　杨田义

编著者　（按参加先后排序）
　　　　崔天国　王鲁奎　荣宝海
　　　　崔晓丽　孙庆颖　李　翠
　　　　杨田义　苏日亮　支凤杨
　　　　孙　芳　石　枫

河南科学技术出版社

· 郑州 ·

内容提要

本书由经验丰富的全科医师和相关专业人员编写，共20章。包括家庭医生与全方位健康建设、衰老性疾病、代谢性疾病、高血压病、冠心病、脑卒中、退变性疾病、肿瘤、乳腺疾病、妇科疾病、容易忽视的疾病、感染性与性传播疾病、心身疾病等近200种疾病的认知与防治措施，家庭用药知识、家庭药箱配备和常用药物简介，家庭简易治疗技术和自救互救技术，危重急症和意外伤害处理，以及心理问题类型、表现、调适与心理治疗等。本书涉猎面广，内容丰富，实用性强，适合家庭医生阅读参考，也可作为城乡家庭藏书，随时备查和答疑解惑。

图书在版编目（CIP）数据

实用家庭医生手册/崔天国，王鲁奎，荣宝海主编. 一郑州：河南科学技术出版社，2018.6（2019.7重印）
ISBN 978-7-5349-9142-4

Ⅰ.①实… Ⅱ.①崔… ②王… ③荣… Ⅲ.①家庭医学—手册 Ⅳ.①R499-62

中国版本图书馆 CIP 数据核字（2018）第 038519 号

出版发行：河南科学技术出版社
　　　　　北京名医世纪文化传媒有限公司
　　　　　地址：北京市丰台区万丰路 316 号万开基地 B 座 1-114　邮编：100161
　　　　　电话：010-63863186　010-63863168
策划编辑：杨磊石
文字编辑：韩　志
责任审读：周晓洲
责任校对：龚利霞
封面设计：吴朝洪
版式设计：崔刚工作室
责任印制：陈震财
印　　刷：河南瑞之光印刷股份有限公司
经　　销：全国新华书店、医学书店、网店
开　　本：850 mm×1168 mm　1/32　印张：13.75　字数：345 千字
版　　次：2018 年 6 月第 1 版　　2019 年 7 月第 2 次印刷
定　　价：58.00 元

前　言

习近平总书记在全国卫生与健康大会上指出:"要将健康融入所有政策,人民共享共建;要把人民健康放在优先发展的战略地位;要重视重大疾病的防控,优化防控策略,最大程度减少人群患病。"具有战略眼光的健康建设思路让人们渴望快乐健康长寿和避免生命意外的梦想有了制度性保障。大数据显示许多疾病的发生率、致残率、致死率大幅度增加,有些疾病呈"井喷式"暴发,让许多人过早地失去了健康甚至宝贵的生命。未老先衰、英年早逝现象的出现为人们敲响了沉重的警钟,追究原因,最重要的一点是生命历程的防范措施落实不到位,一些人忽视了对应有知识和技能的了解、掌握和应用。

医学的过去和现在告诫人们:要十分重视"治未病",防治结合,避免意外。从十月怀胎一朝分娩到生长发育生老病死,任何阶段都需要防范措施的百般呵护,用一生的健康行为交出合格答卷。这些功课包括健康建设、疾病防治、自救互救、心理调适、科学养生等的理性认知和必要技能。家庭医生、社区医生、专科医生、科研人员乃至每个生命个体和社会机构都应为大众健康,为防病治病添砖加瓦,构筑强劲有力的安全防护网。

生命历程,包括精神健康和躯体健康两个区域,"上帝"和医生能够给予你的只是一小部分,更多的是要靠我们适时的有效防范和自救互救。人们需要懂得一些心理、医学、自救互救知识,用这些知识和技能保护自己,帮助别人,这正是我们编写本书的初衷和原动力。当然,不可能每个人都是专职医生,不可能总是为

"自己当医生"，患病时要去医院看医生，通过心理、生理治疗和爱心抚慰维持健康。慢性疾病，危重急症，生命意外，疑难杂症，通过医生给你的忠告、建议和自己的学习总结，你就会有一个清晰的思路进行"自我救助"，慢性病尤其如此。应时之举的"自救互救"也是必需的，可以为挽救生命创造条件。现代人需要家庭医生给予您贴心的照顾。

在出版社支持帮助下，参与编写的全科医师、专科医师、中医师、药剂师、理疗师、检验师通力合作，总结数十年从医经验教训，参考文献资料，请教专家学者编写本书。在编写过程中，反复讨论修改，力求多角度、多侧面、全方位探讨内容的科学性、实用性、针对性和具体措施的可行性，试图精雕细刻，对大众有用，让读者认可。如果读者能从本书中获得一些保持健康和防治疾病知识，为自己积蓄生命的正能量，快乐健康长寿人生，那是对编写者的莫大慰勉。

借此机会，对参考文献和资料的作者，访问过的长寿和患病者，关心本手册编写和提出宝贵意见的朋友，表示诚挚谢意。虽经百般努力，限于认识差异和专业水平，难免百密一疏，存有不妥和失误，恳请大众读者、全科医师、基层医务工作者、专家学者批评指正，若得赐教，我们不胜感激。

编著者

2017 年 10 月

目 录

第 1 章　家庭医生与全方位健康建设

健康建设是一项极具现实意义,惠及全体国民的宏伟系统工程。这项伟大工程的全面完成需要多层面,全方位乃至全体社会成员的共同努力。后工业化、互联网信息化和大数据时代,人们的健康意识、健康观念、健康行为也发生了巨大变化,以健康为中心的健康建设目标正在日益深入人心,国家层面、社会层面、个人和家庭层面健康建设升高到了一个崭新的阶段。人们需要建立科学健康生活方式,摒弃不良生活习惯,完善医疗卫生保障措施,用医学科普知识,用一生的健康行为维护和促进健康。通过国家、社会、个人和家庭诸方面的共同努力,到 2030 年实现健康中国目标虽路途艰辛,但也并非遥不可及。

2016 年 10 月 25 日,中共中央、国务院公布的《"健康中国2030"规划纲要》(以下简称《纲要》)为中国人的健康绘制了宏伟蓝图,目标明确,措施具体。三个层面的健康建设是有机联系的健康共同体,并随着社会进步,经济和科技发展以及人们的健康素养水平提高不断地完善和改进。《纲要》提出,到 2030 年人均预期寿命较目前再增加 3 岁,达到 79 岁。《纲要》还明确了建设目标:到 2030 年,促进全民健康的制度体系更加完善,健康领域发展更加协调,健康生活方式更得到普及,健康服务质量和健康保障水平不断提高,健康产业繁荣发展,基本实现健康公平,主要健康指标进入高收入国家行列。到 2050 年建成与社会主义现代化相适应的健康国家。家庭医生是健康建设中不可或缺的重要力量,签约家庭医生在不久的将来会全面覆盖,结出丰硕果实。

第一节　国家层面健康建设

一、健康中国建设主要指标

健康中国建设主要指标见表 1-1。

表 1-1　健康中国建设主要指标

指标	2015 年	2020 年	2030 年
人均预期寿命(岁)	76.34	77.3	79
婴儿死亡率(‰)	8.1	7.5	5.0
5 岁以下儿童死亡率(‰)	10.7	9.5	6.0
孕产妇死亡率(1/10 万)	20.1	18.0	12.0
城乡居民达到《国民体质测定标准》合格以上的人数比例(%)	89.6	90.6	92.2
居民健康素养水平(%)	10	20	30
经常参加体育锻炼人数(亿人)	3.6	4.35	5.3
重大慢性病过早死亡率(%)	19.1	比 2015 年降低 10%	比 2015 年降低 30%
每千人常住人口执业(助理)医师数(人)	2.2	2.5	3.0
个人卫生支出占卫生总费用的比重(%)	29.3%	28%左右	25%左右
地级及以上城市空气质量优良天数比率(%)	76.7%	>80%	持续改善
地表水质量达到或好于Ⅲ类水体比例(%)	66%	70%	
健康服务业总规模(万亿元)	—	>8	16

二、《纲要》主要指标解读

1. **预期寿命79岁**　2015年,预期寿命76.34岁,用15年时间提升3岁,若无特殊情况(如大规模战争、重大灾害、烈性传染病暴发等)实现的可能性可以预期。经济发展,医学技术提升,防范措施到位,医疗政策和服务质量的不断完善等保障措施的促进作用,曙光就在眼前。

未富(人均收入水平)先老(老龄化)的中国人,人口基数大,慢性病呈现"井喷"式增长,还没有下降的趋势。成年人中1/4患高血压,1/10患糖尿病,不少人带病生存,生活质量不高,这是严酷的现实。如果仅仅靠药物治疗,忽略积极预防和健康生活方式难以奏效。

《纲要》从健康生活入手,帮助和指导人们了解掌握科学的健康知识和技能,养成良好的生活习惯应对疾病挑战,以达到健康长寿预期目标。

2. **健康素养水平提高到30%**　数十年来,健康建设促进工作大踏步地前进,成绩显著,城乡居民的健康素养水平从2008年的6.48%,提高到了2015年的10.25%,但与2030年30%目标差距巨大,不难看出,健康素养水平提高方面仍任重道远。

整体健康素养水平偏低有多方面的体现,如每人每日油脂消费量超过世界卫生组织(WTO)推荐量的2倍多;摄入盐量超标更是惊人,尤其是北方地区;南方地区摄入糖量也严重超标;青少年超重、肥胖和吸烟率持续上升,运动不足等许多方面都说明健康素养水平依然偏低。

3. **人均体育场地面积不低于2.3平方米**　近些年来,政府在体育场地建设上投入巨大,公共场地安装健身器材,建设步行或骑行绿道等方面下了很大功夫,但是体育场与地相对庞大的人口基数还是不足。2012年的数据显示我国人均体育场地仅为1.03平方米,不到美国的1/10,即使实现2030年人均2.3平方米的目标也远低于发达国家,与我国经济发展不相匹配。国家层面和有关未来意见,对新建小区要硬性规定监管,对旧住宅小区需合理改造,如充分利用旧厂房和仓库,老旧商业设施,建设一批小区周边的中小型体育场馆,激活大众参与热情,努力做到大型全民健身场地设施合理,科学使用。如果锻炼地点到家的距离超过 15 分钟的路程,那人们的运动意愿将大大降低。因此,《纲要》提出的 15 分钟健身圈是人性化的重要举措,对保证公众的运动锻炼积极性有极大的促进作用。

《纲要》还提出,到 2030 年实现每千人拥有社会体育指导员 2.3 名,借此保证公众获得专业指导,提高运动的安全性和有效性,并向妇女、老人、慢性病等特殊人群推广适合他们的健身方式。

4. 重大慢性病过早死亡率比 2015 年降低 30% 慢性病和老龄化是未富先老社会的必然趋势,许多人遭受老龄和慢性病之苦,生活生存质量大为下降。人们若能在不可避免的衰老过程中,尽早地采取健康生活方式,科学健身养生,就能有效延缓或者避免许多慢性病的发生发展,从而有一个良好的生命转归。现实是很多人对常见慢性病的防控理念存在着认识不足和误区。比较常见的心脑血管病患者常需终身治疗、按时检测和调整防治方案,在饮食、运动、心理等诸多方面进行调整和适应,这也是重要的治疗措施。有些人对辅助治疗措施(饮食、运动、心理)不屑一顾,支架放置半年就停药,不能遵从医嘱。慢性疾病的筛查,早防早治,疾病的社区管理和自我管理,用药依从性,毒副反应等都离预期目标差距很大,需要更多的健康知识和防病治病教育。

5. 癌症 5 年生存率提高 15% 癌症的发病率、病死率居高不下,一个重要原因是预防和早诊早治环节薄弱,这与发达国家有较大差距。有调查研究说,这一薄弱环节得以解决就能将生存率提高 10%～15%,治愈率也会大幅度提高。早防早治是最重要的防治手段。

　　6. 每千人执业（助理）医师增长为 3 人　目前我国执业（助理）医师 300 万人，以 14 亿人口计算，若要完成 2020 年每千人 2.5 名医师的目标需要 4 年内每年培养 12.5 万执业（助理）医师，遗憾的是每年 60 万医学生毕业中仅有 10 万人真正从医就业，与目标差距巨大。医学生进三甲医院或地市级医院的概率极低，而基层医疗岗位少有人问津，基层缺医少药问题依然突出并解决乏力。有专家建议，加强轮换机制建设，让地市级和三甲医院派有经验的医生到基层，到需要的贫困地区去工作几年，发挥聪明才智为民服务，愿意留下者有鼓励和奖励措施；在工资待遇、职称晋升等方面给予政策扶植，增加基层医疗岗位的吸引力，让年轻人和基层医务人员感到温暖、温馨，也可以大有作为。争取到 2030 年达到发达国家平均水平，实现每千人拥有 3 名执业医师。

　　7. 个人卫生费用支出占比下降 25% 左右　卫生费用主要包括三个方面：政府支出（财政支出）、社会支出（医保支出）和个人支出（医保个人付出比例和非医保范围支出）。《纲要》指出，"我国 2015 年个人卫生支出占卫生总费用的比重为 29.3%"，这一数值其实并不能完全反映个人支出，个人支出占比较大也是客观现实，通常在 40% 以上。需要注意的是：宏观指标占比降低不是说明整体医疗支出减少，而是政府卫生总费用的不断增加，看病费用实际上在增加。现实是，财政医疗投入主要用于建医院、上床位、增设备、上技术等花钱大项目上，用于"人"的投入明显不足，医务人员待遇难以保障，医务人员的收入只能更多地依靠患者，患者才是自己的"财神"，过度检查，过度治疗，分解收费，提高药费，想方设法收费增加个人收入等现象存在于各级医疗机构中。如果能使医护人员的收入增加，那么医生就能把全部精力放在治病救人而不是创收上，医德医风就会进一步提高，真正体现医者病者是一家人，让老百姓真正感受到个人卫生支出的下降。即使 2030 年完成预期目标 25% 左右，与发达国家 10%～20% 的水平仍然有不少差距，与中国台湾地区 10% 以内的水平差距更大。

8. 紧急医学救援网络100％覆盖 《纲要》指出,到2030年突发事件的应急能力要有大幅度提高,建立起覆盖全国,较为完善的医学救援网络,应急处置能力达到发达国家水平。现实是,投资规模、卫生人力水平和医疗设备等方面地区差异巨大。大城市的医疗急救尚能维持,广大农村地区和二三线城市的医疗急救的设施设备,救治能力难以满足现实需求。地理上的困难,偏远地区的突发疫情、突发事件发生后,仅靠省级或国家级救援队伍往往是远水难解近渴,县、乡级医疗救援队伍的加强,需要从人员、设备、资金、网络、体系建设等多方面完善和加强,《纲要》从国家层面有了前瞻性部署安排,需要各方面尽全力去具体落实。(本节编写参考新华通讯社:《"健康中国2030年"规划纲要》解读)

第二节 社会层面健康建设

在国家卫生计生委领导下,大中专医学院校、各级疾控中心、医学科研院所、公立医院、民营医院、私立医院、大大小小的诊所、个体行医者、遍地开花的药店和保健品市场都在为健康建设发挥着作用,履行着职责,为人民健康做出了巨大贡献。同时也存在一些问题,有的机构和人员在"一切向钱看"思想指引下,药费、材料费、检查费居高不下,忽视了为民服务的初衷。

一、强化管理

教育不是万能的,全靠自觉更是不可能的,教育和有效监管结合起来才可能出更多的人才,增加更多的效益,使更多的机构做出成绩,更多的人才发挥聪明才智。就大多数人来说,不论是医者或病者并不完全是"自由人",要受多方面的有意无意的制约,这种制约是社会和谐的重要保证。在医学范围内操作规范、动物归原、查对制度、三级负责等是保证医疗行为准确无误的行业常识。

二、榜样效应

通常,医务人员尤其是一线工作的医护人员,在病人心目中是有一定的信任度的,医生的言行举止对患者具有"榜样效应"。一些医生这边告诫病者禁烟限酒,平衡饮食,心理健康,适量运动,而自己却烟酒嗜好,吃喝无度,暴怒忧虑,少有锻炼,"榜样效应"何在?医护人员应谨言慎行,靠医德、医术、自律,赢得病人的信任。医生和病人之间应是亲人、朋友的关系。

三、合理膳食

穿衣戴帽各有所好,无可指责,但是生活方式的优劣与健康息息相关。社会层面的健康建设需引导大众养成健康的生活方式,科学的膳食习惯,推进健康饮食文化建设。

深入开展营养功能评价研究,制定完善全民营养监测制度,全面普及膳食营养知识,落实国民营养计划,发布适合不同人群特点的膳食指南,推进健康饮食文化建设方针,对重点区域、重点人群实施营养干预,解决某些营养素和微量元素缺乏,摄入量过多等诸多问题,需要国家和社会层面做出不懈努力。大众中存在的营养过剩或营养不足是健康隐患,不少人正在显现疾病症状,需要临床营养干预。幼儿园、学校、养老机构等集体场所营养健康工作需要加强指导和具体措施推荐。只有采取综合性措施,才能实现到 2030 年大众营养知识素养水平普遍提高,营养过剩和营养缺乏性疾病发生率显著下降,超重和肥胖者数量增长速度明显放缓的目标。国家卫生计生委发布的《中国公民健康素养——基本知识与技能(2015 年版)》提出了 66 条需要掌握的健康知识和技能,助人利己。内容包括无偿献血,关爱残疾人,定期查体,合理用药,能口服不肌注,能肌注不输液,在医生指导下使用抗生素,母乳喂养,婴儿 6 个月合理添加辅食等需要有关机构深入的宣传教育,让大众在理念上认可,行为上自觉,既有责任也有义务。

四、控烟限酒

许多人认识到了吸烟有百害而无一利,烟草中含有数百种有毒有害和致癌物质,但是,吸烟者吞云吐雾享受"瘾"的快乐,新上手者由于种种原因加入了吸烟大军,吸"二手烟"者也深受其害。国务院发布的《公共场所控制吸烟条例》规定,包括禁止烟草广告、促销及赞助,非吸烟场所(区域)禁止吸烟,吸者处以罚款,室内公共场所一律禁烟等措施。有关部门需加大控烟力度,全面推进控烟履约,深入开展控烟宣传教育,积极推进无烟环境建设,推进公共场所禁烟和全面禁烟工作,各级领导带头在公共场所禁烟以及运用价格、税收、法律等手段提高控烟成效,若再辅以戒烟服务措施,到 2030 年达到 15 岁以上人群吸烟率降低到 20% 完全可以期待。

雾霾对健康的影响已深入人心,如同雾霾一样,烟霾中含有数百种有毒有害和致癌物质,这类类似于 PM2.5,肉眼看不到的东西进入呼吸系统和循环系统,几乎可以自由的进入每一个脏器组织和细胞,影响每一个系统。比较常见的是影响呼吸系统,加重和引起气管炎、哮喘、呼吸道感染以及肺癌变,诱发和加重心脑血管疾病,如脑出血、心绞痛、心肌梗死、心律失常等;进入神经系统,对健康人可致情绪低落、精神抑郁、焦虑烦躁等心理障碍,诱发精神疾病,临床上更是常见。然而,"烟霾"尚未引起普遍重视。14 亿人口中,3.5 亿多吸烟大军,7 亿多受二手烟之害。"室外雾霾","室内烟霾",人们的健康遭受双层夹击,"生存危机"为人们敲响了警钟。

关于酒的饮用问题,一些人认为,少量饮用白酒(粮食酒)、葡萄酒、水果酒并无大害,还有一定保健作用。笔者认为,嗜酒者不醉为高,适量为好;劝酒、劝烟都不是现代文明行为,摒弃饭必饱,酒必醉的不良习惯。勾兑酒、高度酒的长期饮用损害肝胃脑肾，比较常见的酒精性脂肪肝、酒精性肝硬化、酒精性肝坏死、胃出血、老年性痴呆等与饮酒过量、过度有密切关系。需要不断加强限酒健康教育，以及有害酒精的监测和监督管理。

五、健康环境

人口老龄化速度加快，30 余年高速发展带来的生态破坏、环境污染、环境卫生恶化等生态失衡与经济发展有多重矛盾和现实问题。转变经济发展方式，实行绿色发展与健康环境互动的良性发展模式势在必行，要形成全民共识，动员全社会的力量共同营造健康环境，不论是城乡规划，经济转型建设还是服务管理等各个方面，都以人的健康为中心，保障城乡居民健康生活和工作。另一方面，政府和有关机构要深入调查研究，教育和引导大众学习医学科普知识，提高健康素养水平，使国家层面、社会层面、个人和家庭层面的健康建设有机统一，从点点滴滴做起，真正实现"健康中国"伟大目标。

第三节　个人与家庭层面健康建设

在国家层面、社会层面健康建设基础上，要充分发挥和调动个人和家庭层面健康建设的积极性。每个人、每个家庭要不等不靠，从现在开始，从我做起，用健康知识、健康行为实现健康目标，为了自己，为了家庭，有所作为。既与签约家庭医生紧密合作，也要为自己当"家庭医生"，了解能做什么，怎么做，为什么这么做，与家人共享健康快乐。还要与社区、社区卫生服务机构、医院保持紧密联系。相信医院，相信医生，相信现代医学科技，在需要的时候会给你贴心的帮助。下面九项健康要素是笔者的一些感悟，愿与读者分享，只是抛砖引玉，井底之蛙，浅陋之见，只能见仁见智。

一、生活规律拥有健康

1. **饮食有节** "民以食为天",食物摄入是人们生存的基本保证,其中有很多学问和经验,最简单、最实用、最容易掌握的是每餐不过饱(即常说的每餐留一口活到九十九),美味佳肴也要控制在常量范围内,努力做到营养均衡;不食或少食零食,少食过甜、过咸食物,不饮烈性酒和碳酸饮料、勾兑饮料,多蔬菜、多水果、少油腻。

2. **作息定时** 顺天时应四季,与天地同步,昼作夜息。宜晚上 10-11 时睡觉,晨 6-7 时起床,中午小憩(<1 小时),冬季起床可稍晚点,睡多睡少都不利于健康。中医有久卧伤筋之说,而长期睡眠不足亦有大害。作息时间需要科学安排,如晨起后喝杯温开水,然后户外活动半小时后回家吃饭;上午干完必干之事,如接送孙辈上幼儿园上学,买菜,读书看报,上网,看电视,间空打理花草、清理鱼缸;午饭后,小作午睡后,参加一些喜欢的活动项目或约人聊天,或探亲访友;晚饭后散步,跳健身舞、健美操,看电视,晚 10 时前做完洗刷后上床休息。充实的一天,惬意的一天。当然不可能完全固定,总有外出旅游,探亲访友,各类聚会等,需有个基本作息时间表。

3. **劳逸结合** 生活、工作中有忙有闲,要安排好。人老了,退休了,工作上的忙碌似乎沾不上边了,而家庭中,尤其是节假日儿孙们探望长辈,合家团聚。在高兴的同时,操心忙碌自然不可避免,常常累得腰酸背痛。能坐着干的不站着干,能让儿孙干的少自己干,分清轻重缓急,安排好作息时间,劳逸结合。年轻时风风火火,年老时则要沉着稳重,哪怕读书写字也要 1~2 小时休息一会儿,避免心脑过劳,玩乐时更需如此。

4. **悲喜有度** 经历数十年风风雨雨,什么大风大浪,各种变故都应"胜似闲庭信步",不宜大喜不宜大悲,做到宠辱不惊。大喜大悲会引起血管收缩,激素分泌增加,血压升高伤害肝脾心脑,需善于调控情感。尽量不看过度刺激、暴力的影视节目,不从事炒股、赌博、传销等容易刺激心理和神经的活动,不去挑战自己的不可能。

二、长寿目标可望可及

曾经的"人活七十古来稀",在现今盛世将成为历史。由于种种原因,天灾,人祸,病邪……人类难以活到自然寿命 120～150 岁,而随着人们健康长寿观念觉醒,重视程度提高和医学科技发展,经过自身的不懈努力,进入长寿殿堂的最低门槛——90 岁可望可及,圆梦百岁绝不仅仅是梦。

维持生命的物质基础和精神力量,二者相辅相成,互为因果。如果你能吃得下,睡得着,常运动,就有了丰厚的物质和能量基础。在饮食有节,少肉多菜,少咸少甜,限酒戒烟,经常七八分饱;在起居有常,按时作息,在自然舒适,轻松入梦中享受 7～8 小时的有效睡眠;在忙而不累的原则指导下,劳作、锻炼,把生活安排得充实有序,采用积极科学的养生之道,就会达到人与自然、人与天地的和谐,不断地养育生命之树,何愁不能长寿健康。

精神力量是健康长寿的重要保证,要做到心理平衡、心理健康。知足常乐,心地善良,谦和慈祥,乐于助人,包容大度都是心理健康的重要标志和健康保证。穷也要独善其身,富更宜兼济天下,这是生命的真正价值。节制欲望,知足不贪,可以避祸得福,明慧悟性,用精神力量弥补"物质"的不足。其实,人老了一张床、一双筷子、一个碗的简单生活未必完全是坏事,精神生活的充实,快乐健康的过好每一天,自然是夕阳无限好。

三、避免"意外"贵在防范

人老了,如同一台老旧的机器,要不断地修理,才能保持正常运转。老年人的生理特点,在保健方面要科学地管理好日常生活和医疗问题,不被"意外"伤害。

1. **避免摔倒** 老年人骨质疏松,骨骼脆弱,反应迟钝不可避免,这是因为钙和胶原类物质减少(摄入少,吸收利用率低)。要注意适当补充有益食品,例如喝点奶,吃些含胶原量高的食物。地面湿滑,室内障碍物,走路不小心很容易摔倒。穿防滑软鞋,浴室安装扶手,减少室内杂物,走路小心点,尤其是雨、霜、雪天更应在意,就可规避和减少摔倒,因为摔倒后很容易导致伤残和加重原有疾病(笔者有过摔倒颈椎病急性发作体验)。

2. **防堵治堵** 人体比较常见的气堵(生气、烦恼、忧愁),胃肠堵(食滞、肠梗阻、消化不良),血管堵(血稠、血栓、斑块),这三堵临床上常见,有些是致命的。气堵是心理上不健康的表现,学会调适,参与社区活动,培养发展兴趣爱好,不断充实自己的内心世界,气堵就难于缠身。胃肠堵常与饮食有关,消化功能日渐下降的老年人更要学会保护胃肠,少食黏糯硬辣的食物,这些东西吃多了轻则胃肠不适,重则损伤胃肠黏膜引起不适,甚至肠梗阻。适当多点粗纤维食物,多饮水,多做点揉腹活动,晚饭少吃点(6～7分饱),饭后休息10～20分钟再活动可以有效防治胃肠堵。引起血管堵最常见的原因是动脉粥样硬化和血小板、红细胞聚集性增强形成的血管内斑块,前者主要是脂质斑块,后者为废物垃圾斑块或者二者共同形成的斑块,斑块分为稳定性斑块和不稳定性斑块,后者脱落引起血栓病最多见。防治方法主要是调控饮食,减少肉脂类食物,运用他汀类调血脂药物,防治红细胞、血小板聚集主要是以阿司匹林为代表的抗血凝药物。

3. **减少孤独寂寞** 出门一把锁,进门一盏灯的老人生活难免孤独寂寞,这种生活是心身双重伤害,独居一室,缺乏交流和必要的提醒,老年性痴呆必然会加重、加快。与孩子多联系,与亲朋多沟通,适当拜访邻居可以减少孤独寂寞。

4. **坚持治疗** 中老年人常患有多种慢性病,还存在着一些潜在的疾病,若能有早检查、早预防、早治疗,会很快发现隐患,及时防治,免成大患。现代的科技手段,包括基因检测、高端查体会发现一些潜在的疾病可能。我国每年有 300 万以上的人死于心脑血管疾病,其中检查不及时、用药不系统、治疗不彻底是主要原因。防治关键是坚持用药,重视监测,及时调整治疗方法。不要过于迷信一些保健品、保健器械,把心理、膳食、运动等科学方法有机结合,全方位、多侧面防治疾病。

5. 及时看病　老年人全面退行性病变,免疫力下降,哪怕是普通的感冒,若治疗不及时很容易引起呼吸道感染性疾病,累及全身甚至危及生命。感到周身酸懒、疲惫乏力、精神倦怠等症状要及时进行身体调理,如无改善而出现咳嗽、发热等症状尽早去医院诊治,小病拖成大病后果不堪设想。

四、精神养生善良宽容

良好的心态和心境可以让人体的生理功能处于最佳状态,此时内分泌系统、神经系统、脏腑功能都会处于完好状态,表现精力充沛,思维清晰,干事效率高,病邪自然难以入侵;反之,心烦意乱愁绪烦恼会引起内分泌紊乱,神经调节失衡引起多种心身疾病。人生中不可避免的坎坷挫折,需要强化精神养生,其中方法很多,下面几条可以参考。

1. 善良宽容　长寿者多是敦厚为善宽容之人,心中充满善意于人于己皆有益。"吃亏"或遭受委屈或被人误解,最明智选择是宽容,是大度,也是对身心的最好保护。人们都知道尖酸刻薄难容人的人,往往处于精神紧张状态,致使血压升高,心跳加快,胃肠痉挛,消化液分泌物抑制等,引发和加重心身疾病进入恶性循环。而保持善良宽容之心,就是为自己安装了心情调节阀,随时调适心情培育快乐,滋养心灵。

2. 乐观心境　乐观是一种积极向上的优秀品格,可以解除生理上的疲惫和痛楚,激发内在的活力和潜能,战胜挫折和困难;反之,悲观是一种消极性格表现,容易让人在困难和挫折面前失去斗志甚至一筹莫展,滋生烦恼和痛苦。因此,用乐观心境看待和处理所遇到的问题,淡化和消除烦恼,许多问题就会迎刃而解。

3. 沟通交流　人类是群体动物,人与人之间不论你认识与否都有着千丝万缕的联系,高度发达的互联网、微信、微博、电话、视频、电视,使得人与人的距离越来越近,万里之外的笑脸问候让你感到欣慰和开心。名人、大人物、政治家、政客、评论家、演员、主持人的言论、表演、态度、观点常常会冲击你的心灵,引起感慨,忧喜互参,有些只当笑料谈资足矣。过多的自我封闭,孤独寂寞会使人陷入困境,失去乐趣,陷入孤独之门。有效的沟通交流,敞开心扉换取真诚回报,充分享受爱情、友情、亲情的快乐会点燃心灵深处的闪光点,保持美好的心境。

4. 心理松弛　悠闲遐想是一种心理松弛方法,通过短暂而美好的遐想可以忘却痛苦烦恼,恢复神经与内分泌平衡,促进免疫系统功能和心智活跃程度,重新感受生命活力的灵光。

五、乐活生活善待遗憾

生命历程中的悲欢离合酸甜苦辣,有很多值得回味的甜蜜。登峰后的眺望,劳累全忘;克服困难的惬意,忧虑皆无;悲痛流泪后的重新奋进,恩怨情仇的洒脱,表达的是乐活的心境,收获的是生命的萌动和心灵的慰藉。

生命中的缺憾和困惑,在"比上不足比下有余"的心境中,就会胸怀坦荡旷达自然心舒意爽乐观开朗,而嫉怒忧伤愤激紧张怨人忧天就会荡然无存,随风而去。"今朝有酒今朝醉,管他明天喝凉水"也并非乐活生活。知足乐活宽容是一种神仙境界和难得的长寿之道。

生命中的忧他人之忧,乐他人之乐与先天下之忧而忧后天下之乐而乐都是一种乐活境界,活得充实活得快乐本身就是对他人对社会的奉献,于人于己皆利。在助人为乐中实现人生价值,完善自我充实自我。

生命中不如意事多于如意事,苦乐酸甜、成败得失、新旧碰撞、贫富落差常会带来许多困惑忧虑愤懑,需要的是调整理念平衡心态,不要被"人比人气死人"缠绕,拥有好身体,成为长寿星,在乐活中平衡失意,在比较中得到满足,保持天天好心情。

挥洒夕阳余晖,轻歌曼舞抚琴高歌,挥毫泼墨走亲访友,湖边垂钓,林间漫步,广场健身,读书看报,在动与静的结合中,在谈笑中,怡悦自己,平淡乐活,享日暮绚烂。酸甜苦辣尝尽方知痛并快乐着才是人生真谛。

为了健康,不要陷入"江山易改本性难移"的泥潭,在改变不良生活习惯如吸烟、酗酒、懒动、焦虑、高脂,高盐、高糖等诸多方面学会改变,决心改变;在享受色香味俱全的美食,花天酒地生活的同时,高度关注健康。改变虽不容易,但是,只要是有足够的改变意识,合适的改变方法,充分的心理支撑,持久的坚韧毅力,改变完全可能,健康长寿完全可能。

六、健康第一

快节奏的社会生活,敲响健康警钟,透支健康,知行脱节乃至分离的人比比皆是,这是英年早逝,疾病侵袭的重要原因。生活困境,病痛折磨,过劳致死的案例举不胜举,记忆之,借鉴之,又有多少!

健康素养水平监测告诫人们,水平之低,人数之少令人咋舌,知行合一者更是寥寥可数,没有了健康谈何幸福,财富、地位何用! 没有健康,一切都会失去,拥有健康幸福才有可能。把健康认知转化为健康行为是一种社会担当,作为一辈子的事业去谋划,去耕耘。健康工作 50 年,幸福生活一辈子,需要每天锻炼运动来保障。重养生,重养心,就是重健康。

财富,地位,金钱,美女看来都是需要,忽视了第一需要"健康",就会失去生命活力乃至生命的代价。

七、祝福自己依靠自己

长寿与短命是人生的两个极端。"夭折""英年早逝""猝死"，有些貌似健康的人，在跑步机上、在讲台上、在会议上、在马桶上倒地而亡。偶然吗？不是，是必然。英年早逝，猝死者其实体内早就潜伏着严重疾病，只是没引起警惕，致使身体突然崩溃。

看似健康的人未必都长寿，长期忽视阴阳之道，过度透支身体和消耗自己，饮食无节，会使阴阳失衡，何来心身健康。现今危害大，死亡率高，治疗困难的五大类病，心血管病、脑血管病、糖尿病、癌症、慢阻肺(慢性阻塞性肺疾病)占全球人口总死亡的63%，而我国则高达80%，其中脑血管病占40%，这些慢性生活方式病是可防可治的。现实中，有些人长期患病不把自己当强壮者，不过度消耗自己，认识到"先天不足"而顺天时应四季，饮食起居合理安排照样可以活得长久。

生命历程的长短决定因素是你自己，或者说健康命运就掌握在你自己手里，不必怨天尤人，重要的是想法设法提高生命质量。

祝福自己：健康、快乐、长寿。不急不恼百年不老，不懒不馋益寿延年，讲的是精神养生，运动养生，饮食养生之理。息怒健身，少怒少病，胸襟坦荡长寿健康；勤劳生百巧，多懒百病生，体力脑力劳动都是健康之道，活动运动浑身轻松疾病难生；饮食结构合理搭配，粗细相兼，咸淡相宜，荤素适度，避免暴饮暴食和偏食，大大有利于营养素的吸收利用。

把握好各种保健方法的"度"是科学养生的至高境界。人体的器官，脏腑尽管有自我调适能力但都有一定的承受限度，任何过度之举都会损害健康引发疾病。思虑、动静、饮食、用脑、七情六欲等都要适度。

良好的生活方式和习惯受益终生，而不良生活习惯和生活方式日久天长必然种下疾病的祸根，贻害终身，因为习惯的力量是无形的，人们很容易在不知不觉中受益或受害。让我们按照合理膳食,适量运动,戒烟限酒,心理平衡四大健康基石的指引快乐生活每一天,用自己的力量,用科学的知识,健康长寿,用自信与时俱进,用知识少走弯路,将风险和危难拒之千里之外。

八、学会放弃放大快乐

老当益壮是一种追求,一种目标,上了年纪的人才能真正体会健康是福,健康这个"1"的全部意义。快乐是人生的第一需要,这种心灵的维生素,幸福的催化剂,长寿的灵丹妙药任何时候都是需要的。珍惜拥有的,放弃无法拥有的,既然放弃无须后悔。

放下恩怨,放下得失,放下名利,放下忧愁焦虑就会心身轻松,活得踏实洒脱快乐,想得开放得下,就会风物长宜放眼量,成败得失酸甜苦辣都是收获都有营养。人生需要各种"味道"才能完善美好人生,用更多的时间体味亲情,体味朋友情,体味爱情。忍耐忍受不仅仅是人生美德,让三分风平浪静,争一时人仰马翻是人人都懂的道理,宽容大度,有理让人三分是人际关系紧张的润滑剂,是理解人,有爱心的表现,是一种非凡的气质,人们需要尊重自己,尊重别人,遵守自然规律,遵守约定俗成的价值观念和道德规范。"人定胜天"有失偏颇。没有绝对平衡,没有绝对完美,只有遗憾的人生,善待遗憾,放下遗憾,明天依然阳光灿烂。老年后的懂得,知晓,明白,悟透,觉醒,领悟也为时不晚,重新设计高品质的晚年,夕阳旅程会更美。

十月怀胎,一朝见天,沐浴阳光,举家心欢;少年在涓涓溪流中快乐成长,中年在奔腾江河里拼搏奋斗,而老年则犹如浩瀚大海,纳百川更成迷人风景,人生中无处不美,到处是快乐的源泉,需要去寻找,去放大。

老年人更有快乐的基础,没有废寝忘食应对考试的求知之苦,没有职称考试的文凭之累,没有竞争拼搏的岗位之需,没有钩心斗角的生存激励。有的是洒脱自如,老而弥坚的精神世界,自强不息的顽强斗志,随遇而安的精神升华,无欲无求淡泊宁静老成持重老树再开新花的美好追求。

比下永远有余,这种知足感的快乐,会活出馨香活出尊严,获得快乐的超级体验。感恩岁月馈赠,放大金秋所获,珍惜生命华彩,为做百岁老人而终生快乐。日常生活中充分享受和体验儿孙绕膝之欢;读书看报之趣;太极舞蹈之味;游山玩水之乐;在天伦之乐,闲情韵味,名山大川的兴味无穷中体味人生的愉悦幸福。

九、生活小细节,健康大作用

维护健康,促进健康,延年益寿要从生活小细节入手。

1. 欢笑 "笑一笑,十年少"是民间谚语,不无哲理。笑对心、肺、脾、肾、大脑等体内脏器功能有显著促进作用,自寻乐,多欢笑,还是抗癌、防癌的有效手段。与有幽默感的人交朋友,看喜剧,听相声,观小品,读笑话,赏漫画等会使你笑口常开。

2. 梳头 梳头能够促进大脑运动,健脑安神,对偏头疼、血管神经性头痛、神经衰弱、亚健康状态具有防治效果。即使头发稀少或者没有头发的老年人也要勤梳头,可以以指腹代梳,由前发际向后发际,边做梳理运动边揉搓头发,早中晚各 1 次,每次 10 分钟左右,力度适中,头皮出现热、胀感觉更好。

3. 洗脸 日洗三次脸,晨起床后,午休起后,晚睡前,尤其是睡前洗脸更为重要。用肥皂或香皂洗净颜面油脂以保持汗毛孔通畅,辅以面部按摩更佳,大大有助于提高睡眠质量。

4. 刷牙 都会刷牙,但刷法有讲究。宜至少早晚各 1 次。刷牙时间不宜<3 分钟,摩擦 100 次以上,牙齿内、外面都要顾及,尤其是牙缝更是重点。若患有轻度牙龈炎、龋齿、种植牙部位需特别照顾。

5. 洗身 不论男女,许多人都有每晚洗下身的习惯,是好事。如果不洗,男性大量分泌物积存包皮内形成包皮垢,容易引起包皮炎,诱发尿路感染,甚至阴茎癌;女性则因阴道分泌物引起会阴瘙痒,宫颈糜烂,甚至宫颈癌。

6. 文胸　佩戴胸罩不仅体现女性美,更重要的是具有保健作用。老年女性,不仅是生育喂养过孩子的女性,胸部肌肉松弛,身体容易前倾压迫肺造成呼吸不畅或气喘。与此同时,乳房组织下垂致胸廓下降,引起胃下垂压迫肠道影响食欲。因此,老年女性也应佩戴文胸,睡觉时宜摘除胸罩。

7. 咳嗽　咳嗽会将肺泡产生的分泌物排出体外,维持气管畅通无阻,维护肺健康。无病时也要做深呼吸,有意识的咳嗽。患病时的咳嗽是一种保护性机制,而剧烈咳嗽有害,选择药物应化痰止咳,不宜选用止咳药。

8. 饮水　水是生命的基本保障,常说女人是水做的,其实男人也是,婴幼儿、少年儿童体内含水量更多。当感到口渴时饮水,实际上说明已是细胞缺水,细胞已受损害,缺水相当严重,因此,应适时主动饮水。每天的基础需水量 1500～2000 毫升,这是人体满足代谢需求的基本水量。

9. 睡觉　昼作夜息与天地同步是健康的重要保证之一,许多人都有失眠,睡眠质量差的体验。保证睡眠质量有很多方法可以选择,对老年人失眠来说,睡前 30～60 分钟取复方丹参 3 片,用 150～200 毫升牛奶服用可提高睡眠质量,入睡快一些,几乎没有什么副作用。选择镇静、催眠药物,应在医生指导下应用。

10. 如厕　及时排出体内废物,减少有毒有害物质再吸收,大小便起着关键作用。有了尿意随时排尿,可以降低尿内有害物质的刺激,减少膀胱癌发生概率。大便问题让一些人感到头痛,便秘和便稀,需诊治找出病因,对症治疗。正常情况下,即使无便意也要去蹲一蹲,建立条件反射,定时排便。

第四节　2016 年膳食指南解读

国家卫生计生委发布的《中国居民膳食指南 2016》,指南要点尽管只有 6 点,但指导性更为细致,体现了与时俱进的饮食文明新风,为改善大众营养,促进全民健康作用巨大。

一、食物多样,谷类为主

1. 五大类膳食包括谷薯类,蔬菜水果类,畜禽鱼蛋奶类,大豆坚果类和油脂类。

2. 平均每天至少摄入 12 种以上食物,每周至少 25 种。

3. 每天摄入谷薯类食物 250～400 克,其中全谷类和杂豆类 50～150 克,薯类 50～100 克。

4. 膳食中糖类提供的能量占总能量的 50% 以上。

二、吃动平衡,健康体重

1. 食物摄入量与身体活动量是保持能量平衡,维持健康体重的两个主要因素。

2. 食不过量,控制总能量摄入,保持能量平衡。

3. 坚持日常身体活动,每周至少进行 5 天中等强度的身体活动,累积 150 分钟以上;每天不少于 6000 步。

4. 减少久坐时间,每小时起来动一动。

三、少盐少油,控糖限酒

1. 培养清淡饮食习惯,少吃高盐和油炸食品,成人每天食盐不超过 6 克,烹调油 25～30 克。

2. 控制添加糖食品的摄入量,每天摄入不超过 50 克,最好控制在 25 克以下。

3. 每日反式脂肪酸摄入量不超过 2 克。

4. 足量饮水,成年人每天 7～8 杯(1500～1700 毫升),提倡饮白开水和茶水,不喝或少喝含糖饮料。

5. 过量饮酒与多种疾病有关,会增加肝损伤、痛风、心血管疾病和某些癌症发生的风险,不推荐饮酒。嗜酒者,一天用酒的酒精量男性<25 克,女性<15 克。

四、多吃蔬菜,奶类大豆

1. 蔬菜水果是平衡膳食的重要组成部分,奶类富含钙,大豆富含蛋白质。

2. 餐餐有蔬菜,保证每天摄入 300～500 克蔬菜,深色蔬菜应占 1/2。

3. 天天吃水果,保证每天摄入 200～350 克新鲜水果,果汁不能代替鲜果。

4. 摄入各种各样的奶制品,摄入量相当于每天液态奶 300 克。

5. 经常食用豆制品,摄入量相当于每天大豆 25 克以上,适量吃坚果。

五、适量吃鱼、禽、蛋、瘦肉

1. 每周摄入水产类 280～525 克,畜禽肉 280～525 克,蛋类 280～350 克,平均每天摄入此类为 120～200 克。

2. 鱼和禽类脂肪含量较低,应优先选用鱼,禽类,减少猪肉摄入。

3. 吃鸡蛋不弃蛋黄,每天摄入胆固醇＜300 毫克。

4. 少吃肥肉,烟熏和腌制肉制品,喝汤更要吃肉以更好地获得食物中的营养物质。

5. 老年人增加摄入富含优质蛋白的瘦肉、海鱼等食物,对延缓肌肉衰减,增强体质有重要作用。

六、杜绝浪费,兴新食尚

1. 珍惜食物按需备餐,提倡分餐不浪费。

2. 倡导在家吃饭,与家人一起分享食物和享受亲情。

3. 选择新鲜卫生的食材,当地当季的食材。

4. 食物制备生熟分开,熟食二次加热要热透。

5. 学会阅读食物标签,合理储藏食物,采用适当的烹调方式。

第五节　签约家庭医生

一、拥有自己的"御医"

"御医"专职服务于皇家与朝廷大员,令人羡慕,老百姓什么时候能拥有自己的"御医"呢? 近年来,我国悄然兴起的"签约家庭医生"的蓬勃发展,使百姓拥有自己的"御医"成为现实,一些地区走在了前列,中国特色的签约家庭医生越来越受到大众重视。

签约家庭医生是社区卫生服务重要组成部分和深化卫生体制改革的重要成果。这种政府主导、部门协作、社区参与、上级卫生机构领导,以各大医院和科研单位为依托,以基层卫生机构[主要是社区卫生服务中心(站)]和各类诊所为纽带的新型卫生服务方式,旨在让家庭医生能有更大的发展空间,通过合理使用卫生资源和适宜技术更好地为大众提供医疗卫生服务。家庭医生是以人为本,以健康为中心,以家庭为单位,以社区内居民需求为导向,以妇女、儿童、老年人、慢性病患者、残疾人群和弱势人群为重点,以满足社区居民基本卫生、健康需求为目的,融健康教育、医疗保健、康复与基本医疗、计划生育技术指导等为一体的卫生、健康、医疗服务模式。

家庭医生团队(主要由家庭医生、护士、公共卫生师等组成)和家庭医生制度化建设的全面实现,将为社区居民提供有效、经济、方便、快捷、连续乃至终生的基本公共卫生和医疗保健服务。家庭医生服务与社区卫生服务密不可分,或者说是其中的一部分,担负着社区卫生服务的大部分功能。

制度化家庭医生建设对家庭医生提出了更高的要求——全科医生。学医本来就很难(理文兼修),而做全科医生、家庭医生更难,因为你要了解和掌握的知识、技能更多才能满足居民需求

（表 1-2）。

表 1-2　家庭医生与专科医生区别

	家庭医生	专科医生
医学训练	全科医学、社会、人文、心理等	基础医学、医院教学、上级医生传授
服务对象	社区居民、家庭、病人、健康人	到医院就诊和住院病人
服务内容	预防、保健、医疗、康复、健康教育等	重点是已发疾病病人的诊治
服务性质	连续性、整体性乃至终生的医疗保健服务	等候病人上门（门诊）和住院（病床）
照顾重点	注重伦理、人文关怀、生命治疗和生命需求	注重疾病病理变化，诊断准确和治疗恰当
处理重点	防治早发病（未病）及慢性病、妇幼、老年人、残疾人、弱势人群	诊治大病、疑难病、危重病疑难病等
手段效果	物理学检查为主，参考医院检查结果，维护病人最佳状态（生理平衡与病理平衡）	中高档仪器为主，重视诊断正确率和治疗效果
医患关系	重点是社区熟悉者，了解病人情况，视为朋友、亲人	病人流动性大，交流时间短，难能深入了解病人情况

现实情况是，"家庭医生"数量严重不足，尤其是一些高精尖专业人才；医疗资源分布不均，配置不合理；老龄化社会的严重挑战，期望寿命过高；医保保障水平低，药品价格虚高，检查费用虚高等，而加快基层医疗卫生建设和增加投入，完善制度化建设机制正是医改之重要目标。

二、家庭医生的职责与责任

家庭医生、社区医生直接面向个人、家庭，集临床医学、预防医学、康复医学以及人文、社会科学诸多学科为一体的综合性临床学科,绝不仅仅是通常所说的"万金油医生",而是需要一大批热衷于全科医学建设,能埋头苦干,扎根基层,具有献身精神的医学人才。因为家庭医生这个职业的工作范围涵盖不同年龄,不同文化层次的广大人群,提供的是以人为中心,以人的健康为目标,以家庭为单位,以整体健康维护和促进为方向的全过程负责和照顾,并将个体健康和群体健康照顾融入一体的伟大事业,任重道远。

家庭医生做的事情是,针对生命、健康、疾病的全过程,全方位负责式医疗卫生管理。工作内容还包括不同年龄阶段,不同层次人群的生理病理,精神心理,社会关系等的健康问题。家庭医生在服务工作中要突出重点,健康人群主要是健康教育与健康促进,而老年人、孕产妇、婴幼儿、慢性病患者、残疾人、高龄老人、智障者、长期卧床者是照顾重点(表 1-3)。

表 1-3　分类管理范围与目标

人群性质	类别	管理目标	主要内容
65 岁以上老人、孕产妇、婴幼儿、残疾人等特殊人群	第一类	规范管理	根据相关规定要求管理
确诊的慢性病人	第二类	提高控制率指导治疗	根据相关要求管理
慢病危险因素人群及吸烟,酗酒,超重,肥胖,不良生活习惯人群	第三类	预防疾病发生为目标	控制疾病危险因素,干预不良生活方式
健康人群	第四类	促进健康为目标	发放宣传资料、健康教育

签约家庭医生工作流程应在充分告知,自由选择,自愿签约,规范服务的基础上,提供相对稳定,主动连续,综合全面,个性化

的责任制管理。有关部门需重视激励机制,强化考核监督,让家庭医生充分发挥发展个人才能。

家庭医生的分类管理与社区卫生服务全科医生一样,要做到:

1. **分类服务** 要包括社区居民生活方式、食品安全、职业卫生、心理行为等多方面的健康教育;高发疾病危险因素,突发公共事件,危重急症自救互救等的干预措施教育。

2. **健康技能指导** 包括根据社区居民需求,通过培训和具体操作指导,让居民掌握一些健康自我管理方法和必备技能(表1-4)。

表 1-4　必备技能和适宜技术

人群	适宜技术
妇女	乳腺自我检查,孕妇体操,新生儿喂养与护理技术等
高血压	正确测量血压、记录血压变化
糖尿病	正确使用血糖仪,低血糖防治方法,饮食管理,糖尿病足保健等
老年人	生活中意外防范和自救互救技能
残疾人	必要的护理和自我照顾技术
健康高危人群(血脂紊乱、血糖偏高、临界高血压等)	运动锻炼、改变不良饮食习惯,必要药物使用等
健康人群	家庭适宜技术、用药、自救互救技术等

3. **贴心服务我上门** 包括对空巢、行动不便并有需求的老年人上门咨询和指导服务,内容含查体、康复、护理适宜技术等。

4. **转诊及预约我帮办** 包括需要转诊及预约服务的人帮助办理有关手续。

5. **健康信息早知道** 包括收集有关健康信息、健康理念、健康方法等,经过筛选及时告知社区居民需要者。

6. **重点疾病早发现**　包括从症状表现的"蛛丝马迹"中,辨真伪寻找发病先兆并做出及时诊断和采取有效的防治措施。

家庭医生还应在提高与居民沟通能力、创新工作思路、电脑操作能力等方面做足功课。

三、家庭医生服务范围与服务内容

服务范围主要是所在社区常住居民。

1. **基本公共服务内容**

(1)健康教育、健康咨询、与疾病有关的咨询。

(2)65岁老年人查体与健康指导。

(3)0—6岁儿童健康管理。

(4)孕、产妇查体、产后访视、婴儿喂奶与护理指导。

(5)高血压、糖尿病等慢性病检视和随访。

(6)精神疾病随访与用药指导。

(7)其他未尽事宜的协商服务。

2. **家庭医疗卫生机构服务内容**

(1)建立健全健康档案,进行健康评估,制定个性化健康规划并不断调整、修改、完善。

(2)有计划地提供健康教育和健康促进项目。

(3)对0—6岁儿童家庭提供健康管理、咨询指导服务;对孕产妇提供围产期管理服务,为育龄妇女提供优生优育、避孕节育等咨询、指导。

(4)对65岁以上老人、慢性病患者和精神疾病患者提供定期随访、用药指导、疾病咨询、推荐诊治建议等服务。

(5)对健康管理中出现的新问题及时给予医学指导或转诊建议。

(6)帮助办理医院转诊手续。

(7)对居家医学观察的传染病密切接触者提供防护技术指导

服务。

(8)根据家庭需求开展适宜的服务项目。

(9)根据居民需求,协商后服务。

家庭医生制度化建设是以家庭医生为核心角色,围绕社区主要公共问题和基本医疗需求建立起来的一种新的责任、服务、利益关系,追求有效性服务。家庭医生的职业、务实、关怀、跟踪、预约、互动等方式的服务,更人性化,更能获得大众的认同感。在培育责任主体,明确责任内涵,创新适宜技术,支持责任落实,激发内源活力等方面都有积极意义,是与社区卫生服务模式不可分割的医疗保健服务模式。

四、家庭医生签约服务模式

2016 年 5 月 25 日国家七部门印发的家庭医生签约服务指导意见指出:明确签约服务主体,优化签约服务内涵,健全签约服务项目,健全签约服务激励机制,加强签约服务绩效考核,强化签约服务技术支持等指导性意见,这种长期稳定的契约服务关系为家庭医生签约服务提供了政策保证。家庭医生为社区居民提供的基本公共卫生服务和以常见病多发病中西医诊治,合理用药,重点人群跟踪服务等基本医疗服务为切入点的工作模式,在健康管理、健康咨询、健康维护和促进方面发挥巨大作用,也是家庭医生团队义不容辞的神圣职责。

不断完善的社区卫生服务中心(站)是家庭医生团队强劲后盾和有力支撑,还会继续为社区居民健康做出新的贡献,但是也不能不看到:社区服务中心(站)以门诊式服务为主要形式,仅有少数医务人员从事"家庭医生"工作,深入还不够,真正能成为家庭成员的朋友、亲人还有许多工作要做,家庭医生签约服务是有益补充和完善。不能忽视的现实是:一些常见危害大的疾病的发病率、知晓率、治疗率、控制率与发达国家还有不少距离,更多家庭医生进入家庭的宣传教育,会大大缩短距离。

大数据显示中美两国有关高血压知晓率、治疗率、控制率存在巨大差异（表 1-5）。另一方面,我国高血压患病率从 1995 年的 5.11% 直线上升为 2003 年的 18.5%,触目惊心。值得注意的是我国脑血管病的发病率是欧美国家的 4～5 倍,日本的 3.5 倍,恶性肿瘤的发病率与英美法等国家相近,但明显高于亚洲其他国家（如日本、印度、泰国等）。每年新发心肌梗死患者 50 万人,偏瘫者 200 万人;吸烟人数 3.5 亿,占世界 1/3。

表 1-5　高血压防控中美比较

	美国		中国	
	1976—1980	1988—1991	1991	2002
知晓率	51%	73%	27%	30%
治疗率	31%	55%	12%	24%
控制率	10%	29%	3%	6%

家庭医生签约协议书的正式签订为双方提供了法律意义上的约定。

家庭医生签约服务协议书（模式）

甲方　家庭医生签名,包括联系方式
乙方　家庭户主签名,包括联系方式
本着平等、尊重和自愿的原则签订此协议,双方接受以下条款约定。
甲方:为服务提供者
乙方:为服务接受者
甲方承若:在提供基本公共性（无偿）和基本医疗服务（有偿）基础上向乙方及家庭成员提供以下个性化医疗卫生服务,内容包括:
　1. 个人及家庭成员健康详情与规划。
　2. 发放健康教育资料每年不少于 2 份;健康教育（健康维护与健康促进）,每年不少于 2 次。

3. 根据健康需求,主要是 65 岁以上老年人,慢性病者提供主动健康与疾病咨询和分类指导,每年不少于 4 次。

4. 行动不便,有需求老年人提供上门咨询和指导服务。

5. 乙方及家庭成员自愿接受上述服务,并及时将健康状况,疾病变化,治疗结果以及其他与疾病有关检查结果告知甲方,并保证沟通渠道畅通,积极主动配合甲方的服务。

6. 未尽事宜双方协商。如增加、细化服务项目,涉及收费项目,按有关规定标准执行。

7. 如需解约,乙方应及时通知甲方,双方签字确认。一般签约 1 年为期,不提出解约为自动续约。

甲方签字　盖章
乙方签字　盖章

年　月　日

签约式家庭医生服务模式和工作流程(图 1-1～图 1-3),可以满足人民群众多层次的医疗卫生需求,形成良好的服务氛围。家庭医生是医疗体系建设中不可缺少的重要环节,特别是满足人们初级卫生保健,治未病和中医药应用,疾病早期防控,减低大病和重病、危及生命疾病的发病率方面有重要现实意义和必要性。

从重治轻防到预防第一(治未病),防治结合的观念转变需要一个过程,而回归自然,重视先祖"治未病"观念是健康长寿之路。医疗卫生工作重心下移,资源下沉,完善服务内涵,突出中西医结合,基层首诊,分级诊疗,发挥内在激励和外部支撑机制作用等一系列重大举措,就会让家庭医生这个"健康守门员""哪里有病人哪里就是诊室""全程服务,错时服务、随时服务、上门服务、预约服务、上下联动"等多种形式服务方式,方便就医,惠及大众,人民群众就会有更多的获得感,家庭医生的一线服务会产生巨大的社会价值。可以相信,通过全社会,全体国民的共同努力,2030 年中国健康建设目标一定会实现。

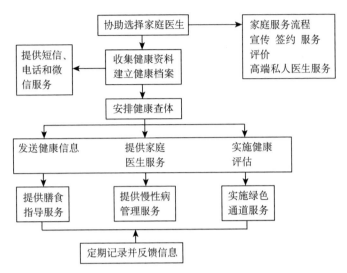

图 1-1　健康管理服务示意图

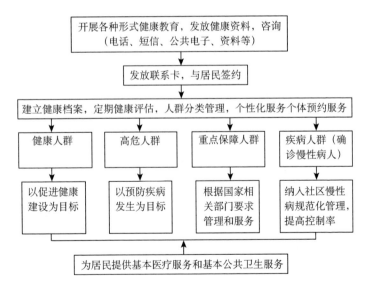

图 1-2　家庭医生签约式服务流程图

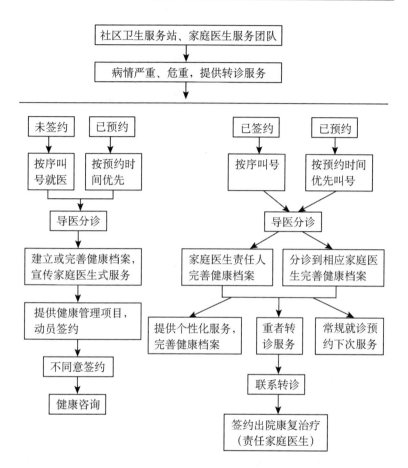

图 1-3　家庭医生签约式服务健康管理流程图

第 2 章　衰老性疾病

第一节　衰　　老

一、衰老认知

1. 衰老是自然规律　"衰老"由退行性变化和年龄增长组成,是自然规律,每个人的生理衰老不可避免但可以延缓,而心理衰老是人生悲剧。前者是指人体的细胞—组织—器官损耗的渐进过程,由于"损耗"引起病理生理变化而加快衰老过程,损耗和病变互为因果。衰老的自然原因是机体在遗传基因(衰老或寿命基因)指令下,组织、器官与外界环境也相互作用。对生理性衰老,我们能够做的是改变不良生活方式、改善生存环境、改变遗传因素、平衡营养状况、保持心理健康等,借此减缓衰老过程。寿命长短差异很大,即使是双胞胎。由此可见基因寿命遗传并非唯一的决定性的因素。

人体的生长、发育、衰老与脏腑功能和气血盛衰密切相关。气血不足、经络受阻不畅,脏腑功能必然减退,阴阳必然失衡,引起和加快衰老。衰老最常见的表现是:精神萎靡、记忆力下降、健忘、内热肢冷、纳差、失眠、腰膝酸软、四肢乏力、气短心慌、脱发缺齿、男性性功能低下、女性月经失调,颜面及下肢水肿等,有些人提早进入"更年期",未老先衰。

每个人的身体都有一个"寿命短板"(木桶理论),即某个脏器不健康引起的全身性病变。健康者所表现的是五脏六腑的健康,即是说各个脏器生理功能均衡,正常运转。而某一脏器患病,必然会影响其他脏器。因此,在治疗某一脏器疾病的时候不能忽视其他器官,这就是所说的重点治疗、综合调理、全身性维护的观念,决不可顾此失彼。

提早进入更年期和衰老所表现的骨骼和牙齿"软化",血管、关节、心脏瓣膜"硬化",心脏壁增厚(肥大),甚至肺脏也硬化(肺纤维化),而其他部位肌肉质量和力量不断下降,与此同时,血液中维生素 C、尿酸、胆红素等抗氧化剂减少,大脑体积变小(脑萎缩),其他抗氧化剂又不能及时补充,加上其他衰老原因,很容易出现焦虑多疑、肌肉萎缩、骨质疏松、"不明原因"的恶心、呕吐、血压渐进性升高,甚至血糖也升高,更多的人是夫妻生活不和谐,或表现为性无能,或表现为性冷淡。重者出现心脑血管疾病、糖尿病、肝肾功能障碍,身体健康指数降低,成为"易衰族"。经常性的过度疲劳、心理压力大、身体透支严重、超负荷状态等使身心疲惫、加快衰老过程。

2. 衰老的内在原因与表现　衰老这种复杂的生命老化过程,所表现的内因性、积累性、渐进性、普遍性和巨大危害性,既有内因也有外因,前者为寿命基因和衰老 DNA,后者是疾病因素。是从受精卵开始的个体发育史,是多种原因引起的病理生理变化,不仅仅是身体外表发生的变化,更重要的是机体内部生理功能和组织细胞的变化,研究已经提供了许多关键指标,这为延缓衰老的具体措施提供了理论依据。但是,衰老的原因极其复杂,还有许多未解决的问题。

内在原因的衰老主要表现在:

(1)免疫系统受损和免疫功能下降。动物实验显示,衰老动物胸腺和脾脏重量减轻,胸腺功能降低,T 淋巴细胞活性降低,巨噬细胞的吞噬能力下降,自然杀伤细胞活性降低,致使整个免疫系统功能明显降低,容易患感染性疾病且难以治愈。

(2)脑神经递质衰退与功能减退:随着年龄增长,大脑皮质、额叶、下丘脑各核团的神经元不同程度地丢失,导致神经系统、神经体液系统、内分泌系统紊乱和功能不足。另一方面,神经递质及某些氨基酸含量减少,直接影响机体正常功能的维持,加快衰老。

(3)大脑海马区的结构改变和功能减退:动物实验研究发现,脑神经元中神经营养因子,特别是海马区的神经营养因子表达严重下降,这些都直接影响空间辨识和学习记忆功能。

(4)甲状腺缺血与功能衰减:研究发现,许多中老年人血清甲状腺素进行性降低。总甲状腺素(T_4)以及与衰老密切相关的胰岛素样生长因子-1、脱氢表雄酮(DHEA)的水平明显降低。而用甲状腺素片 6 个月治疗后,血清中 T_3、T_4、FT_3、FT_4 的水平升高,衰老症状明显改善。

(5)自由基、抗氧化物酶"质和量"的改变:机体内的过量自由基,尤其是氧自由基,不仅可以引起和加重疼痛性退行性病变,而最重要的是机体抗氧化酶——超氧化物歧化酶(SOD)、谷胱甘肽过氧化物酶、过氧化氢酶的数量减少、生物活性不断降低,导致体内活性氧物质的过剩(自由基集聚),这是衰老的重要原因。提高 SOD 等物质的含量,有效对抗自由基,降低肝、脑中单胺氧化酶的活性,可以降低脑内脂质过氧化物的含量,抑制脂褐素的生成,从而延缓衰老过程。

(6)细胞端粒体、端粒酶改变:端粒体是细胞染色体末端的一种特殊结构,参与 DNA 复制,维持染色体的稳定性。端粒体的长短随着细胞的变化而变化,其中端粒酶的活性起着重要作用。动物实验发现,适当增强衰老动物脑组织和性腺组织的端粒酶活性可以延缓衰老过程并影响癌症的发生、发展和转归。

(7)一氧化氮(NO)的变化:生物医学研究发现,血管内皮舒张因子主要是一氧化氮(NO),其参与调节中枢神经系统、呼吸系统、消化系统、心血管系统、内分泌系统、生殖系统功能以及免疫系统应答等诸多生理过程,是体内重要"信息因子"和神经传导递质。一氧化氮合成酶是 NO 生物合成的关键酶,广泛存在于机体各组织细胞。中老年人组织细胞 NO 含量和酶的活性降低,如果能提高组织细胞 NO 含量,增强一氧化氮活性,可以延缓衰老过程。

(8)情绪因素:愉悦、欢快、稳定、健康的情绪,可以调节免疫系统等多脏器、多组织的积极应答,产生良性反应,从而延缓衰老过程,负面情绪产生的影响则相反。

衰老病者体内的病理生理变化主要原因是慢性炎症(有菌和无菌),基因突变(内环境与外环境变化),细胞能量枯竭(细胞自然凋亡与外因影响),激素失衡(内源性与外源性),钙化作用(骨钙脱失,表现为骨质疏松与骨质增生),脂肪酸不均衡(产生不足、酶缺失),消化酶与非消化酶失衡(脑、肝、神经系统损害),氧化应激反应(自由基过多引发疾病)以及大循环和微循环功能衰竭。

衰老病这种病并未被大众广泛认知,表现的是机体性成熟后发生的与年龄成正比的病理生理性改变,引起身体组织、器官、系统的功能进行性减退。衰老过程的直接后果是血脂、血糖异常和内分泌代谢紊乱以及血液、淋巴液的微循环能力下降,免疫能力降低,应激反应能力衰退,脏器、组织、细胞的功能和结构退行性变,体质整体变弱,引发重大疾病和难以治愈的慢性病的概率大大增加。有研究显示衰老者患病概率是正常人的 17.4 倍,平均寿命缩短 11.6 岁。为了延缓衰老速度,保证生命质量,我们不得不重新认识衰老问题,把衰老当成一种疾病而采取积极防治措施。

3. 衰老的生物学指标　人的衰老过程—自然损耗过程,有许多客观表现(生物学指标),保持这些指标的动态平衡和稳定,是生命质量、长寿延年的基本保证。

(1)肌肉量:肥胖的表现不是肌肉过多,而是肌肉与脂肪的比值过低,"减肥"的主要目的应是改善和提高二者的比值,即增加肌肉量,降低脂肪量,特别要注意"内脏肥胖"。中老年人肌肉渐进性萎缩(与自然损耗有关),表现在下肢为平衡能力降低(失衡),行动迟缓,活动不利索,容易摔倒。老年人从手的变化过程可以看出,手掌肌肉和拇指肌肉从凸出变得平坦。"多用肌肉",不仅可以维持肌肉的力度,还可以增加肌肉的量。方法是通过有氧运动增加肌肉量和力度。

(2)体力:年龄原因引起的"体力下降"源于运动肌群与运动神经元功能降低,体力下降随年龄递增,表现的是"人老体衰"。单腿站立时间(以秒计)、爬楼梯体力、腰臀围比例、皮肤弹性、反应速度等,都反映衰老程度。

(3)新陈代谢:新陈代谢是生命的象征,而老年人新陈代谢率降低,所需热能减少。若摄入量不减少,肥胖就不可避免(需适当节食)。由于过多的热能不能消耗(运动少),会引起肌肉萎缩,基础代谢率更为降低,机体脂肪增加,造成恶性循环。

(4)体脂含量:脂肪是人体所必需,过多过少都有害。不少中老年人,尽管体重没有增加,但肌肉量减少,取而代之的是脂肪——体脂增加。减少脂肪、增加肌肉为维护健康之必需。

(5)耗氧能力:心肺血管功能健康,新陈代谢旺盛,反映机体耗氧能力很强。体弱多病,步入老年,耗氧能力会大大降低。>65岁者的耗氧能力只有年轻时的30%～40%。如果不能继续耐受损耗,机体就会彻底耗竭耗氧能力。强劲的耗氧能力强会增加肌肉量,减少脂肪量。经常性的有氧运动会增强"耗氧能力"。

(6)血糖:血糖的生理作用是为机体提供能量。脑组织的营养,血糖是唯一能量来源。血糖的高与低都会损害健康。老年人更容易出现胰岛素抵抗,胰岛功能障碍,胰岛素分泌不足,胰岛素质和量的改变,导致高血糖和2型糖尿病(与动脉硬化有关)。调查结果显示,>65岁者有1/4～1/3患有血糖高和糖尿病。解决方法是积极治疗糖尿病,控制脂肪量,避免过于肥胖,多做有氧运动,减少坐卧时间,少食含糖高的食物,包括主食的米面。具体方法参阅"糖尿病"部分。

(7)血脂:血脂检查主要是总胆固醇、三酰甘油、低密度脂蛋白和高密度脂蛋白,其中前三项是"坏血脂"(动脉硬化和斑块成因),后者是"好血脂"(构成组织细胞,提供能量)。若将总胆固醇与高密度脂蛋白胆固醇比值控制在 4.5 以下有助动脉硬化防治。高密度脂蛋白胆固醇动态变化较大,容易升高比值,这是调理血脂的重点。生活中要减少饱和脂肪摄入,增加不饱和脂肪,如深海鱼油、亚麻籽油,橄榄油等;坚持有氧运动,酌用调理血脂药物,借此升高"好"胆固醇,降低"坏"胆固醇。参阅本书"代谢综合征"部分。

(8)血压:中老年人因为多种原因,在早期血压动态变化大,中晚期易患高血压病。原因在于因为动脉硬化与斑块形成,血液流径变窄、变硬,需要心脏付出更多动能产生压力,致主动脉宽大、心肌肥厚,此与高血压互为因果。因此,维持血压达标非常重要。解决方法是低盐低脂饮食、心理平衡、坚持降压治疗。具体方法参阅"高血压病"部分。

(9)骨密度:骨骼内矿物质(主要是钙)减少、骨质疏松、骨密度降低、骨变脆易碎是骨质疏松症主要病理改变。30 岁后,人的骨质每年以 1% 的速度递减,并且随年龄增长加速,若预防治疗不恰当、不及时,必然引起骨质疏松症。关节因退行性变和骨性关节炎受到破坏,关节面粗糙、磨损,容易产生疼痛。实验和临床发现长期卧床者,2 周内损失的骨质相当于正常人一年的损失量。此类人群如果每天站立一会儿也会大大减少骨质的丢失。运动可以增加小肠钙质吸收量,也可以说步行、慢跑是最好的"健骨""养肉"方法。

(10)体温:在大脑的支配下,热出汗、冷收缩毛孔,呼吸、排泄大小便等体温调节方法,让体内器官的温度相对恒定而维持健康状态。老年人,体温调节机制逐渐降低,机体缺水也不感到口渴,出汗量很少及肝肾功能降低,常常使细胞处于缺水状态。解决方法是,不能只根据感觉决定要否饮水,而要"主动饮水"。除正常三餐进食水外,每天至少额外补充 1500～2000 毫升水。根据气候变化,天热汗多时还应多饮水。寒冷时注意保暖,进食湿热食物。

(11)大脑:成年人大脑重 1400～1500 克,老年后大脑灰质不断丢失,脑体积变小(脑萎缩)。常用脑会延缓萎缩过程。

4. 人的寿命与年龄段分期 许多科学家认为,不受干扰的人的自然寿命是其生长发育成熟期的 5～7 倍(生长期多是用最后一颗牙齿长出来计算),一般生长期是 20—25 岁。据此推算,人的自然寿命为 100—150 岁,比较公认的是 120 岁,这才是人的正常寿命。普遍活到 120 岁并非神话,是现代人追梦健康的重大期待,也是现代科学和科技人员的高境界追求和深入探索的重大目标。

一般认为:成年后年龄分段为青年期 18—40 岁、中年期 40—50 岁、老年期 60 岁以上。新的年龄分段是青年期 44 岁以下,中年期 45—59 岁,老年前期 60—74 岁,老年期(高龄期)80—89 岁,长寿期 90 岁以上。还有一种说法 60 岁以前是青年人,65—74 岁是中年人,75—95 岁才算是老年人,这种年龄分段法是中老年人的重大期待和追逐目标。

5. 延缓衰老的基本方式 我国多数老年人和世界各国一样,并没有达到 85 岁,距离 120 岁自然年龄还有很大提升空间。严酷的现实是衰老与衰老性疾病(图 2-1)常常相伴,前者是不可避免的生命自然现象,而后者是指与年龄增长、生活方式、环境因素、先天发育等有关的一大组慢性疾病。衰老性疾病发病率高,危害大,难以治愈,又未被引起广泛关注,常常是在不知不觉中发病,从而加快了衰老的进程,致使有些人未老先衰,甚至"英年早逝"。不可否认,年龄增长不可避免,但改变不良生活方式,改变环境条件,保持愉快心情和平衡膳食是可以做到的。

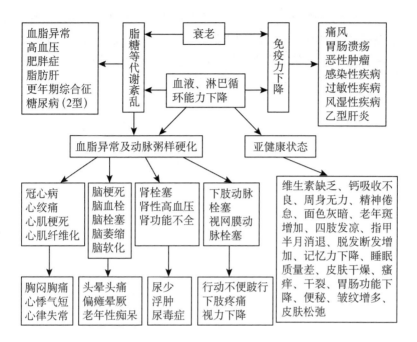

图 2-1　衰老引起的机体生理病理改变及后果

我们在临床工作中,注意到了一种令人欣喜的现象:90 岁以上的老人仍然可以生活自理,还能接受一些手术治疗而恢复到相对健康。不争的事实和观察到的现象有充足理由表明,80 岁以后,尽管到了"多事之秋"的衰老阶段和多种疾病缠身,但是却进入了一个相对平稳的生理病理时期,以前的一些疾病好转或消失了,很少再患"新病",甚至癌症也较少。调查显示,百岁以上老人具有遗传基因良(长寿家族),自然环境好(没有污染);睡眠高质量(>8 小时),患病次数少;生活有规律,荤素搭配好;心理常平衡,动静结合好等健康特征,这些对我们有重要启示。

老年人,尤其是 70 岁以上的老年人,要尽量避免突发意外,这包括家庭中与子女发生冲突、矛盾,甚至在娱乐生活中也生气、斗气,多想想、理智点完全可以"烟消云散",不要因为倔强、执着、争高低、本性难移……而闹得"不欢而散",那样就太不值得了,大大有损健康。老年人不必孤独,不必恐惧,有伴最好最幸福,无伴也未必是灾难。

每个年龄阶段都存在着死亡的风险,与衰老并没有必然的联系。只是,衰老出现在中老年人,寿终自然会多。年龄增长并不可怕,可怕的是心理衰老和未老先衰。永远年轻虽不可能,但保持一颗年轻的"心",对于延缓衰老、防治疾病有积极效应,也是可以办得到的。采取科学、健康生活方式,改善生活环境,及时防治疾病,提高生命质量,在不可避免的衰老征程中,健康、快乐、最终"心甘情愿"地老去。

二、防治措施

1. 了解衰老程度　包括观察是否有头发由黑变白或手背、面部出现老年斑、皮肤及肌肉松弛程度、牙龈萎缩、牙齿脱落、怕冷及手脚发凉、容易过敏及发火、夜尿频数、眼花耳聋耳鸣、走路气喘心慌、血压不稳变化大、记忆力下降或明显减退、周身酸痛、驼背变矮、容易摔跤和发生骨折、便秘或慢性腹泻、白内障、心律不齐和心肌供血不足、免疫能力低下、常感冒或患癌症及痴呆症等慢性疾病。若具有前半部分1～10项为早期衰老,10项以上为中期衰老,前15项以上或合并慢性病为晚期衰老,符合其中前5项即提示正在衰老,就应及时采取措施延缓衰老。而仅有衰老现象,不伴衰老性疾病,药物措施不是首选。

2. 一般干预措施　包括读书、看报、绘画、书法、与人交流等用脑运动;他人和自我心理调适;参与娱乐活动、体育活动(健步走每日1万步及适合自身的活动);饮食方面包括多食具有改善血管弹性和顺应性的鱼类以及富含精氨酸(如海参、鳝鱼、芝麻、山药等)的食物;还包括含维生素、叶酸、纤维素多的蔬菜、水果,如菠菜、芦笋、豆类、苹果、柑橘、卷心菜、萝卜、芹菜、大白菜等;有助于减少心肌梗死和缺血性卒中、抑制血小板凝聚、防止血栓形成,具有抗凝作用和调理血脂的食物,如大蒜、圆葱、大葱、莴苣、香菇、草莓、菠萝、番茄、红葡萄、橘子等。有报道和案例证明由银杏叶、枸杞、何首乌等提取物和茶多酚组成的胶囊以及乌龙养血胶囊等多种产品在清除自由基、增强记忆力、保护心脑血管、预防老年痴呆、增强免疫力方面有帮助。

延缓衰老,饮食需忌八贪。肉:易引起营养失衡、代谢紊乱患动脉硬化等心脑血管病;精:易因摄入纤维素减少致肠蠕动减弱出现便秘;酒:贪杯多酒易致心肌变性失去弹性加重心脏负担,还可以损害肝功能,麻痹脑细胞;咸:易引起和加重高血压、冠心病,应＜6 克/日,病者＜3 克/日;甜:易引起和加重肥胖症和糖尿病;硬:易引起消化不良和胃病;快:因不能充分咀嚼容易引起和加重消化系统疾病;饱:过饱易加重胃肠和心脏负担,引起肥胖、代谢紊乱,宜七八成饱。

3. 日常生活中预防措施　日常生活要有规律,包括按时休息、按时锻炼、按时喝水、按时排便、按时睡觉、按时吃饭、按时服药、定期查体等。培养、养成自己喜欢、有益于身心健康的文体活动,并坚持下去。需要在以下几个方面特别注意。

(1)缓解压力:生存压力、社会压力、人际压力等各方面压力,不要放在心上,要学会放松自己,方法很多,除读点书外,完全可以总结出适合自己的方法。

(2)适度运动(运动量调控):把运动作为常态和完全自觉行为,不要一时兴起,过度疲劳,在运动中你会找到乐趣。

(3)适度限食(热量限制):采取多样化饮食,食不厌精害多,追求山珍海味利少,多点粗粮、多点季节性果蔬,大有益于健康。

(4)慢减肥:肥胖是许多疾病的"元凶",让肥胖缠着你,终生受害。快减肥,一月降数十斤,损害很大。适当节食,科学运动、放松心情等减肥方法可取。每周能减 1～2 千克体重身体可以适应,不会造成伤害。如果没有减肥的强烈愿望,也不必刻意采取减肥措施,稍微胖点也未为不可,重要的是自己开心。

(5)少用"补药":"补药"多了有害,即使补气补血药物也并非多多益善。维生素主要用于维生素缺乏的某些疾病,绝不能把它当营养品、保健品。从维护健康角度上说,只要合理、科学、多样化饮食结构就可以了。

(6)鱼虾有益:经验和研究都显示,鱼虾有益于延年益寿,可以防治多种疾病,每周2~3次即可。

(7)养成良好生活习惯:告诫老年人坚持良好生活习惯。吃饭要早好、午饱、晚少,不大吃大喝,少油盐,多菜蔬;不吸烟,少饮酒,睡眠足,心境平,动静结合等。

(8)及时就医:不要用生活经验总是"给自己当医生"。不舒服、患了病,要及时看医生,他们毕竟专业。

研究人员广泛认同:适度限食由于热量减少,适量运动由于热量消耗增加,这种"双适"有助于人体内环境改善,氧负荷降低,氧自由基生成和氧化损伤减少,代谢潜力增强,清除肿瘤前期细胞增强,降低肿瘤发病率。"双适"还可以减少脂肪储存,增加脂肪消耗,调整性激素水平。"双适"在保持健康延年益寿增强免疫力防病治病等诸多方面有着不可替代的作用。

4. 防治细胞衰老 人体生命的最小单位——细胞,有许多生物分子和大量活性基因,这些高能量活性基质能够在分子水平上作用到细胞内部代谢过程的活性物质,维系着细胞的正常生理功能和结构完善。一般地说,青少年前期的细胞的结构和功能完善;成年后(>35岁)由于许多内外方面的原因,致使各种活性基因相互作用,发生化学变化,引起"生物活性基因"能量不足,代谢受阻,活性降低或丧失,加之细胞代谢废物积聚,导致细胞和组织的衰老性改变——细胞衰老。

生命周期中,内外环境因素引起的细胞损伤和修复不及时,缺乏更新;细胞的自然衰老和凋亡;细胞能量不足和代谢障碍;细胞功能降低和数量不足;构成细胞的原材料(基因、基质、各种因子、促酶剂……)缺乏;抗衰老基因活性降低,衰老基因活性增强等许多方面的原因引起,都会加快细胞衰老。细胞衰老过程始于中青年,50岁后速度加快,很容易引起衰老性疾病——慢性病。生命研究机构,科研人员在细胞层面防范衰老技术的开发中,成功的研制出诸如福达平(FDP,1,6二磷酸果糖),超氧化物歧化酶(SOD),细胞活化因子、活力细胞和干细胞,胚原细胞分化因子,神经细胞生长因子,胚胎活体细胞表皮生长因子,分子氧细胞及免疫因子诱导生成剂等为延缓衰老过程和防治疾病提供了新的"武器"。

其中,FDP(福达平)是细胞内葡萄糖代谢的中间产物,为高能基质,调节细胞能量代谢,能够在分子水平上作用到细胞内部代谢过程中重要活性物质。可以增强缺血、缺氧条件下细胞活性,抑制氧自由基和组胺释放,减少和抑制氧自由基产生,起到自由基清除剂作用;增强心脏泵血功能和恢复心肌活力,提高平均动脉压差而改善心功能,尤其是伴有心律失常者。在改善微循环,保护脑细胞与神经系统,促进脑细胞功能恢复,维持肝脏解毒和促进蛋白质合成等多方面,更有独到功效。

干细胞也称潜能细胞,万能细胞,可以独立分裂成多种脏器和组织细胞,通过保存、培育、生长、移植而代替老化和病变的组织器官,在治疗疾病和延缓衰老方面有着广阔的前景。

天然的、人工合成的、生物技术提取的各种生物活性物质及众多生长因子,在激活、修复、替代衰老细胞,加快细胞康复,逆转细胞衰老,激活休眠细胞,加快细胞新陈代谢,改善微循环,提高整体功能,延缓衰老等方面有着积极的促进作用。这些"活性物质""活性基团""生长因子""干细胞培育"等的临床应用,不仅在抗衰老方面,还会在防治衰老性疾病和许多危重急症以及难治性疾病方面发挥着特殊作用。自体干细胞移植技术、激素疗法(包括生长激素、雌激素、睾酮、褪黑素、脱氢表雄酮)、基因治疗、微创治疗技术等一批技术的临床应用不仅开创医学美容的先河,还对人体整体维护和促进健康具有巨大的启示作用。还需要注意的是在 20—40 岁时在意胃肠疾病,40—60 岁在意骨、关节病变(骨质疏松、骨质增生、骨性关节痛),50—70 岁时关注肿瘤,50—80 岁时关注心脏病和脑卒中,70—90 岁关注痴呆并有相应的防治措施,就可以轻松实现生命历程跨越。

第二节 老年性痴呆与血管性痴呆

一、痴呆认知

1. 发病率与分类 老年性痴呆与血管性痴呆发病率很高,就诊率很低,常与其他老年性疾病并存,尤其是引起脑梗死灶的缺血性脑血管病,后者原因引发的痴呆称为血管性痴呆。首诊的门诊或住院病人多是中晚期,治愈难度很大。有报道指出,自然人群中痴呆患病率 6‰~8‰,>60 岁 4%~8%,>65 岁 10%,>80 岁高达 20%~30%。

这两种痴呆表现的是持续性进行性发展的高级神经功能全面减退,以记忆障碍、失语、失用、失认、执行功能障碍、人格与行为改变为主要表现的后天获得性疾病。因原因不同和发病差异有多种称谓,如 Alzheimer 病(阿尔茨海默病,老年性痴呆最常见类型)、缺血型血管性痴呆、多灶梗死性痴呆、Pick 病(老年性痴呆少见类型)等。具体分型、分期需专业人员和一些特殊的功能检测以及必要的检查方能明确。原因不明的痴呆,只要是老年人,一般称老年性痴呆;而因血管原因造成的称为血管性痴呆,这两类最多见。有报道指出,老年性痴呆中 20%~30% 是血管性痴呆,50%~60% 是 Alzheimer 病所致的老年性痴呆。也有报道称亚洲国家血管性痴呆占 40%~60%,而老年性痴呆占 20%~30%,混合性痴呆占 10%左右。老年人多一些境界提升,少一些物欲沉沦,多一些精神充实,少一些忧虑牵挂,心灵就会淡然,衰老就会减缓,老年性痴呆就会少发。

2. **病因、病程** 神经系统的退行性变是第一位的原因;血管痉挛、变细、闭塞引起的多发性梗死和脑组织容积减少,颈内动脉段和(或)大脑中动脉起始部渐进性动脉粥样硬化性狭窄及闭塞,致使大脑半球出现梗塞灶,或出现额叶、颞叶的梗死,影响脑细胞供氧和能量,引起神经元缺失和认知功能障碍等是第二位的原因。

另一方面,种种原因引起的缺血、缺氧、脑组织低灌注、皮质下白质变性、各种出血性病变都可引起大脑功能失调,出现认知功能障碍。

血管性痴呆包括缺血性和出血性两类原因,尽管二者原发原因和病理改变不同,但多灶性梗死、重要部位梗死、皮质下白质病变等都是出现认知失调症状的原因。诊断血管性痴呆需注意:①脑卒中后三个月内出现痴呆;②突然发生的认知功能障碍呈波动性、阶梯样功能损害;③CT 或 MRI 有相关脑血管病的证据。绝大多数血管性痴呆与阿尔茨海默病以混合的形式表现。

3. **临床表现** 根据临床症状、智能检测、CT 或其他检查结果,一般将痴呆分为早、中、晚三期,主要表现是认知功能障碍,包括记忆力下降,尤其是近记忆;情感障碍,主要是情感冷漠,缺乏主动性,多疑猜忌,或寡言少语或抑郁焦虑或喜怒无常;语言功能障碍,主要是词汇量减少,表达能力降低,重者可表现为仅用单音节词汇和手势表达某种愿望;计算能力、熟练技巧能力、抽象思维能力、理解能力、判断能力、认识能力、定向能力、社交能力、生活自理能力等全面下降;还可出现行为、性格及人格障碍和日常生活习惯的巨大改变。

4. **诊断方法** 准确、明晰的诊断需要进行病史调查(包括家族史)、症状分析、认知功能量化及必要的脑 CT、磁共振、电生理等多方面的检查。

二、防治措施

1. 治疗原发疾病　早期发现,早期治疗,积极治疗原发疾病。如高血压、糖尿病、冠心病、动脉硬化、大小卒中等。吸烟、饮酒、心房纤颤、恶性情绪等都是痴呆的重要因素。参阅本书有关篇章。

2. 药物选择　轻度认知损伤是治疗的关键时期,选择药物重点是改善脑代谢,改善脑血流和大脑功能。可以选择中成药天智颗粒、脑复新、脑复康、乙酰谷酰胺、脑益嗪、海得琴以及进口药"达纳康"。联合治疗手段包括控制血管危险因素;干预脑血管功能障碍,增强内源性抗氧化功能;促进神经与血管再生;中医药选择等。

3. 预防措施　老年性痴呆发病率高,就诊率低,治疗困难,预防是最好的治疗,预防首推"饮食疗法"。饮食疗法包括适当多吃鱼虾类和青菜,补充卵磷脂和 ω-3 不饱和脂肪酸,选用适量"健康油脂"如橄榄油、鱼油,常吃富含维生素 E、维生素 C 及 B 族维生素的食物,常食人们认可的"健康食品"如大豆及其制品、枸杞、莲子、核桃、芝麻、山药、紫菜、海带、大枣、百合、红豆、黄芪等食品。日常生活中,从中年开始保持一种爱好,常用脑合理用脑、充足睡眠、规律作息、平衡膳食、充足营养、调适不良心理等都有助于防治痴呆。一些研究提示下围棋、练杂耍等可以提高手眼的灵活度和协调能力,延缓痴呆过程;参与读书会和一些俱乐部活动可以在交流中提高大脑活力,强化大脑皮质的神经连接;走进大自然和游戏可以恢复和增强人的专注力、觉察力、记忆力等思维程序,益智健脑;学跳舞、唱歌、练书法、尝试写作、外出旅行等都可以发挥大脑的创造力活动,提高大脑执行功能,降低痴呆症风险。

第三节　帕金森病

一、帕金森病认知

1. **发病率**　帕金森病（PD）这种神经系统变性性疾病表现的是以运动症状为主（早期是非运动性症状）的老年病，中老年人发病率很高。调查显示，60－80 岁以上人群患病率达 4％，男稍多于女。全球 400 万例患者中，170 万例在中国，往往在明确诊断时就失去了治疗的宝贵时机。

2. **发病机制**　主要是中脑黑质多巴胺能神经元变性和死亡，导致多巴胺含量明显减少，与共同控制人体活动的神经递质乙酰胆碱失去平衡而致病。也与遗传、衰老、氧化应激反应（自由基增多）、神经生长因子不足等多种因素有关。

3. **早期症状（非运动性症状）**　早期主要表现为非运动症状，如情绪低落、表情淡漠、记忆力减退、大脑反应迟钝、抑郁焦虑、认知障碍、睡眠障碍（或失眠或过度兴奋）、嗅觉功能减退或丧失，还有一些人出现恶心、心悸、视觉障碍、疲乏无力、性格改变等自主神经功能紊乱和认知功能障碍的症状。这些非运动性症状对早期诊断有一定特异性和敏感性的预测价值，可将诊断提前 5～10 年，甚至更长时间。

90％以上患者有嗅觉减退或缺失症状，常是早期最主要的症状，潜伏期 2～4 年。症状轻微的自主神经功能紊乱可在运动症状前 10～20 年出现。有便秘症状者可在结肠活检发现，α-突触核蛋白的沉积，与帕金森病发生、发展有密切关系。心血管自主神经功能异常-心率减慢也是重要前驱症状，常与睡眠异常同步。神经系统变性引起的睡眠障碍，是特异性较高的早期帕金森病表现，若伴有嗅觉减退和色觉减退更有早期诊断价值，此种过程多在 5 年以上。睡眠行为异常与帕金森病明确诊断之潜伏期可长达 10～15 年,甚或更长。

对大多数人来说,活的无忧无虑谈何容易,一生平平安安改变自己;消极悲观长吁短叹厌世抱怨难能长寿,无忧无虑恬淡快乐善始善终一生追求;老老实实勤勤恳恳随遇而安无悔此生,幸福知足简单纯粹地狱天堂大彻大悟。借此可以不发生或延缓帕金森病和老年性痴呆。

抑郁症状是先于运动症状的早期常见表现,其潜伏期达 10 年以上。早期表现中还有生活质量、生活能力进行性下降。病理基础是神经递质改变引起的多巴胺(黑质)、5-羟色胺(脊核)和去甲肾上腺素(蓝斑)释放。嗅觉受损,自主神经功能障碍和睡眠行为异常是帕金森病主要先兆临床表现。

4. 运动症状

(1)静止性震颤:震颤为首发症状者占 70% 以上,多始于一侧上肢远端,静止时明显,精神紧张时加剧,随意运动时减轻或消失,睡眠时停止,典型表现是"搓丸样"震颤。

(2)肌肉强直:触摸患者肢体、躯干、颈部有明显阻力(紧张感),"齿轮样强直"表现的是震颤肢体在均匀阻力中的断续停顿,病者的感觉是肢体僵硬,不能控制震颤。

(3)运动迟缓:始动困难、动作变慢、幅度减少,累及多个部位,如"面具脸""小写症"、走路跛行、笨拙、速度慢、手臂摆动幅度和步距小、吞咽无力、流涎等症状表现具有诊断意义。

(4)姿势步态障碍:疾病中晚期,身体失去平衡能力,容易摔倒,走路呈"慌张步态",不由自主越走越快,难以止步;晚期可见行走时短暂的不能迈步,需停顿一会方能起步,接近目标、转身都有一定困难,这种"冻结现象"晚期者很常见。

5. 诊断依据　根据典型临床表现,非运动症状的嗅觉、自主神经、睡眠功能障碍和抑郁表现以及运动症状的震颤、肌僵、迟缓、步态变化等,诊断并不困难。需要重视的是早期诊断、早期治疗,还要与脑血管病、神经变性疾病,老年性痴呆等鉴别。单光子发射计算机体层摄影(SPECT)和脑实质超声检查,可以了解睡眠行为异常者纹状体多巴胺转运体衰减率,对早期诊断参考意义较大。

二、防治措施

通常需在专科医生指导下治疗,采取:

1. 综合性治疗措施　包括药物治疗、手术治疗、康复治疗、中医药治疗、心理治疗等,还要同时治疗伴发疾病。

2. 药物治疗　分两大类:①保护性药物;②症状性药物。保护性药物主要是 MAO-B 抑制药:多巴胺受体激动药、金刚烷胺等;症状性药物包括绝大部分抗帕金森药物。常早期疗效明显,长期用药疗效降低。常用药物具体用法、用量参见内科神经系统疾病或去神经内科诊治。

3. 手术治疗　包括神经核毁损术和脑深部刺激术,后者更为常用。

第四节　老年性聋

一、老年性聋认知

1. 发病率　老年性聋很常见,这种听力损害,>65 岁发病率为 25%～40%,>75 岁为 40%～66%,>80 岁高达 80%～90%,只是程度和原因差异很大。老年性聋严重影响老年人生活质量和社交能力,容易产生孤独、寂寞、抑郁等心理病症。病理基础是老年人不可避免的退行性变造成的外周听觉系统、中枢听觉系统和大脑皮质的退行性病变。所表现的是进行性双侧感音神经性听力下降,多以高频听力下降为主,伴有不同程度的言语识别能力下降。外周神经和中枢神经病变均可引起,而以外周病变引起者最为常见。

2.分类

(1)感音性老年性聋:病理改变是自耳蜗底周向顶周逐步发展的内耳毛细胞缺失,缺失区域的耳蜗柯蒂器萎缩变平,听力损害始于中年,进行性加重。主要表现是高频听力丧失。

(2)神经性老年性聋:病理改变为螺旋神经节和螺旋板内神经纤维萎缩稀疏,而耳蜗柯蒂器基本完整。主要表现为言语识别率下降明显,与纯音听力下降程度不成正比,放音增大设备(助听器)难以满足需求,病者感到困惑的是听得到,听不懂。

(3)血管性老年性聋:进展缓慢,始于30岁或60岁不等,有家族性特点。部分患者有耳蜗血管萎缩而柯蒂器和螺旋神经节一般不受影响。此类耳聋特点是高频听力缺损,听力下降分布频率均匀,没有响度共振(重听表现),言语识别能力一般不受影响。

(4)耳蜗传导性聋:听力缺失可能与基底膜弹性降低,强度增加有关。此类聋进展较慢,纯音听力进行性下降,听力具有特征性改变,如辨别音调、音质、音量能力缺失或降低。

3.临床表现 交流障碍是最常见表现,症状表现为:

(1)无法听懂谈话:语速快、高音调语言听不懂,而往往低音调,缓慢语速的熟人间谈话容易交流,有时需借助手势、唇语和表情才能理解。

(2)重振现象:多见于以耳蜗病变为主的老年性聋者,声小听不见,声大难以耐受,难以选择合适的助听器。

(3)辨音困难:噪声环境下不能正确辨别音调和声源,难以适应语速、语调改变,影响日常语言交流功能。

(4)高频耳鸣:常是就诊的主要原因。高音调和吵闹环境,或听到大声说话时伴有阵阵耳鸣,或不由自主耳鸣,与脑鸣很难分清。

4.诊断提示

(1)双耳是否同时发生耳聋,或单耳更明显。

(2)听力下降发生、发展和诊疗情况。

（3）安静还是嘈杂环境下,听力下降更明显。

（4）电话交流困难程度,或敏感,或更差。

（5）与人单独交流时的听力改变。

（6）与小孩或女性交流的听力改变。

（7）发展过程中的听力变化;如好转、变坏等。

（8）伴随情况,如耳鸣,眩晕,平衡障碍,耳胀满感,有否耳或头部外伤及耳疾、耳手术史。

（9）噪声环境长期和短暂接触史。

（10）耳聋家族史。

（11）用助听器情况:改善、无用、变差及弃用情况。

（12）其他伴随疾病及耳毒性药物史。

5. 需做检查

（1）鼻、鼻腔及咽喉部检查。

（2）外耳、外耳道及鼓膜。

（3）鼓膜运动情况(呼吸时有否鼓膜运动,若有提示可能咽鼓管开放)。

（4）评估面神经功能。

（5）测试三叉神经功能。

（6）有否眼震动。

（7）波动性耳鸣情况。

（8）眩晕史及前庭功能情况。

（9）注意与噪声性耳聋、遗传性耳聋、药物性聋、听神经瘤及全身性疾病引起的耳聋鉴别。

二、防治措施

需专科诊治,具体如下。

1. 治疗原发疾病 如高血压、血脂紊乱、糖尿病、心脑血管病等。还要注意平衡膳食、适度运动等健康生活方式。

2. 充足睡眠 研究显示:足够有效睡眠的积极作用是巩固记

忆,调节代谢,保持免疫功能,不要忽视睡眠的核心功能是清除脑细胞的代谢产物。清醒时间越长,脑细胞代谢废物越多,反之相反;即使是短暂睡眠,腺苷酸浓度也会迅速下降。睡眠对婴幼儿、青少年和老年人更为重要,充足睡眠有助于生长发育、维护健康和防治疾病。老年病者需要保证睡眠时间和质量。

3. 选择助听器 根据需要和检查结果选择助听器,包括不同增音强度、调节能力、对噪声处理能力、数码编程助听器等。

4. 骨传导助听器 主要用于慢性中耳感染或单侧耳聋者,传统助听器无效或不能耐受者。

5. 人工中耳(振动声桥) 重度耳聋者根据需要选择电子耳蜗植入,应充分考虑到适应证和禁忌证。

第五节 白 内 障

一、白内障认知

白内障发病率很高,是老年人视力障碍和失明的最重要原因。白内障是一种退行性变疾病,表现的是晶状体透明度降低或颜色改变致使视觉光学质量下降。发病早期常无自觉症状或仅有轻度视物模糊,中晚期则视力进行性下降,出现复视、近视等症状,许多人通过佩戴花镜矫正,花镜度数累年增加。老年性白内障 50—60 岁发病率为 $60\% \sim 70\%$,70 岁以上者达 80%,80 岁以上者几乎 100%。白内障发展快慢,表现形式因人而异。

白内障病因、病理较为复杂,影响因素很多。退行性变、遗传因素、代谢异常、眼部外伤、各种中毒、局部血液循环与营养障碍、某些全身性疾病尤其是免疫与代谢性疾病等,只要是影响眼内环境因素的长期影响都会导致晶状体混浊引起白内障,强光紫外线更是常见原因。根据发病原因和病理变化分为老年性白内障、先天性白内障、代谢性白内障(糖尿病性、半乳糖性和低钙性)、外伤性白内障、药物及中毒性白内障、并发症白内障（眼部其他疾病并发）、后发性白内障（白内障摘除术后或晶状体外伤后）。其中老年性白内障最为多见，遗憾的是并没有引起人们的足够重视。

老年性白内障占总发病率 80% 以上，亦称为年龄相关性白内障，起因于年龄增长引起的晶状体代谢功能减退，主要为紫外线长期辐射损害，全身性疾病与局部营养障碍。通常双眼发病，可有先后和程度差异，形式亦有不同，或呈中心型（视力影响较大），或呈周围型（视野范围变小，视力影响较小）。有关白内障的认知存在一些误区，主要是 45－50 岁以后视力下降，模糊认为是"老花眼"、未熟透不能手术、滴白内障眼药水可以治疗白内障，手术后选择什么晶体效果都一样，这些认识误区大大影响防治效果和手术方式选择。

二、防治措施

1. 预防方法　包括生活常识和人们常做的，太阳伞、防紫外线的太阳镜；眼睛养护，如治疗代谢性疾病，调控血糖，用眼姿势正确（中小学生都有教育）；避免视力过度疲劳（用眼时间每次＜60 分钟），专业眼科验光配镜的远视、近视、散光眼镜，多食用一些富含维生素 C、维生素 E 及胡萝卜素多的食物，戒烟限酒等，避免脱水（因在脱水状态下，体内代谢失衡，房水循环变慢减少，代谢的化学物质损害晶状体，引起和加重白内障）。呕吐、腹泻、高温等大量丧失水分时应及时补充液体。

2. 治疗方法　传统治疗方法，白内障针拨术（需成熟期手术）、囊内摘除术（并发症较多）等正在逐渐被淘汰，取而代之的是以下一些方法。

（1）白内障囊外摘除术：方法是摘除混浊的晶状体和皮质，保留后囊膜，此术法可减少对眼内结构的干扰和破坏，阻止玻璃体脱出及引起的并发症，可以植入后房型人工晶体。缺点：保留的后囊膜容易发生术后混浊形成"后发性白内障"。

（2）超声乳化白内障吸出术并人工晶体植入术：由计算机控制、集乳化、灌注、吸引于一体的超声乳化系统。优点：手术切口小（＜3毫米）、无需缝合、手术时间短（10分钟以内）、视力恢复快、仅需表面麻醉无痛苦，容易达到理想视力，有不同功能的晶体可供选择。适用于老年性白内障各期，先天性白内障、并发性白内障、视力在0.4以下，无特殊手术禁忌证者。

（3）人工晶体选择：在医生指导下，根据自身需求选择人工晶体。包括硬性人工晶体，临床效果获得验证，缺点：手术切口大（＞6毫米），需缝合；软性人工晶体，优点：切口小（2～3毫米），无需缝合，术后视力恢复快，目前临床普遍使用可折叠人工晶体；球面和非球面人工晶体，前者夜间视觉质量下降，后者无影响，用于瞳孔大小和对光反应正常者；矫正散光的人工晶体，根据需要和医生建议；多焦点人工晶体，用于调整远近视力的白内障患者。总之，选择人工晶体应性能稳定，生物相容，光学效果好，轻而柔软，对眼内组织没有压力，不会造成损伤，可长期植入，不会改变屈光能力。准备白内障手术者宜多听听有关人员的意见和建议。

第六节　前列腺增生症

一、前列腺增生症认知

前列腺增生症是老年男性常见、多发病，尤其是＞40岁后随年龄增加发病率递增。尿不尽、尿频、尿滴沥、排尿困难是常见表现。早预防、早治疗可以延缓前列腺增生的发生发展，减少并发症。发生原因如下。

1. 睾酮代谢障碍　这是一种衰老过程的表现。人在进入中年以后，睾酮在前列腺内转化成双氢睾酮后不能进一步分解代谢，此类代谢产物刺激腺体内平滑肌和结缔组织增生，引起前列腺肥大，因尿道要穿越前列腺，并随着年龄增长而进行性加重，因后尿道受压迫出现排尿困难症状。

2. **血液淤积**　引起前列腺内血液淤积的常见原因主要是性生活过于频繁、不射精、酒后性活动、长期手淫等。这些原因致使前列腺内静脉回流受阻,局部体积增大压迫尿道引起症状。

3. **泌尿系炎症**　后尿道炎、膀胱炎等慢性炎症,通过炎症直接浸润和间接刺激引起前列腺炎。炎症渗出物(包括炎性细胞和纤维素成分)形成结缔组织,导致前列腺组织增生变硬、钙化、结石等压迫膀胱颈口和后尿道造成排尿困难。前列腺结石很常见。

4. **下尿路梗阻**　包皮过长又不注意局部卫生(不能有效清除包皮内污垢),可以引起包皮炎、阴茎头炎、尿道口炎症,加重包茎、包皮口狭窄,由于包皮与尿道口粘连致尿道口狭窄加重,影响排尿畅通;中老年人因体力原因,容易引起尿道骑跨伤害致尿道挫裂伤,加之尿道黏膜损伤后容易发生炎性改变,致尿道狭窄加重。表现尿急、尿频、尿流细、尿不尽甚或排尿困难。此种表现易误诊误治。

5. **摄入水分不足**　饮水少,容易发生盐分饱和沉积、高尿酸血症和泌尿系统结石。膀胱结石下移可堵塞膀胱口和尿道,可引起排尿中断和梗阻。此类原因一般在早期不引起前列腺增生,中晚期必然导致前列腺肥大、增生。需早诊断,早治疗。长期排尿不畅可发生尿潴留、输尿管积水、肾积水、肾功能不全,甚至发生尿毒症。

中医养生之道历史悠久,特别重视"治未病"——预防第一理念,强调不患病、少患病,此理念领先世界几千年,通过科学养生保障生活质量和自然寿命,养生方法可以有病治病,无病健体。

二、诊断条件

1. **病史**　询问纵欲、手淫习惯史,慢性尿道炎、膀胱炎史,小便次数、量、尿流、排尿困难史,包皮过长、包茎史等。

2. **肛门指诊**　了解前列腺硬度、压痛、结节、光滑度和中间沟情况。

3. 前列腺 B 超、膀胱镜和膀胱造影检查　观察前列腺回声强弱,是弥漫性还是局限性,钙化及结石、憩室等情况。

4. 尿液检查　可见脱落上皮细胞、死亡白细胞、红细胞。

5. 其他　排除其他原因引起的排尿困难。

三、防治措施

包括适当节制性生活,急性期暂停性生活;及时排空膀胱尿液;腹肌和膀胱尿道肌锻炼;切除过长包皮和防治感染等措施。

1. 干预具体方法

(1)热水坐浴浴缸泡浴:水温 40～50℃,每日 1～2 次,每次坐浴 15～20 分钟,热水坐浴可以促进会阴部和前列腺血液循环,改善血液淤积和结缔组织弹性。

(2)体育锻炼:坚持全身锻炼、局部按摩、收提肛运动、少坐多走可防治血液淤积引起前列腺增生和前列腺炎,提高免疫功能。每晚睡前以手掌按摩小腹部,可以增强腹壁肌群和膀胱尿道肌张力,恢复排尿功能,减少膀胱残余尿液;以指腹按摩肛门前会阴部,可以改善局部血液循环,防止前列腺增生和内外痔的发展。

(3)排空膀胱尿液:经常憋尿会引起和加重膀胱炎及前列腺炎,引起前列腺内结缔组织增生和肥大,加重排尿困难症状。

(4)处理包皮过长、包茎和因外伤、炎症引起的尿道狭窄(泌尿外科诊治)。

2. 治疗药物选择

(1)肾上腺素能受体阻滞药:酚苄明(竹林胺)、哌唑嗪和特拉唑嗪(高特灵)。疗效类似,通过阻止肾上腺素与受体结合使尿道平滑肌松弛,作用于尿道和前列腺平滑肌组织,降低膀胱排尿阻力,改善排尿困难症状。高特灵兼有降血压作用,用于伴有高血压者;血压正常者,选用竹林胺、哌唑嗪、桑塔前列泰。

（2）α-还原酶抑制药,如非那雄胺(保列治):作用原理是降低体内雄激素睾酮水平并直接抑制前列腺内睾丸酮转化为双氢睾酮,缩小增生肥大的前列腺。增加尿流量,改善排尿受阻症状。每天用药,连用 3～6 个月。

（3）植物性药,如舍尼通和尿通、通尿灵和前列康等。

3. 抗感染治疗　根据病情和药敏检测结果选用广谱抗生素,如喹诺酮类药物(左氧氟沙星、加替沙星、环丙沙星等)、甲硝唑、替硝唑、热淋清颗粒等中西药物,疗程要足够。

4. 其他治疗　选用经尿道气囊扩张术、电切术、激光切除术、手术切除术等,此应根据病情、年龄在医生指导下决定。

第七节　慢性阻塞性肺疾病(慢阻肺)

一、慢阻肺认知

慢性阻塞性肺疾病(慢阻肺)是呼吸科常见病,病人痛苦大,治愈难度大,具有气流受限显著特征,尤其是北方地区,40 岁以上人群患病率高达 8.2％以上,严重影响中老年人生活质量。这种以持续性气流进入肺泡受阻,组织、细胞氧供不足为特征的疾病越来越引起人们的重视。可喜的是,这类疾病可防可治。慢阻肺与慢性气管炎、支气管炎密切相关,但并非完全一回事,只有在肺功能检查发现呼吸道阻塞,肺顺应性、通气功能和弥散功能降低、动脉血氧分压下降,出现持久气流受阻和相应症状时,才能明确诊断为慢阻肺。慢性气管炎、肺气肿、支气管哮喘等疾病无持续气流受阻时,不能诊断慢阻肺。支气管扩张、肺结核、细支气管炎等不属于慢阻肺。支气管哮喘因气流受阻具有可逆性,不能做出慢阻肺诊断。诊断做出需详加鉴别。发病因素主要是以下几个方面。

1. 环境因素　长期吸烟、空气中各种污染物、粉尘和化学物质吸入、生物燃料(包括植物燃烧)、烟雾刺激、汽车尾气等环境因素与慢阻肺发病密切相关。

2.**感染因素** 经常性病毒、细菌感染是慢阻肺发病和加重的重要因素与常见原因。研究发现,儿童期重度下呼吸道感染与成年时肺功能降低及呼吸系统症状发生有正相关性。

3.**体质因素** 个体营养状况不佳与慢阻肺发病有关,吸烟和低体重对慢阻肺发生、发展有叠加作用。中医认为:百病源于正气不足、邪气入侵,脏腑功能失调,内环境失去节制,通过积极养生培补正气、平衡阴阳,病自愈。慢阻肺的防治也是如此。

二、临床表现

1.**症状表现** 特征性症状表现是慢性、进行性加重的呼吸困难、咳嗽和咳痰。这些症状往往先于气流受阻。部分患者可能并没有咳嗽、咳痰症状,直接表现的是气流受阻症状——呼吸困难。

(1)呼吸困难:是患者体能降低或丧失,引起焦虑不安的主要原因。表现为气短、气喘和呼气费力(气不够用)等。慢阻肺早期仅在劳力时出现症状,之后呈进行性加重,以至日常生活活动甚或休息时也感到气短。

(2)经常性咳嗽:多为早期首发症状。初为间歇性,晨起较重,后逐渐早晚或全天均有咳嗽,但夜间睡眠时少有咳嗽。部分病例无咳嗽、咳痰,仅有气流受阻症状。

(3)咳痰:一般情况下,咳嗽后伴有少量黏液性痰,清晨较多,合并感染时痰量多,常伴脓性痰,偶有血性痰。

(4)喘息和胸闷:此非慢阻肺特异性症状,但重症患者可有明显的喘息表现,听诊有广泛的吸气和呼气时哮鸣音。胸闷、憋气多在劳力后发生,此与呼吸费力和肋间肌收缩有关。

(5)其他表现:体重下降、食欲减退、肌肉萎缩、各种功能障碍、精神抑郁焦虑等全身性症状,在中晚期病例中常有发生。重者亦可发生咳嗽性晕厥、咳血痰。

2. 专科检查　肺功能检查、胸部 X 线和 CT 检查、血氧饱和度和血气分析等实验室检查是不可缺少的诊断条件。一般应由呼吸科专业医生做出诊断。

三、防治措施

1. 药物选择　重点是防治感染、增强抵抗力，干预和控制症状，改善肺功能，降低加重的次数和程度，提高缺氧耐力和生命质量。下面重点介绍的是药物治疗，需要根据病情变化、治疗反应而及时调整治疗方案。

（1）支气管扩张药：主要是松弛支气管平滑肌、扩张支气管，缓解气流进入肺泡受限，控制慢阻肺症状。药物多选用吸入剂，不良反应较小、起效快。包括 β_2 受体激动药、抗胆碱药及甲基黄嘌呤类。

①β_2 受体激动药：沙丁胺醇和特布他林等，为短效定量雾化吸入剂，吸入后数分钟起效，疗效持续时间 4～5 小时，每次剂量 $100～200\mu g$（每喷 $100\mu g$），24 小时内应 <10 喷，用于缓解呼吸困难症状。福莫特罗为长效定量吸入剂，作用持续 12 小时以上，1～3 分钟起效，常用剂量每次 4.5～9μg，每日 2 次。茚达特罗喷雾剂，作用可达 24 小时，每日一次，吸入 $150～300\mu g$。

②抗胆碱药：常用药物有异丙托溴铵气雾剂和噻托溴铵。前者可阻断 M 胆碱受体，定量吸入虽起效较慢但作用时间较长，可维持时间为 6～8 小时，每次 $40～80\mu g$（每喷 $20\mu g$），每日 3～4 次。后者为长效抗胆碱药，作用长达 24 小时以上，吸入剂量为 $18\mu g$，每日 1 次。此药可增加深吸气量，降低呼气末肺容积，改善呼吸困难和肺功能。

③茶碱类药：能解除气管平滑肌痉挛，提高心搏出量，扩张全身血管和肺血管，增加肾排水排钠，兴奋中枢神经，改善呼吸肌群无力现象，还具有一定的抗炎作用。需要注意的是，常规用量的

茶碱作用不明显。血液中茶碱浓度＞5mg/L 时显示治疗作用；而＞15mg/L 时,不良反应明显增加。吸烟、饮酒、服用抗惊厥药和利福平等可引起肝功能损害并缩短茶碱半衰期。老年人、发热、心力衰竭、肝功能异常者以及同时应用西咪替丁、大环内酯类药物(红霉素等)、氟喹诺酮类药物(环丙沙星等)、口服避孕药等增加血液茶碱浓度,增加不良反应。

(2)激素:常与 β_2 受体激动药联合应用。如氟地卡松/沙美特罗、布地奈德/福莫特罗两种气雾剂,临床上比较常用。对改善症状和肺功能、降低发病次数、提高生命质量多有裨益。慢阻肺单用口服或吸入激素治疗,不仅效果差,增加激素不良反应,长期应用还会带来骨质疏松和“细菌感染”风险。

(3)磷酸二酯酶抑制药:常用药物为罗氟司特,每日 1 次口服。主要作用是通过抑制细胞环腺苷酸降解减轻炎症反应,改善气流受阻,增强激素作用和改善肺功能。副作用是影响食欲和体重下降。不宜与茶碱类药物同时应用。

(4)其他药物:如祛痰药物,抗氧化剂以及疫苗选择。

2.吸氧及康复治疗

(1)吸氧疗法:长期吸氧的“家庭治疗法”是治疗慢阻肺的重要方法。不能住院或不需要住院的稳定期患者坚持家庭氧疗必不可少。氧疗可以提高慢阻肺患者的生存率,改善血流动力学、肺生理功能和精神状态。方法是吸入流量 1.0～2.0L/min,每天＞15h,即低流量持续氧疗法(用鼻导管或面罩)。注意有无高碳酸血症和病者舒适度。

(2)康复治疗措施:对慢阻肺者需进行综合性、全身性的康复措施,包括呼吸功能训练、营养支持、心理辅导、动静结合劳逸有度的锻炼方法等。呼吸功能训练主要是帮助患者咳嗽,用力呼气促进分泌物咳出(深呼吸);肌肉锻炼包括全身性运动和呼吸肌锻炼,可采取步行、爬楼梯、踏车等,还包括腹式呼吸的训练;营养支持疗法主要是保持合适体重,减少高糖和高热量饮食,借此降低二氧化碳体内存量；心理辅导旨在帮助解除焦虑、恐惧、抑郁、悲观等不良心态，建立战胜疾病的勇气。

所采取的治疗、康复方法要因人、因时、因不同的病情阶段，灵活选择。

第 3 章 代谢性疾病

第一节 代谢综合征

一、代谢综合征认知

代谢综合征除遗传基因方面的原因外,共同的发病基础是吃的"好"、吃得多、运动少和长期处于某种紧张状态,造成脂肪分解不完全(血液中对人体危害较大的主要是胆固醇、三酰甘油、低密度脂蛋白),在体内(肥胖)和血管内(动脉粥样硬化,斑块形成)缓慢渐进性积聚。与此同时,还引起肝脏等组织对胰岛素敏感性降低(主要是抗体作用),胰岛功能受损,机体处于胰岛素抵抗状态,引起和加重心脑血管病变、眼底病变、肾脏病变、末梢神经病变……据不完全统计,代谢综合征患者比正常人死于心脏病的概率高许多倍,而患脑卒中、心力衰竭的概率比正常人群高 30％以上。

高血压、冠心病、糖尿病、肥胖、血脂异常、高尿酸血症、脂肪肝等和(或)血液代谢与血液流变学检查异常的人群,都属于代谢异常综合征。下面是推荐的简易标准。

(1)体重指数(BMI):超重或肥胖,体重指数≥或 25.0(体重 kg/身高 cm^2)。

(2)血糖指数:空腹血糖≥6.1mmol/L 和餐后 2 小时血糖≥

7.8mmol/L,或糖化血红蛋白＞7.0％或已确诊为糖尿病或治疗者。

（3）血压指数：血压持续处于高水平,收缩压/舒张压≥140/90mmHg,或已确诊为高血压病或治疗者。

（4）血脂指数：血总胆固醇（TC）≥6.30mmol/L,三酰甘油（TG）≥1.80mmol/L,高密度脂蛋白（HDLC）≤2.30mmol/L,低密度脂蛋白（LDLC）≥3.0mmol/L。

（5）尿酸指数：血尿酸≥425μmol/L。

以上五组中只要有一组异常,代谢异常综合征诊断就可以成立。

二、防治措施

参见各类疾病防治措施。

第二节　血脂异常

一、血脂异常认知

（一）血脂特点

血脂是人体必需的基本物质,但血脂异常是典型的代谢性疾病,要正确认识血脂异常带来的潜在危害。血液中脂质的特点是不溶于水或微溶于水,以脂蛋白的形式存在,表现的是脂蛋白血症。少数为继发性（全身性疾病引起）,多数为遗传缺陷与环境因素相互作用的结果（原发性）,与多种疾病有关。长期血脂异常是引起动脉粥样硬化、心脑血管阻塞（心肌梗死、脑梗死）、肾血管阻塞（肾梗死）、下肢血管阻塞（下肢动脉梗塞）的发病率和死亡率增高的最主要原因。人群中血脂异常患病率18.6％以上,而中老年人多数合并肥胖症、2型糖尿病、高血压、冠心病、脑动脉硬化、脑卒中等常伴血脂异常。

临床上常用的血脂检查包括中性脂肪(三酰甘油和胆固醇)和类脂(磷脂、糖脂、固醇、类固醇)。

血浆脂蛋白是由蛋白质(载脂蛋白)和甘油三酯(三酰甘油)、胆固醇、磷脂等组成的球形大分子复合物。血浆脂蛋白分为:①乳糜颗粒;②极低密度脂蛋白;③中间密度脂蛋白;④低密度脂蛋白;⑤高密度脂蛋白。

五大类血脂密度依次增加,颗粒依次变小。还有其他脂蛋白成分组成,比例大小、理化性质、代谢途径、生理功能各不相同。

载脂蛋白是脂蛋白中的蛋白质,与脂质结合并运转脂类,有20多种和若干亚型。载脂蛋白的功能是与脂质结合形成水溶性物质进行转运,还参与酶生物活性调节、细胞膜受体识别和结合反应。

循环中的胆固醇是血脂的重要组成成分,属于类脂质。激素、DNA和细胞膜的构成离不开胆固醇,还是大脑正常工作的重要物质。人体内的胆固醇是必需量的4倍,多余的胆固醇容易在血管壁沉积。多由肝脏合成,大部分储存于胆囊内,有着广泛生理作用的胆固醇,高和低都会给机体造成伤害。其去路包括形成细胞膜,生成类固醇激素、维生素D、胆酸盐和储存于组织。进食后未被进一步分解和吸收利用的胆固醇转化为类固醇随粪便排出体外,部分还可以在小肠内吸收再利用。高胆固醇血症、高甘油三酯血症、高低密度脂蛋白胆固醇血症是动脉粥样硬化,斑块形成、引起血栓性疾病的重要原因。

外源性三酰甘油来自食物,饱和脂肪酸和反式脂肪,如瘦肉、淀粉、糖食品进入体内后经过消化、吸收、分解、合成后成为血脂组成部分。内源性三酰甘油由小肠(利用、吸收)和肝脏合成,构成脂蛋白后进入血浆,是机体恒定的能量来源或储存于脂肪组织,还可以水解后进入循环系统供其他组织利用。体内的许多生理生化过程都可以引起血脂异常。内源性血脂异常占血脂异常三分之二以上(与 DNA 片段之结构和功能不完善有关)。

(二)血脂异常分类

血脂异常包括高胆固醇血症、高三酰甘油血症、低密度脂蛋白血症和混合型高脂血症,是动脉粥样硬化性心脏病和缺血性脑卒中的主要危险因素,还可分为原发性血脂异常(基因缺陷),继发性血脂异常(全身性疾病,如糖尿病、甲状腺功能减退、肝肾疾病、系统性红斑狼疮、骨髓瘤以及某些药物如噻嗪类、利尿药、β受体阻滞药、糖皮质激素等)。

原发性家族性脂蛋白异常血症应行基因诊断,与继发性血脂异常常合并发生。血脂和脂蛋白代谢紊乱与动脉粥样硬化密切相关,尤其是低密度脂蛋白胆固醇更为重要。而高密度脂蛋白胆固醇对心脏有保护作用。

(三)血脂正常标准

1. 总胆固醇(TC)<5.18mmol/L,≥6.20mmol/L 为升高。

2. 低密度脂蛋白胆固醇(LDL-C)<3.37mmol/L,≥4.13mmol/L 为升高。

3. 甘油三酯(三酰甘油)(TG)<1.7mmol/L,≥2.26mmol/L 为升高。

4. 高密度脂蛋白胆固醇(HDL-C)<1.04mmol/L 为减低,>1.55mmol/L 为升高。

治疗目标是低密度脂蛋白胆固醇在低危、中危、高危人群分别为 4.1mmol/L、3.4mmol/L 和 2.6mmol/L。治疗后不能达到此目标的老年人,可将基线水平升高 50% 作为替代目标。

二、防治措施

(一)运动调脂

运动调理血脂已被研究和实践证明。怎么运动有讲究,要求是让血脂异常者发生适宜性改变,即胆固醇、甘油三酯、低密度脂蛋白降低,高密度脂蛋白升高。原则是坚持适宜运动(耐力性有氧运动)、不太累(避免剧烈、竞赛性运动)、保证时间(每天不少于 40 分钟)。方法包括散步、快走、慢跑、登山、游泳、骑自行车、打羽毛球、网球、打太极拳、跳舞、各种运动操等,或者选择你自己喜欢的运动方式。对有运动能力的人来说,每周不少于三次,每次 40 分钟充满活力的散步不仅可以调理血脂,还可以增加海马体的体积,延缓脑萎缩过程、调理血压、改善全身供氧状态。

(二)饮食调脂

参阅本书有关章节。

(三)常用调血脂药物

各医院普遍开展的血脂化验检查包括总胆固醇、甘油三酯、高密度脂蛋白和低密度脂蛋白等。胆固醇这种类似脂肪的组织,1/3 来自摄入的食物,2/3 为人体自身合成,人们所了解的高密度脂蛋白和低密度脂蛋白,高密度胆固醇"好",而低密度胆固醇"坏",后者黏附性强,容易在血管壁沉积,形成动脉粥样硬化。由此可见,习惯上的称谓"高血脂症"不如改为"血脂异常"或"血脂紊乱"更为确切。

他汀类调血脂药物应用广泛,疗效肯定,对评估为极高危、高危、中危、低危人群之低密度脂蛋白应分别控制在不同水平,可以大大降低动脉粥样硬化、斑块形成和血栓风险。

1. 他汀类(HMG-CoA 还原酶抑制药) 作用机制是竞争性抑制机体内胆固醇合成过程中加速酶活性而阻断胆固醇合成,并加速低密度脂蛋白分解和代谢。主要用于:高胆固醇血症和以胆固醇升高为主的混合性高脂血症,还能降低甘油三酯,低密度脂蛋白胆固醇。常用制剂和每日用药剂量参考:辛伐他汀 10~80mg;洛伐他汀 10~40mg;普法他汀 10~40mg;氟伐他汀 10~40mg;阿托伐他汀 10~80mg;瑞舒伐他汀 10~20mg。不能耐受者,可以更换品种、减少剂量、隔日用药、替代用药、强化生活方式的治疗措施。

他汀类药物应用要保证胆固醇和低密度脂蛋白"达标",甘油三酯<1.7mmol/L,高密度脂蛋白≥1.4mmol/L。其中,甘油三酯严重升高(≥5.6mmol/L),可选用贝特类或烟酸类药物。这些药物都可以不同程度的降低胆固醇、低密度脂蛋白、减少脂质斑块在血管内堆积,降低血管堵塞引起的心肌梗死、缺血性卒中等的发病率和死亡率。有报告近 2/5 的英国人服用此类药物,即使低风险人群也在服用。年轻人和中年人,高胆固醇血症、高低密度脂蛋白血症、肥胖症、有心脏病家族史以及吸烟人群服用可以降低患病风险。他汀类药物的副作用主要是消化道刺激症状,肝肾功能损害;少数可发生过敏反应、横纹肌溶解症,许多副作用仍需继续评估。血脂异常的预防性治疗是降低风险的重要保证(包括饮食、药物、运动、心理等)。参阅本书有关篇章。

阿伐他汀可在任何时间服用,其他均在晚上一次口服,副作用较轻。少数患者可出现胃肠道反应,极少数出现横纹肌溶解或引起肾功能衰竭。他汀类不宜与其他调血脂药物如贝特类、烟酸类等合用;不宜与环孢霉素、雷公藤、环磷酰胺、大环内酯类抗生素、抗真菌药物合用;儿童、孕妇、哺乳期、准备生育的妇女一般禁用。

2. 贝特类(苯氧芳酸类)　作用机制是激活过氧化酶增殖物,激活受体,增强一些酶的脂解活性,促进胆固醇、甘油三酯分解和逆向转运。主要用于:高甘油三酯血症和以甘油三酯升高为主的混合性高脂血症,还可以降低低密度脂蛋白胆固醇。常用制剂和每日用量:

非诺贝特 0.1g,每天 3 次或微粒型 0.2g 每日一次;

苯扎贝特 0.2g,每天 3 次或缓释型 0.4g 每晚一次;

吉飞贝齐和氯贝丁酯因副作用较大,临床少用。

主要副作用:胃肠道反应,少数出现一过性转氨酶和肌酸激酶升高、皮疹、白细胞减少。贝特类药物能增强抗凝药物(如阿司匹林)作用,联合用药时需要调整剂量。患有肝肾功能损害及儿童、孕妇、哺乳期妇女禁用。

3. 烟酸类 属于 B 族维生素类,有调血脂作用。作用机制可能与抑制脂肪分解、减少肝脏合成和分泌有关。降低胆固醇、甘油三酯、低密度脂蛋白,升高高密度脂蛋白。主要用于:高甘油三酯血症和以甘油三酯升高为主的混合性高脂血症。常用制剂和每日用量:烟酸 0.2g,每日 3 次口服,渐增至每日 1～2g;阿昔莫司(氯甲吡嗪)0.25g,每天 1～3g,餐后服用。

以上二药有长效制剂,每天 1 次服用。

主要副作用是:面部潮红、皮肤瘙痒和胃肠道症状,偶见肝功能损害。有可能加重消化性溃疡,糖尿病者一般不宜用。

4. 树脂类(胆汁酸螯合剂) 作用机制是碱性阴离子交换树脂在肠道内与胆酸结合牢固,阻碍胆酸的肝肠循环,影响胆固醇的重吸收。并由肠道随粪便排出,主要作用是加速血液中低密度脂蛋白分解和清除,从而降低血胆固醇和低密度脂蛋白。用于:高胆固醇血症和以胆固醇升高为主的高脂血症。

常用制剂和每日用量:消胆胺(考来烯胺)4～16g,每天 1 次;降胆宁(考来替哌)5～20g,每天 1 次。

注意:从小剂量开始,1～3 个月达到最大耐受量。

主要副作用是消化道症状。可干扰其他药物的吸收利用,如叶酸、地高辛、贝特类、他汀类、抗生素、甲状腺素、脂溶性维生素等。用此类药物时,需要补充维生素 A、维生素 D、维生素 K。宜在服用本类药物前、后 4 小时用其他药物。

(四)其他治疗

应强调控制饮食、增加运动量、维持理想体重、戒烟限酒等生活方式,而血浆净化治疗、基因治疗、手术治疗的选择,由专科医院、专业医生施行。

调理血脂药物治疗常是终身所需,疗效与剂量因个人体质、用药反应不同而不同。应经常检查血脂水平,一般 1～2 个月一次,还应定期检测肝肾功能、肌酸激酶和血常规,一般 3～6 个月 1

次,根据检测结果调整剂量和品种。

(五)治疗目标

治疗目标见表 3-1。

表 3-1 药物治疗目标值

疾病或危险因素	目标值[低密度脂蛋白(mmol/L)]
动脉粥样硬化性心脏病	<1.8
糖尿病+高血压或其他危险因素	<1.8
糖尿病	<2.6
慢性肾病(3 或 4 期)	<2.6
高血压+1 项其他危险因素	<2.6
高血压+3 项危险因素	<3.4

※其他危险因素包括:

1. 年龄,男性≥45 岁,女性≥35 岁;

2. 吸烟;

3. 高密度脂蛋白<1.04mmol/L;

4. 体重指数≥28kg/m^2;

5. 缺血性心血管病家族史。

第三节 高尿酸血症

一、高尿酸血症认知

代谢紊乱、进食嘌呤类食物增加、饮食结构不合理、缺乏运动和足够饮水等原因,高尿酸血症发病率逐年升高。保守估计,我国代谢异常综合征患病者 1.2 亿之多,并且随年龄增加而增加。高尿酸血症与高血压、血脂异常、冠心病、脑动脉硬化症、糖尿病一样,严重威胁中老年人健康。

尿酸是人体嘌呤代谢产物,分为内源性——为自身产生,占总尿酸量80%;外源性——为摄入食物分解产物,约占20%。通常,30%的尿酸以尿酸盐形式从肠道和胆囊排出,70%经肾脏排泄。尿酸生成增多和(或)排泄减少都会造成血尿酸水平升高。标准是男性和绝经后女性血尿酸>450μmol/L,绝经前女性>360μmol/L,即可诊断高尿酸血症。尿酸在体内达到饱和状态时,以尿酸盐形式析出结晶并沉积于组织内引起痛风。尽管高尿酸血症不一定引起痛风,但确是最重要的引起痛风、泌尿系结石和间质性肾炎的生化基础。

二、高尿酸血症危害

1. 关节损害、痛风性关节炎 无症状性高尿酸血症发展到痛风性关节炎需要5~10年时间,未经治疗的高尿酸血症发展成痛风者占5%~12%(不同地区调查结果)。首发症状常为夜间突发脚趾跖关节疼痛难忍、局部红肿、温度升高,发病急,消退快,首发症状常在1周左右自行缓解。易复发,累及多个关节是其特点,病史长者可导致关节畸形。

2. 加重高血压 流行病学调查研究显示,血尿酸高是高血压的独立危险因素,血尿酸每增加60μmol/L,高血压发病危险性增加25%。

3. 糖尿病 长期高尿酸血症与糖耐量异常和2型糖尿病发病有因果关系,大大增加发病率。

4. 冠心病 高尿酸血症是冠心病发病的重要危险因素,血尿酸升高预示病情加重。

5. 肾脏损害 尿酸结晶沉积可以引起和加重间质性肾炎,也可直接使肾小球入球动脉发生微血管病变,是慢性肾病原因之一。原发性痛风者合并肾结石,85%为尿酸盐结石。

6. 痛风 最为常见,皮肤表现为痛风结节。血尿酸水平超出饱和度时,在身体某一部位析出结晶体(尿酸盐)与结缔组织逐渐形成痛风石,可以看到和触摸到,有压痛,移动度较小。耳轮、手、足、膝多见。

7. 卒中　研究显示,高尿酸血症是脑中风独立危险因素之一,血尿酸水平与脑中风发生、发展和转归呈正相关。

三、防治措施

1. 定期查血尿酸:不少人是在痛风出现时才知道血尿酸高,血尿酸高这种"不健康"信号需足够重视。发现高时,尽管没有症状也要 3～6 个月监测 1 次并做适当治疗。

2. 坚持运动:每日坚持中等强度运动＞30 分钟,肥胖者减肥,使体重维持在正常范围,可以降低血尿酸。

3. 多饮水:每天饮水应在 2000 毫升以上,以增加尿量,排出更多的尿酸。

4. 多食高钾、低盐、碱性食物:如牛奶、蔬菜、水果、米面等,增加体内碱储量,中和和降低尿酸。玉米须和苞米皮煮水饮用可以降低尿酸。

5. 食苏打类食物:主要是中和尿酸。

6. 少吃嘌呤高的食物:如动物内脏、海鲜(贝壳类含量高)、肉类、豆腐等,尤其是同时饮用啤酒与进食海鲜更容易引起和加重高尿酸血症。

7. 少吃火锅:有研究指出,涮一次火锅比一顿正餐摄入的嘌呤高 10 倍,甚至数十倍。

8. 少摄入高热量和高脂肪食物:这类食物不仅是肥胖、血脂异常等的原因还是内分泌系统和代谢紊乱的催化剂,嘌呤代谢障碍很容易导致血尿酸水平升高。

9. 治疗伴发或并发疾病。

第四节 肥 胖 症

一、肥胖认知

(一)肥胖的原因与调控

肥胖和肥胖症是代谢紊乱重要表现之一,并没有引起大众的广泛关注。肥胖指的是体内脂肪堆积过多(体内五脏六腑和体表的皮下),呈各种体型表现,如梨型、苹果型、内脏型、泛发型等;还包括脂肪分布异常、体重超标等。这种慢性代谢性疾病既有遗传基因方面因素,也有环境因素(主要是不良生活方式)或者二者共同作用的结果。近些年来中国成年人肥胖率大有赶超西方人的趋势。部分调查结果显示我国 18 岁以上者肥胖人口 1.2 亿。西方人半数人超重和肥胖。肥胖症与 2 型糖尿病、血脂异常、高血压、冠心病、动脉粥样硬化、出血和缺血性脑血管病、某些癌症、颈动脉斑块、下肢动脉斑块形成密切相关。肥胖症分为原发性和继发性,前者最常见常常被人们忽视,后者较少见,仅 1%。

肥胖是病,尤其是青少年肥胖。对高血压、脂肪肝、糖尿病、代谢紊乱、血脂异常而言,肥胖既是帮凶,也是元凶。调查显示,身材瘦小者更容易长寿,癌症也喜欢肥胖者。肥胖可以影响血液有效循环血量;引起和加重代谢紊乱;影响内分泌功能;影响胰岛素的数量和质量,增加胰岛素抵抗;还能降低对细菌、病毒和癌细胞的抵抗力。

肥胖的发生机制与"调定点"有关,体内"调定点"这种调控系统的正常运转维持着成年人体重相对稳定,使得虽有短期内体重增减但能自动代偿,保持体重相对稳定,这也是机体的自我调整机制。神经系统与内分泌系统共同作用于体重的增减,当然也与心理变化有密切关系。引起体重变化的表现形式是能量摄取与消耗之间的不平衡,通过效应器官(胃、肠、肝、胆和中医认知的五脏六腑等)及全身组织而发挥作用,所表现的往往是此消彼长,中枢神经系统的下丘脑系统,调控饥饿感、食欲、能量消耗速率、能量代谢、调节激素分泌与能量储存,发射各种信号如激素信号(瘦素、胰岛素、各种胸肽等)以及代谢产物(如葡萄糖)等,通过传入神经(以迷走神经最为重要),中枢神经系统整合——神经——体液途径、传出神经,传出信号到各个靶器官等一系列复杂过程,引起饥饿感,饱胀,食欲增减,脂肪分解、堆积、储存以及能量平衡和(或)生理病理变化。

(二)调节摄食行为的主要生物活性物质

1. 减食因子,包括β-肾上腺素能受体、多巴胺、血清素、胰升糖素多肽 1 及瘦素等。

2. 增食因子,包括α-去甲肾上腺素能受体、神经肽 Y、胃生长激素释放激素、增食因子、甘丙肽等。

3. 代谢产物,如血糖水平高低等(血糖低,饥饿感明显)。另外,内源性大麻素及其抗体也可调节摄食行为,激活后引起食欲增加。

机体能量来源是食物中的脂肪、淀粉、蛋白质、各种营养因子、水和氧气,经过一系列生理生化过程转换为人体可以利用的"真正能量"。"废物"去路为消化道、泌尿系统、汗液、呼吸排出体外,借此维持着身体的生理平衡满足机体的各种需要。异质性疾病——肥胖症,一般认为是遗传和环境因素等多种因素相互作用的产物和结果,是热量的过剩和缺失(不平衡),前者表现的是肥胖,后者消瘦。肥胖症除了遗传倾向外,与饮食习惯、活动习惯、生活方式的家族性关系密切。还与基因突变,如瘦素基因、瘦素受体基因、促黑素细胞皮质素原基因、激素原转换酶-I基因、黑色素受体 4 基因等基因突变引起的肥胖症虽较少见,但也应引起注意,而多数人的肥胖症仍是复杂的基因系统与环境因素综合作用引起的。

饮食结构不合理,进食甜食和油腻食物多,多坐位生活方式,体育运动少、体力活动不足,能量消耗减少等,引起体内脂肪堆积导致肥胖。饮食习惯和生活方式不同,胎儿期母体营养不良、蛋白质缺乏、低体重出生儿等都可以在童年期因饮食结构发生改变引起肥胖症。肥胖者的体内脂肪堆积尚有许多未明因素,如"节位基因"、胰岛素抵抗受体基因、腹型肥胖易感基因、β-肾上腺素能受体基因、激素敏感性酯酶基因、胰岛素受体底物-Ⅰ基因、糖原合成酶基因等。

由于脂肪细胞高度分化,既可贮存又能释放能量,并且是一个内分泌器官,分泌数十种脂肪细胞因子、激素或其他调节底物,如肿瘤坏死因子、血浆纤维蛋白溶解酶原激活物抑制因子、血管紧张素原抵抗素、脂联素、游离脂肪酸等,影响局部或远处组织器官。脂肪组织表现为数量增加(增生型)和体积增大(肥大型)或二者并存(增生肥大型)。

肥胖者的全身脂肪分布规则有性别差异,男性主要位于内脏和上、下腹部皮下,一般称为是"腹型"或"中心型"肥胖,而女性脂肪主要分布于腹部、臀部和股部皮下,一般称为是"外周性"肥胖。前者患代谢异常综合征风险增加,而外周性肥胖者减肥难度更大。

除了遗传因素外,高热量、高脂肪或者说高胆固醇饮食,体重增加后,即使正常饮食,也难以恢复到原先的体重,这是因为体内的"调定点"是不可逆性升高,即适应性高体重。轻度和短期的增加体重是脂肪细胞体积增大的结果,而重度和持续性体重增加(肥胖症),合并体内有脂肪细胞数量的增加,使减肥更加困难。

肥胖与疾病有关,一般性肥胖或老年性肥胖,或肥胖而"无病",也不必过于在意或刻意"减肥"。高矮胖瘦俊丑,上天造成,父母所赐,顺其自然也未为不可,只是需要调整生活方式和饮食结构。

(三)肥胖的诊断标准

1. 标准体重

男性:身高(cm)－100＝标准体重(kg)　女性:身高(cm)－

105＝标准体重(kg)

超过标准体重 10％者为偏重,超过 20％者为肥胖;低于 10％者为偏瘦,低于 20％者为消瘦。

肌肉发达者的适当超重不应列为肥胖范畴。

2. **肥胖的类型与表现**　脂肪集中于腹部、内脏,称为苹果型或内脏型肥胖,多为男性;肚子不大,臀部和大腿粗,脂肪多积聚在皮下体态是鸭梨型,称为周围性肥胖,女性居多,患冠心病机会较少,安全系数大点,前者内脏型肥胖,风险大。

肥胖可以发生于任何年龄,女性多于男性。家族史、进食多、心理失衡是常见病史和原因,肥胖表现方式各不相同。轻度肥胖多无自觉症状。中、重度者常出现活动后气急,关节痛、肌肉酸痛、乏力、心慌、气喘、焦虑、忧郁、精力不集中等。日常生活中喜坐沙发、多卧床、生活质量下降、工作效率降低。肥胖者尤其是中、重度肥胖者常有血脂异常(化验检查)、脂肪肝(B 超检查)、高血压(超过标准)、冠心病(心电图改变与临床症状)、糖尿病(空腹血糖、餐后 2 小时血糖、糖耐量试验、糖化血红蛋白、尿糖)、高尿酸血症、高胰岛素血症、胰岛素抵抗等代谢综合征常同时存在;还与睡眠呼吸暂停综合征、胆囊疾病、骨关节疾病、静脉血栓、大动脉炎和动脉壁斑块形成、生殖功能下降以及某些癌症密切相关。还会在精神层面和社会层面付出代价。

有研究报告指出,腰围越粗大的更年期女性患乳腺癌的概率越高,而身材是梨形或苹果型者尤其是身体质量指数(BMI)值越高患乳腺癌风险越大,如果调整了 BMI(有效减肥)之后,相关风险大为降低。事实上,肥胖者的脂肪大部分集中在腹部(苹果型)与臀部和大腿等部分,前者风险更大。

二、防治措施

(一)常用方法

肥胖症治疗的关键环节是减少热量摄入和增加热量消耗。其中包括改变不良生活方式,调整饮食结构,适度锻炼,保持心理平衡和必要的药物干预,手术治疗只在必要和具有手术指征时选用。与此同时,积极治疗并发和伴发的疾病。参阅本书有关章节。

长期饱食、偏食、营养过剩等会加速细胞衰老过程。其所引起的脑代谢紊乱——加快脑动脉硬化;肠道中产生的毒素——损害中枢神经系统;胃肠道负担过重——引发消化不良、消化道损伤及诱发结肠癌;还可引起和加重全身性动脉硬化、肥胖、高血压、冠心病、糖尿病、脂肪肝、癌症等。另一方面,限食延寿有积极意义,但过分长期节食有许多消极影响,容易引起厌食症和贪食症、代谢紊乱、营养不良、能量不足、抵抗力下降……影响衰老性疾病和退行性病变的改善过程。

(二)药物减肥

1. 适应证　①每餐进食量较多,餐前食欲极强(如贪食症),往往不知"饥饱";②合并高血糖、高血压、血脂异常和脂肪肝;③合并因负重增加引起的关节疼痛;④肥胖引起呼吸困难或有睡眠呼吸暂停综合征;⑤体重指数≥25 并有上述 4 种表现;治疗减重不理想,甚至体重不减反增者。⑥体重指数≥28,不论是否有合并症,经 3～6 个月控食和运动体重不降者。

2. 不宜应用减肥药物的人群　主要是儿童、孕妇、乳母、对药物有不良反应、严重疾病者。

3. 主要减肥药物

(1)食欲抑制剂:通过下丘脑调节摄食的神经递质如儿茶酚胺、血清素等,有抑制食欲作用。常用药物包括:①儿茶酚胺类制剂,苯丁胺;②拟血清素制剂,氟西汀;③上二者复合剂,β-苯二胺(西布曲明)。

(2)代谢增强剂:β_3 肾上腺素受体激动药,可增强脂肪生热作用,增加脂肪和能量消耗,仍在研究中。

(3)减少肠道脂肪吸收的制剂:脂肪酶抑制剂奥利司他和西布曲明,需临床评估和长期追踪,推荐剂量每日 10～30mg。

4. 其他治疗方法　主要是合并症与并发症的治疗措施。针灸、推拿、熏蒸、运动等也是常用的"减肥方法"。

与许多疾病一样,肥胖症、代谢综合征或代谢性疾病需要采取综合性防治措施,包括饮食调控、运动锻炼、心理调适及药物选择等,参阅本书有关章节。

第五节　糖　尿　病

一、糖尿病认知

1. 病因与危害　2型糖尿病早期症状轻,易控制,1型糖尿病难治愈。2型糖尿病患者早期症状多不明显,真正典型的"三多一少"(多食、多饮、多尿、体重减少)表现越来越少见,中老年人患病后常常无自觉症状,多在查体或无意中发现的。青少年糖尿病多为1型糖尿病(原发性糖尿病,与基因缺陷有关)。其他类型的糖尿病如妊娠期糖尿病(具有时限性),一过性血糖高、特殊类型糖尿病等均较少见。中老年糖尿病基本上都是2型糖尿病(继发性糖尿病),许多患病者是在查体中发现的。糖尿病因素引起的大血管病变是生命的最大威胁,已被公认为独立的血管危险因素,应引起足够重视,仅仅关注"高血糖"所引起的眼底损害、心脑血管病变、肝肾功能损害、周围神经病变、糖尿病足远远不够,还应对低血糖反应(重度昏迷)和糖尿病酮症酸中毒等严重后果应引起高度重视。据我们调查:发病率为1.1%(低于全国诊断率3.52%,可能与调查人群层面不同有关),合并不同程度的糖尿病器官损伤者占1/3以上。研究显示,血糖控制过低或者经常性低血糖会增加死亡风险。

1型糖尿病与2型糖尿病不同,缺乏大数据,如发病率、治疗率、控制率以及与其他疾病的相关性,需要做的事情是"回顾性"(循证医学)和"前瞻性"研究同步推进,这些研究包括家族史谱、临床症状和免疫标志物。通过系统性研究,最终实现 1 型糖尿病的规范化管理目标。

2 型糖尿病,这种由遗传因素(基因异常)、环境因素、不良饮食结构、代谢紊乱、动脉粥样硬化共同作用下引起的全身性、代谢性、终身性疾病,多脏器功能严重损害虽可控制但常需终身治疗。研究发现,糖尿病患者及其下代的血糖、胰岛素、胆固醇、三酰甘油、血尿酸、血浆黏度、红细胞压积及聚集指数等明显高于对照组,有统计学意义(遗传易感性和多基因遗传)。2 型糖尿病的外部因素,如肥胖、体力活动少、精神紧张、严重刺激、外伤手术、分娩、重大疾病等应激性反应都是常见诱因,这也是治疗过程需要注意的问题。

2 型糖尿病的诊断,通过空腹血糖(2 次>7.0mmol/L)、糖耐量检测(>11.1mmol/L)、糖化血红蛋白(>6%)检查以及尿糖测定,若高于正常标准多可明确诊断。健康的中老年人,也要每年检查 1 次血糖、尿糖。关于血糖高、低认识差异在于"标准",国内一般为 6.1mmol/L。一些学者认为稍高点(6~7mmol/L)无妨碍,笔者认为维持在 4~6mmol/L,若无低血糖反应更宜。

世界卫生组织和国内循证医学研究显示:近十几年来,糖尿病发生率呈"井喷"态势。全球 3.8 亿人患病,我国有 1.1 亿之多,及时诊断率仅 3.5%,其中 50%未被早期诊断。90%以上为 2 型糖尿病,约 40%未及时诊断和有效治疗,及时获得诊断者多非"主动求医"结果。研究还发现中西方人群糖尿病者,在发病机制方面没有明显差异,主要是在胰岛素抵抗基础上的 B 细胞功能减退或 B 细胞功能减退伴随不同程度的胰岛素质量(结构与功能改变引起)降低和胰岛素抗体(由多种组织产生)所致,胰岛细胞受累和胰岛素抵抗致胰岛素产生减少,质量和功能下降,使葡萄糖不能完全分解,致使葡萄糖结晶侵犯人体组织,引起病变。有关糖尿病的定义、诊断标准、分期方法和治疗措施,中西方也无明显差异。其所造成的损害是微血管和大血管,引起心、脑、肾、眼底血管和末梢神经病变(葡萄糖结晶与脂质沉积)。80%死于并发症和相关疾病。

2. 糖尿病的眼底损害(糖网)表现

(1)视力减退,看东西模糊不清、重影。

(2)近视程度进行性加重,老视(花眼)可暂时性缓解。

(3)眼前有点状、片状发黑物体飘动或有飞蚊症现象。

(4)视物时有闪光感(点片状)。

(5)上睑下垂进行性加重,眼球运动欠灵活。

(6)持续性眼痛、眼胀,但无结膜、巩膜炎症性改变。

(7)视野缺损:表现是视野范围较以前明显缩小或视野部分缺失或视野分散。

(8)糖尿病性白内障(发展快),而老年性白内障是一个渐进过程。

(9)糖尿病性青光眼(视神经的损害)对视神经的损伤是不可逆的,早期治疗最为重要。

3. 其他血糖升高因素　内分泌疾病肢端肥大症(生长激素分泌增多),库欣综合征(皮质醇分泌过多)等可使血糖升高。升糖药物如糖皮质激素、β受体阻滞药(如心得安)、雌激素、甲状腺激素等可导致血糖升高且难控。应激因素如感染、外伤、手术、急性脑卒中、急性心肌梗死、妊娠等可使血糖升高。

4. 早期症状(非典型症状)　如饥饿时的低血糖症状,疲乏无力感、易患口腔疾病、皮肤经常性感染、眼部疾病表现、肢体麻木感等。

循证医学研究发现血糖高之后,8 年开始出现视网膜病变,20年出现视网膜严重病变者 16.2%,对照组仅 9.2%,20 年后才会出现统计学上的显性差异。手脚麻木是 2 型糖尿病者一个常见的症状,病者所表现的是无明确原因自觉手指、脚趾乃至下肢麻木,并且进行性加重,数月乃至数年不愈。"糖尿病足"也是如此,即使"小伤口"也经久不愈,原因在于血糖高致葡萄糖结晶等对末梢神经的刺激和细菌、真菌生长繁殖的结果。2 型糖尿病发病因素——肥胖，不仅与睡眠呼吸暂停综合征、骨关节病变、脂肪肝、抑郁症、不孕症等关系密切，更与糖尿病有关。正常人群仅 0.7％发病，而中度肥胖者发病率增加 4 倍，重度肥胖者糖尿病发病率增加 40 倍。

二、防治措施

2 型糖尿病的发生发展和引起症状是一个缓慢和隐匿的过程，一般需要 6～8 年时间，要早发现早治疗。长期睡眠时间＜6h，经常食用剩饭剩菜，孕期过多进食，缺乏运动等也容易诱发糖尿病。需要针对发生原因遵循血糖、血压、血脂、体重等"多管齐下"，全面调控，可以从以下几个方面采取干预措施。

(一)基本干预措施

1. 合理饮食、足够饮水 2 型糖尿病的早期治疗，最简单和有效的方法是合理饮食，控制摄入热量。限制食物包括：大米、白面、地瓜及其产品，甜点心、甜饮料，许多水果，如石榴、甜瓜等含糖量较高，因而在享受美味时必先权衡利弊且要少用。玉米面、小米面、豆制食品，也并非多多益善，而要适当控制，偶尔某些食物用多了，应减少其他食品摄入，最好能做到每餐留一口，餐餐不太饱(6～7 成饱)。还要减少脂肪摄入，以减少脂质对细胞的伤害，这也是住院病人低脂低糖饮食的医嘱原因所在。喝水也有很多讲究，特别是夏天，出汗多时要及时补充(以白开水为主)，以免血液浓缩，血糖升高。饮食宜每天：粮食类、豆类及豆制品 400g，蔬菜 400～500g，肉禽鱼蛋 100g。

2. 防治感冒和胃肠炎 这些病虽不是什么"大病"，但糖尿病患者易患难愈，且容易引发酸中毒、高渗性昏迷等严重并发症。冬末春初、夏末秋初是上呼吸道感染和胃肠炎、痢疾的多发季节，要特别注意保持个人卫生，一旦患病后要及时、有效诊治。

3. 适当运动、谨慎旅游 体力允许时，每周三次，每次 40min 充满活力的散步可以增加大脑记忆中心海马体积，改善大脑健康状态,延缓脑萎缩过程。有运动能力者要坚持运动锻炼。有研究显示餐后 20～30min 散步可以降低血糖 1～2mmol/L。

　　运动对健康长寿十分重要,但糖尿病患者要掌握好"度",这个"度"就是选择和坚持"有氧"运动,如散步、太极拳、交谊舞、慢跑、书画、台球、慢游泳、钓鱼等一些慢运动。尽量减少或避免竞争激烈和运动量大的"缺氧性"(也称乏氧性)运动。远距离旅游和出差,车船飞机的疲劳、游山玩水的艰辛、各种会议的高度紧张,都可能使你身心疲惫引起病情加重。必须出行时需有充分的心理准备,备足相应的药品,还要顾及好外出时一些不确定因素。特别是合并视力障碍、"糖网"、肾功能不全、心脑血管疾病、高血压及糖尿病未能控制病情的情况下,不宜远行。

　　老年人应尽量避免缺氧性运动(剧烈运动、出汗过多、心跳明显加快……),而应进行适宜的慢运动。尤其是伴有不同程度的心脑血管者,运动前可适当服用硝酸甘油、速效救心丸、麝香保心丸等可以改善心肌供血,降低心肌梗死和脑血管意外的发生率。运动有益健康,对运动形式、运动量、运动时间要做出选择。形式就是有氧运动;运动量就是中小运动量,以不大汗淋漓为宜;时间宜选择在上午 9 点,下午 4 点,晚上 7 点左右,每次 20～30min 为好,每周不低于 3 次。

　　运动可以代替药物吗? 答案是否定的,起码不能完全代替。这是因为,尽管适度运动可以大大降低心脑血管病的风险,但冠心病和糖尿病者不能认为病情稳定或好转就停止药物治疗而仅用运动健身代替。老年人患 2 型糖尿病,往往合并冠心病和脑血管病,因此,要定期检查血压、血脂、血糖、肝肾功能及心电图,然后根据检测结果对药物加以调整。抗凝药(阿司匹林等)、调血脂药(辛伐他汀等)、降血压药(硝苯地平缓释片等)是冠心病和高血压最常用药物,且针对性强,需根据病情变化、检测结果调整用药量和品种。可以选用速效救心丸、麝香保心丸、美托洛尔等保护心肌,促进"心脏自身搭桥",从而降低心脑血管病风险。

4. 改变不科学、不健康的生活方式　包括提高自我保健意识,学习健康和糖尿病知识,戒烟限酒,每日三餐营养合理搭配,即"糖尿病饮食"。坚持运动适度,远离毒品和成瘾性药品,避免性行为混乱及长期睡眠不足等。

5. 合理使用降糖药物　原则是选择作用机制不同的药物联合应用,优势互补,增加降糖效果,降低副作用,以早期达标。提倡小剂量联合,不宜单一增量。用药种类、剂量、方法、疗程及调整,应根据血糖、尿糖变化、糖化血红蛋白、餐后血糖及糖耐量试验,结合全身状况适时调整,接受专业医师的医嘱和指导,禁忌擅作主张和随意增减药物品种和剂量。坚持相信科学、长期治疗、稳定降糖、综合治疗的观念。在家庭中使用胰岛素者要妥善保存,需 2～8℃ 的适宜温度,以免破坏胰岛素的生物活性,保存好,保质期可 2～3 年,常温下(25～30℃)可保存 30 天。

临床实践中我们注意到:血糖值、糖化血红蛋白值越高对心脑血管病变、心力衰竭、心肌梗死、高血压、心绞痛的影响越大,因此,有效控制血糖值可以大大降低上述病症的风险。值得注意的是:"糖化血红蛋白"是红细胞内的蛋白与血糖结合的产物,反映的是受检者近 4～8 周甚至 12 周的血糖平均水平。心脏病人应将血糖控制在 7～8mmol/L 以下,糖化血红蛋白值 7%～7.9%,从而降低重症风险。

6. 用药注意　用药不必盲目追求高档、进口药品,注意疗效和反应,过多联合用药未必是好事。治疗过程中,最好 1～2 个月检查 1 次血糖,家中有血糖仪者,发病初期可每日或隔日固定时间监测血糖并记录,根据病情和需要检查心肝肾功能以为专业医师指导用药提供参考依据。

7. 综合治疗　2 型糖尿病治疗方法不应仅仅关注药物降血糖,重要的是配合饮食、调血脂、运动等综合性治疗措施。糖尿病与脑卒中密切相关,大部分(65%～80%)糖尿病患者死于心脑血管和感染等疾病而非是高血糖本身。综合性治疗要求,需参数达标。见下表。治疗糖尿病,必须尽可能地调控血压、血脂在正常范围,有效的防治感染和治疗动脉硬化(表 3-2)。

表 3-2　糖尿病治疗达标主要参数

达标项目	达标参数
(1)血糖	
空腹血糖	<7.2mmol/L
餐后 2 小时血糖	<10.0mmol/L
糖化血红蛋白	<7.0%
(2)体重指数	中年<24
	老年<28
	身高(cm)−100=体重(kg)为宜
(3)腰围	男性<90cm
	女性<80cm
(4)血压(mmHg)	<60 岁<130/80
	>60 岁<140/90
(5)血脂	
胆固醇(TC)	<4.5mmol/L
三酰甘油(TG)	<1.5mmol/L
低密度脂蛋白(LDL-C)	<2.5mmol/L
高密度脂蛋白(HDL-C)	>1.1mmol/L
(6)血液流变学	
血浆黏度	正常
血沉	正常
纤维蛋白原	正常
红细胞	压积、变形能力、聚集指数正常

①达标参数,血糖,避免<3.9mmol/L;血压,不宜<100/60mmHg;血脂不宜过低;血黏稠度大致正常,老年人不宜刻意减肥。②达标参数过低,容易抵抗力下降,增加感染机会,血管内皮损伤,血管硬化和阻塞,引起或加重斑块破裂和出血。

8. 其他 尽量避免过度紧张、长期劳累和不良精神刺激,发生感染、外伤等重大伤病及时诊治,即使青少年也不宜吃大量甜食,不仅仅是龋齿发病率高,对中年后糖尿病发生、发展更有促进作用。

糖尿病易患人群主要是具有糖尿病家族史,超重和肥胖,多食少动,年龄超过 40 岁,出生时体重低于 2.5kg,有异常分娩史(如不明原因的多次流产、死胎、死产、早产、畸形儿或巨大儿)等,此类人群一定适时检查"血糖系列"。

(二)糖尿病防治需要注意的问题

1. 影响血糖监测系列的主要因素

(1)控制摄入:检测前几天,可以正常生活,在饮食方面适当限制淀粉摄入(每天<250g)。

(2)体力活动:长期卧床者糖耐量受损,剧烈活动者肝脏释放葡萄糖明显增加,抽血前应静坐或静卧 20～30 分钟以上。

(3)情绪因素:情绪激动时血糖升高,故抽血检测前 30 分钟避免精神刺激和精神紧张。

(4)应激反应:发热、感染、急性心肌梗死、手术等应激反应可使血糖升高。

(5)各类疾病:包括肝、肾、心、胰以及其他内分泌方面疾病等都会影响"血糖"结果。

(6)药物影响:包括噻嗪类利尿药、避孕药、异烟肼、降血糖药等。

2. 伴发病症 主要有以下几方面。

(1)大血管、微血管病变,合并或伴发代谢紊乱、高血压、冠心病、脑血管病、血脂异常、超重肥胖,且 80% 2 型糖尿病患者因心脑血管病不幸死亡。由此可见,控制血糖同时,需有效治疗并发疾病和采取综合性治疗措施。

(2)肾功能和肝功能渐进性损害,主要是肌酐清除率下降,肝细胞的损害使肝脏合成分解能力下降,容易发生缓慢的药物蓄积效应,增加老年病者降糖治疗过程中低血糖风险,且老年人本身对低血糖的感知能力较差,不能及时识别和处理低血糖,更容易发生严重低血糖反应。另一方面,合并多种疾病的同时需要应用多种药物,药物间的相互作用发生理化性质改变也会加重肝肾功能的损害。老年人,身体肌肉组织减少,脂肪组织增加,会加重胰岛素抵抗,常常是空腹血糖"正常",但餐后 2h 血糖仍明显升高。

(3)老年人无症状性低血糖常发生在夜间,一经发现,往往血糖很低,若伴有意识障碍为严重低血糖,持续时间较长,脑细胞可以发生不可逆性损害,表现为精神恍惚、嗜睡、抽搐甚至低血糖昏迷,也可能发生心肌梗死和严重心律失常而危及生命。尽量避免低血糖是治疗的重要前提。若年龄＞70 岁,空腹血糖保持 7～9mmol/L,餐后 2h 血糖 8～11mmol/L 即可,伴严重疾病分别为9mmol/L 和 15mmol/L 也未尝不可。

血糖值(包括空腹血糖、餐后 2 小时血糖、糖耐量试验、糖化血红蛋白等)越高对心力衰竭、心肌梗死、高血压、心绞痛的影响越大,因此,有效控制血糖值可以大大降低上述病症的风险。心脏病人应将血糖控制在 6～7mmol/L,糖化血红蛋白(HbA1c)＜7%,可以大大减低心脏病风险。预期生命有限和合并严重并发症者,可不必严格控制血糖和 HbA1c"达标"。糖化血红蛋白值异常,血糖忽高忽低,出现副作用,发生糖尿病并发症,体重减轻过快等应请专科医生调整现有治疗方案以达预期治疗效果。

(三)常用降糖药物

1. 二甲双胍　2 型糖尿病首选药,有短效和长效制剂,降血糖效果良好,较为安全,不容易发生低血糖和减轻体重。主要副作用是食欲不振、恶心、呕吐等消化道反应。一般剂量为 750～1500mg/d,最大剂量 2000mg/d。

2. α-糖苷酶抑制药　二甲双胍效果不佳时选用或联合应用,常用阿卡波糖片和米格列醇。主要作用是降低餐后血糖。优点是不增加肝肾代谢负担,基本不从肾脏排泄,比较安全,少有低血糖发生。宜从小剂量开始缓慢增加剂量,以减少胃肠道反应和低血糖风险。一般剂量为每次 25～50mg,每日 3 次,与第一口饭同时服下。注意与胰岛素联合应用出现低血糖时,要直接用单糖(葡萄糖)而非多糖(果汁、饼干等)治疗。

上述两类药物系非促胰岛素分泌剂,通过抑制肝糖元异生,改善胰岛素抵抗,增加外周葡萄糖摄入和酵解而降低血糖。

3. 促进胰岛素分泌制剂 包括磺脲类和格列奈类,副作用是容易引起低血糖反应和体重增加。老年患者应选择半衰期短、排泄快的短效、中效磺脲类或格列奈类药物。常用的有格列吡嗪、格列喹酮、格列齐特、瑞格列奈等。应从小剂量开始,逐步增加剂量。格列齐特缓释片(磺脲类)、格列美脲缓释片、格列吡嗪控释片,每日一次,可以提高服药依从性,方便用药。不宜空腹服用。二肽基肽酶 IV(DPP-4)抑制剂如沙格列汀、维格列汀、西格列汀等比较安全,无低血糖风险。

4. 胰岛素疗法 胰岛素,不少人认为不作为 2 型糖尿病首选(也有主张可早期应用的),大多用于口服降糖药无效,血糖明显高于预期值或有其他药物禁忌时使用胰岛素治疗。胰岛素降血糖效果明显,剂量控制不好低血糖风险增加。防止低血糖,需选用合适的胰岛素品种和剂量,定期血糖监测(初期每周 2～3 次),血糖稳定后可 7～10d 检测一次。用药早期每 20～30d 监测一次糖化血红蛋白。胰岛素降糖治疗,尽量选择使用方便(每日 1 次)的注射方法。医护人员应教会病人正确使用"家用血糖仪"和胰岛素注射方法。混合性胰岛素适用于空腹及餐后血糖均高的患者,使用剂量、选择药物应根据血糖检查结果,以保证降糖效果和减少低血糖风险。

5. 综合性治疗措施 包括控制血压、调理血脂、治疗高凝状态、防治动脉硬化、饮食管理(包括糖尿病肾病的低蛋白饮食)、运动方法选择、心理调适等。

(四)与糖尿病有关的检查

1. 血糖检查 空腹血糖≥7.0mmol/L,餐后 2 小时≥11.1mmol/L。

2. 其他检查 糖化血红蛋白(以往 1～2 个月甚至 3 个月平均血糖水平)以及血脂、肾功能、肝功能等。复诊时还需检查胰岛素释放试验、C 肽(c-p)释放试验、微量白蛋白尿测定、谷氨酸脱羧酶抗体和胰岛细胞抗体测定等,以深入了解胰岛功能,区别 1 或 2 型糖尿病,指导药物选择。

3. 理想血糖 空腹血糖 4.4～6.1mmol/L;非空腹血糖 4.4～8.0mmol/L;糖化血红蛋白<6.5mmol/L。

4. 测血糖时间 空腹血糖,一般早餐前抽血;餐前血糖,餐前15～30 分钟抽血;餐后 2 小时血糖,进食后 2 小时抽血;睡前血糖,入睡前 30 分钟抽血;夜间血糖,午夜 1～2 点抽血;即时血糖,随时抽血。

(五)运动的作用与方法

1. 主要作用 降低血糖、调控血压与血脂、改善机体对胰岛素的敏感性(降糖反应)、降低胰岛素抵抗,改善心肺功能、增加关节的灵活性、防止骨质增生与疏松、缓解精神压力,保持愉悦心情。

2. 运动方式 选择轻中度适量的有氧运动,包括走路、慢跑、爬楼梯、骑自行车、跳健身(舞)操、太极拳(剑、扇)、羽毛球等。锻炼应根据个人身体情况灵活选择运动强度。

餐后运动适宜于糖尿病者,尤其是早餐后(餐后 2h 血糖最高)。最好每天坚持,每次 30～60 分钟。运动量要求为感觉全身发热、微微出汗、轻度肌肉酸痛,次日精力充沛,有运动欲望,食欲和睡眠良好,避免运动量过大。运动时最大安全心率是 170 减年龄(周岁),如 70 岁,安全心率是 170-70=100 次,不宜增加心率太多。运动后 10～20 分钟心率应恢复到运动前心率。不能恢复者应做检查。

(六)糖尿病并发症

1. 并发症或伴发病 主要是糖尿病酮症酸中毒、非酮症性高渗性昏迷、糖尿病乳酸性酸中毒、急慢性全身或局部感染、糖尿病视网膜眼底病变(糖网)、糖尿病下肢血管病变、糖尿病性周围神经病变及心脑血管病等,普遍认为糖尿病是冠心病和脑卒中最主要的大血管伴发症。还要注意糖尿病肾病(尿微量蛋白增加)。

不论是 1 型糖尿病还是 2 型糖尿病,血糖持续高(>15mmol/L)超过 2 个月,很容易发展成糖尿病视网膜病变而引起眼底病变,导致突然失明,严重者永久性失明。"糖网"者早期可无自觉症状,病变累及黄斑区后可以造成程度不同的视力减退。另一方面,糖尿病者因"糖网"导致视网膜血液循环障碍,毛细血管闭塞,缺血缺氧之视网膜可释放血管生成因子,致使新生血管形成病态血管,极易破裂出血,尔后形成瘢痕并致视网膜剥脱,加重"糖网"。

2. 低血糖早期表现 主要是虚弱、虚汗、头晕、眩晕、乏力、饥饿难忍、头痛,重者视物模糊、面色苍白、反应迟钝,少数人神志不清。老年人低血糖表现往往不典型,并且更容易在夜间发生。老年人对低血糖敏感性降低和难以承受低血糖的打击而风险增加。

3. 血糖不能控制的原因 应用足量降糖药物而不能控制在理想范围时应注意寻找原因,如饮食控制欠佳、缺乏运动、不良情绪长期刺激、药物选择不当、用药剂量和方法不当、治疗缺乏依从性、应用升血糖药物、伴发胰岛功能衰竭和胰岛素抵抗以及内分泌疾病、应激状态以及误诊误治等。

(七)常用胰岛素剂型

胰岛素降血糖,剂量容易控制,效果可靠。缺点是不能口服,容易发生低血糖。常用胰岛素如下。

短效胰岛素:诺和灵 R、优泌乐、优泌林、甘舒霖 R、普通胰岛素。

中效胰岛素:诺和灵 RN、优泌林 A、甘舒霖 A。

长效胰岛素：诺和平、来得时、长秀霖。

预混胰岛素：诺和灵 30R、优泌林 70/30、诺和锐 30、优泌乐 25。

应用胰岛素，需认真阅读说明书和用药适应证、禁忌证，在医生指导下根据各项有关检查结果，综合分析后根据"医嘱"应用。

第4章 高血压病

一、高血压认知

(一)高血压的原因、分类与病理改变

高血压的发病机制与病理生理变化很难截然分开,血压的波动性、定义的人为性,发病时间的模糊性,对诊断标准界定的不确定性等都有一些主客观因素,因此,诊断确立、层次评估、治疗措施等都要全面分析、综合判断。目前已知的高血压发病机制与①交感神经系统活跃性亢进;②肾源性水钠潴留;③肾素-血管紧张素-醛固酮系统激活;④细胞膜离子运转异常;⑤胰岛素抵抗等引起和加重血管硬化、血管弹性减退有密切关系。高血压还导致血脂异常、血糖升高、自由基产生、肥胖等代谢综合征。长期、不能有效控制的高血压不可避免的引起靶器官损害——左室肥厚、扩大,全身小动脉硬化性改变,心脑肾组织缺血,最终导致严重、不可逆性病变。

高血压是人群发生心脑血管事件的首要因素,诱发率高达35%,临床上分为原发性高血压和继发性高血压,前者即人们认知的高血压病,后者包括因肾脏疾病、醛固酮增多症、嗜铬细胞瘤、皮质醇增多症、主动脉狭窄等引起的高血压。高血压病为缓慢发展的进行性血压升高,早期无明显自觉症状,中晚期引起心、脑、肾等重要脏器血管、大动脉及微小动脉血管损伤,形成斑块和出现狭窄,造成脏器功能和结构改变,引起功能衰竭的全身性疾

病。高血压是心脑血管病最重要的危险因素。

　　长期的高血压引起脂质代谢紊乱会造成动脉硬化和斑块,致使动脉血管狭窄,血管壁变得脆弱,供血量减少,血管内"垃圾"增加,从而引发冠心病、心肌梗死、脑梗死、脑血栓形成、脑出血等严重疾病。严格说来"原发性高血压"并非完全"原发",称为高血压病更为合理,既与中医认为的肝、肾有关,更与食盐多、精神紧张、过度肥胖、颈椎病和腰椎病(植物神经兴奋性增强、水肿压迫、自由基增加)、打呼噜有关,这也是有针对性预防的关键点。真正的查明原发原因,要查"基因",若与摄入盐多有关,可以称为"食盐型高血压";若与精神紧张敏感有关,可以称为"精神型高血压病",若与肥胖有关也可称为"肥胖型高血压",还有一些称谓为难治性高血压、白大衣性高血压、继发性高血压、药源性高血压等,要追根溯源。当然,要完全能弄清楚高血压的真正原因所在,道路会很长。

　　高血压病调查显示:家族史中尤为父母高血压者,子女患病率 48%,而 50% 以上无明确家族史。此可能与基因显性遗传和多基因关联性遗传有关。到目前为止,尚无肯定的原发性高血压的相关基因的明确科学依据。已有证据显示肥胖具有遗传性。

　　高血压病的发病原因除遗传因素(40%)外,最重要的是生活方式,经常性地精神刺激和紧张状态等环境因素(50% 以上),其他如超体重,服用避孕药,呼吸暂停低通气综合征(与高血压互为因果)等。需要注意的是,高血压病与正常的血压调节机制没有确切的相关性,这对治疗血压高和选择药物会有一些积极启示。

　　高血压发病呈年轻化趋势,城市人群、知识分子、中老年者是防治重点,在乡村发病率也逐年升高。这种病的高发病率、高致残率、高病死率、低知晓率、低治疗率、低控制率,应引起我们的足够重视。防治目的在于提高认知、控制血压、治疗达标、降低脑梗死、脑溢血、心肌梗死等引起的严重后果。高血压治疗目标不仅仅是收缩压、舒张压控制在正常标准范围,还要严密观察脑、心血管病变及引发的肾脏病变,并采取相应的诊治措施。我们调查:社区居民发病率为 7.2%(稍低于其他地区 10% 的发病率,可能与调查人群层面不同有关),规模调查结果显示全国 1.6 亿人患病,且中青年者并不少见,合并程度不同的心脑肾损害者占一半以上,尤其是 >60 岁患病者(主要是脑卒中、心血管病、肾小球病变、外周血管病、眼底病变)。而继发性高血压多与某些疾病有关,如肾脏疾病、嗜铬细胞瘤等。

(二)血压分级标准

按高压(收缩压)每 20mmHg 为一个级别,低压(舒张压)每 10mmHg 为一个级别。即高压 1 级 140～160mmHg;2 级 160～180mmHg;3 级 180mmHg 以上。低压 1 级 90～100mmHg;2 级 100～110mmHg;3 级 110mmHg 以上。血压分级标准见表 4-1。

表 4-1　成年人血压分类

血压分类	收缩压(mmHg)	舒张压(mmHg)
正常血压	90～130	<60～80
理想血压	120	80
临界高血压	130～139	85～89
高血压 1 级(轻)	140～159	90～99
高血压 2 级(中)	160～179	100～109
高血压 3 级(重)	180～209	110～119
单纯收缩期高血压	≥140	≤90

①取连续 3 次非同日平静时测量血压的平均值为标准;②收缩压或舒张压只要一项高于标准,即可成立诊断;③以上标准适用于任何年龄的成年人。

(三)诊断治疗误区

1. 错误认识　现在年轻体质好,或者年龄大点血压应该高,尽量不用或少用药,治不治无多大关系。一旦发现血压高就用降压药,认为中药安全,可以随意加大剂量。用上了降压药就一定会有效,或间断用药,或降至正常就可以停药,或频繁更换药物品种以减少副作用。可以继续大量烟酒,高脂、高盐饮食、长期疲劳等不良生活方式;运动有益健康,可以进行大运动量的"缺氧性"活动或忙于室内工作,无需户外活动。

2. 错误做法　根据自我感觉估计血压高低,有症状用药,无症状停药,随意自行增减降压药物品种和剂量或断续用药;血压正常就马上停药,不按医嘱坚持长期治疗。不定期检测血压、血脂、血糖和心脑肝肾功能,血压正常了就停止全部治疗。过分重视舒张压增高,忽视收缩压高的危害性远远大于舒张压高。

3. 误听误信　听到或看到一些信息,就盲目采信,不去正规医疗机构诊治或自行停止必要治疗。

4. 盲目自信　虽经治疗但未达标,无症状性高血压可以不采取治疗措施(包括饮食、运动、心理等)。

二、防治措施

1. 改变不良生活方式　包括改变轻防重治理念为防治结合理念,减少或禁烟限酒,避免高脂、高盐饮食结构,避免超重和肥胖(这也是冠心病、胆囊炎、关节炎致病因素和干预措施),如少食咖啡、肥腻、熏炸烤食物和动物内脏,增加新鲜果蔬、豆制品和鱼虾等;保持合适体重(标准体重±10kg),坚持有氧运动,如上午9-10时、下午4-5时去户外散步、打太极拳、做操等,不宜做剧烈竞争性和极限运动。

2. 保持平和心境　尽量避免和减少情绪过分激动、精神持续紧张、脾气暴躁,办事犹豫不决和经常处于焦虑状态。培养多种兴趣,多参加一些公益活动,保证充足睡眠(保持每日 7～8 小时有效睡眠)和积极休息(包括娱乐、听音乐、与亲朋好友聊天等)。

3. 选择有效药物,尽早治疗　高血压初期选择降压药物应从小剂量开始,品种宜少不宜多,只要效果好,无毒副作用就不要轻易换药。血压控制达不到理想层次评估目标可逐渐增加剂量或更换品种。对中晚期联合用药的患者要特别注意修复心、脑、肾、眼底血管的结构和功能的损害。

4. 降压要达标 初始降压药剂量不宜太大,品种宜少,以免血压降得太快,最好缓慢(在 10～20 天以内)渐进达标,优先选用长效制剂。达标为 140/90mmHg 以下,避免急于求成。二种以上联合用药,宜从小剂量联合,具有降压原理互补,疗效叠加,抵消不良反应作用,可用复方制剂。若降压效果较好,不要随便更换品种、增加剂量和突然停药。

5. 综合性治疗 高血压病是累及多脏器的全身性心身疾病,尤其是合并心、脑、肾、眼底损害及周围动脉血管等病变,注意调理血脂和血糖,抗血小板和抗凝等治疗,综合干预多种危险因素。选择降压药时要注意保护这些脏器。大多数降压药对胃有刺激,服药宜在饭后。还应注意限盐,调控饮食结构,调理血脂,适当运动和心理平衡。

6. 注意监测 用药初期,每日测量一次血压,至少每周 2 次,并做记录(目的是观察血压动态变化,以指导用药);长期用药者除测量血压外,还要监测肝肾功能、血糖、血脂,有异常者需及时采取相应诊治措施。

7. 坚持降压用药 确诊高血压病后,治疗后即使血压降至正常,也要坚持最小最佳"维持量",否则,会"降而复升",前功尽弃。降压同时还需配合其他治疗措施如纠正血脂异常、降血糖、抗自由基、改善和保护心、肝、肾功能等。

8. 服药时间 正常情况下,人的血压 24 小时处于动态变化之中,波动范围多在 8～16mmHg,少数在 20mmHg 以上。大多数情况下,人的血压在 6－8 时(晨峰现象)、18－20 时处于高峰,12－14 时、24－2 时处于低谷,用药以高峰前 1～2 小时为宜。血压持续处于高水平状态可每日 3 次(短效制剂),长效降压药(缓释制剂)多每日 1 次,但晚睡前 1～2 小时不宜用降压药,晚上血压高者亦应用药。清晨高血压是指家庭血压测量或动态血压监测≥135/85mmHg,诊室血压≥140/90mmHg。

三、健康评估与用药选择

理想的降血压药物标准,包括降血压疗效稳定,具有心脏保护作用;长效制剂,24小时平稳降压,减少血压波动,服用方便(每日一次);副作用小(肝、脑、肾损害),安全性和耐受性好;适用于各个层次患者。早降压早受益,长期规范服用降压药,血压达标,对延缓并发症发生,改善生命质量,延缓寿命意义重大。降压"达标"可以大大降低心脑肾和全身血管等的靶器官损害,降低40%~50%脑卒中(脑血管病)发生率,减少15%~30%的心肌梗死发生风险,减少50%的心力衰竭风险。由于患者体质差异,发生高血压的机制不同,并非一定用上降压药物就有效,而应取个体化选用药物,因为没有"标准的治疗方案",需要"因人而异",根据年龄、全身状况、血压层次评估与血压波动幅度、并发症程度等制定方案。有些"长效"药物并不一定能维持24h,不少人需要根据血压变化情况在下午加用短效制剂,如硝苯地平片。

(一)健康评估

1. 高层次评估(低危) 血压在140~160/90~100mmHg,经饮食、运动、心理调适或一般降压药物应用,血压控制在标准以下,无脏器功能损害或仅单个脏器轻微损害;一般情况较好,年龄较轻(<60岁),应严格控制血压在正常范围以内(<140/90mmHg)或者控制在125~130/70~80mmHg更为理想。

2. 中层次评估(中危) 血压调控措施难以将血压降至正常,脏器损害比较轻微或仅有1~2个脏器损害,一般情况还算好,年龄偏大(60-70岁),生活自理没有困难,应将血压控制在140/90±10mmHg范围内,不必过分强调血压完全正常。需要选择保护心脑肾功能和脏器功能不受损害的药物。

3. 低层次评估(高危) 年龄偏大(>70岁),药物虽可将血压降至正常,但不巩固,且用药剂量越来越大,联合用药效果也不理想,多脏器功能损害或单脏器损害严重,如脑梗死、心肌梗死、肾功能和肝功能严重异常,血压经常在 160/100mmHg 以上,应将血压调控下降 10～20mmHg 即可,同时应用保护和改善脏器功能药物。

(二)用药选择

年龄＞70 岁高血压患者,常常病史长、治疗不规范、血压波动大,多为收缩压偏高,舒张压偏低,并常合并心脑肾改变,选择用药应综合考虑,选用长效、剂量小(1/2～2/3)、用于高、中、低层次各个阶段,常用降压药物主要有五大类,品种繁多,作用机制也不相同。常用药物如下。

1. 地平类[钙离子通道拮抗药(CCB)]　用于各个层次的高血压病、单纯收缩期高血压、颈动脉内膜增厚和合并斑块、稳定型心绞痛、脑血管病中晚期及周围性血管病者。常用的长效制剂主要是:硝苯地平缓释(或控释)片、硝苯地平缓释片Ⅲ、氨氯地平、左旋氨氯地平、非洛地平、拉西地平等。第四代钙拮抗药西尼地平可以长效平稳降压(＞24h),对心肾有保护作用,常规用量耐受性较好,少数患者可有心悸、头痛、头晕和面色潮红。推荐剂量每日 10mg,一般不超过 20mg/d。

2. 普利类[血管紧张素转换酶抑制药(ACEI)]　适用于伴有糖尿病、慢性肾脏疾病、心力衰竭、心肌梗死后伴心功能不全、肥胖及脑卒中的高血压者。常用的药物有依那普利、贝那普利、福辛普利、培哚普利、雷米普利等,都是长效制剂。卡托普利多为短效制剂,临床应用较多,保护心脏功能作用较好。

3. 沙坦类[血管紧张素Ⅱ受体拮抗药(ARB)]　药理作用同普利类,常用于不能耐受"普利"类引起的干咳症状者。常用的药物包括氯沙坦、缬沙坦、厄贝沙坦、替米沙坦、坎地沙坦、奥美沙坦等。

4. 利尿药　适用于摄盐量较多,各个评估层次的高血压病者。单纯收缩期高血压伴有心力衰竭和下肢水肿的高血压者,常常是治疗顽固性高血压的基础性药物之一。常用的药物包括吲达帕胺、氢氯噻嗪（双氢克尿塞）、呋塞米（速尿）、氨苯蝶啶、螺内酯等，后两种为保钾利尿药。

5. 洛尔类（β受体阻滞药）　通过减慢心率，降低心肌耗氧量来降低血压和保护心脏功能。用于心率偏快的高血压病者。对伴有心绞痛、心肌梗死后、慢性心功能不全者更为适宜。但伴有窦性心动过缓（窦缓）者，需慎重应用。常用的药物包括长效制剂比索洛尔、美托洛尔缓释片，主要降低白天血压，对夜间血压影响较小；短效制剂有美托洛尔普通片、卡维地洛、阿罗洛尔、阿替洛尔等。

6. 联合用药　一般不超过三种，需兼顾保护心功能、降低心脑血管风险，气候变化（多冬高夏低）时的血压变化较大者，要严密观察用药反应，对不同年龄段、不同高血压层次者要合理选择。

7. 复方制剂及中药制剂　缓释片、控释胶囊和复方制剂的研制与临床应用降低了单一药物的副作用，有方便用药，有效时间长等优点，但应注意用药过程中严密观察反应和必要检测。中药制剂一般副作用较小，但也应注意副作用。有条件的可以使用药物定时释放制剂，控制即刻血压。

8. 综合性治疗　不同层次的高血压患者，不能仅仅依靠药物，而要全方位防范，包括合理饮食、适度运动、心理平衡、控制体重、戒烟限酒等。

第5章 冠状动脉粥样硬化性心脏病（冠心病）

一、冠心病认知

（一）发生原因

医学研究显示：血脂异常、动脉硬化、高血压、吸烟和糖尿病是诱发和引起冠心病的主要因素。此外，个人的体质因素、家族遗传史、性格因素、肥胖、生活方式不科学、缺乏运动等都是冠心病的发生和发展的重要因素。

冠心病的诊断通常不困难，根据临床表现、心电图、动态心电图、心脏 B 超等即可确诊，但治疗需要长期坚持。

冠心病也称缺血性心脏病，被称为"人类第一杀手"，大多数是动脉粥样硬化引起冠状动脉狭窄和（或）阻塞引起的（脂质及代谢产物在血管内壁沉积）这一比较漫长的过程称为动脉粥样硬化过程。动脉粥样硬化的发生、发展过程缘于血管内皮细胞受到损伤致功能异常，血小板、红细胞及血液内一些"垃圾"在局部黏附、聚集、释放各种血管活性物质，引发血管内皮增生，单核细胞浸润，中层肌细胞变性增殖，导致血管狭窄和斑块形成，只有当冠状动脉狭窄和（或）斑块影响超过 70％，才会引起心肌供血减少和明显临床症状。另一方面，由于血管老化，脆性增加，弹性降低，容易发生血管或血管内斑块破裂。临床表现往往是先出现胸部不适，后发生"胸部压迫感""压榨感""闷胀感""憋闷感""疼痛感"，部分病人可向左侧肩背部、咽喉部甚至牙齿放射，更有甚者向腹部放射，常常在含服硝酸甘油、速效救心丸、麝香保心丸、曲美他嗪片、硝苯地平片（心痛定）时得以缓解症状（多为心绞痛）。"急性心肌梗死"不在本节讨论范围。

心脏是人体生命活动的发动机，规律、有力的收缩舒张活动（心搏）将富含氧气和各种营养物质输送到全身各处，保障着机体生命活动和功能。需要重点关注的是心脑血管病日趋高发的现代社会，迫切需要保护好心脏，让生命动力之源充满活力，多管齐下，保持血管畅通，心律稳定，功能强劲。

（二）分型

1. **无症状心肌缺血型**　正常工作、学习、生活时无自觉症状，但动态或运动心电图检查时有心肌缺血性改变（心电图 ST-T 改变）。此类病人发生心肌梗死和心绞痛概率与有症状的冠心病无差异，更应提高警惕。

2. **心绞痛型**　主要表现是胸骨后压榨样疼痛和闷痛感，持续时间在 5min 以内，用硝酸甘油、速效救心丸、麝香保心丸等可迅速缓解症状。常常伴有明显的焦虑、痛苦，疼痛向多部位放射或仅是唯一表现。情绪激动、用力、受凉、饱餐等发生的心绞痛称为劳力型心绞痛，用药后缓解。有时候心绞痛症状不典型，仅仅表现为气急、晕厥、嗳气、乏力等，特别是一些老年人，更应警惕，及时心电图检查。

3. **缺血性心肌病型**　少部分有心绞痛发生，但因病变广泛、心肌纤维化，心绞痛常逐渐减少发作或不发作，却出现心力衰竭（多表现为慢性心功能不全）和各种类型心律失常等。还有部分病例"平常健康"，从无心绞痛，直接表现为心力衰竭和心律失常。

4. **心肌梗死型**　症状严重，预后差，但常有先兆临床表现。

5. **猝死型**　最为严重，指在急性疼痛症状出现后，迅速发生心脏骤停。原因是心肌缺血造成或心肌细胞电生理活动异常，发生致命性心律失常或急性不可逆性心力衰竭。有资料显示：全球每年有 1700 万人死于冠心病,我国冠心病患者高达 6000 万人,发病率还在不断增加。医院外心脏性猝死抢救存活机会仅为 1%,而防止猝死措施的有效性是降低心脏病死亡率的关键——积极的防治冠心病,包括一、二级防治措施。有一种理念称为 1.5 级预防——即通过临床诊断,发现潜在的高风险患者植入埋藏式心律转变除颤器(ICD),植入皮下,可以持续监测患者的心脏状况,当发生室速或室颤时,ICD 自动选择合适的方式,及时有效的挽救生命。

(三)主要危险因素与病理改变

1. 高血压　损害动脉内壁、加快动脉粥样硬化过程。

2. 糖尿病　因葡萄糖结晶沉积损害血管壁,加重动脉粥样硬化,致使冠心病发生率增加 2 倍。

3. 血脂异常　尤其是总胆固醇、三酰甘油、低密度脂蛋白胆固醇升高,高密度脂蛋白胆固醇降低更容易损伤冠状动脉,形成斑块、阻塞、狭窄,影响心肌供血。其他因素,包括血管内膜增生、单核细胞浸润、分解不全的代谢产物、血小板和红细胞聚集、细胞凋亡、自由基等。

4. 吸烟　烟草中的尼古丁和一氧化碳等多种有害成分引起血管收缩变窄,损伤血管内皮,引起和加快动脉硬化。

5. 肥胖　超过标准体重 20%,冠心病发生率增加一倍以上。

6. 职业　脑力工作者多于体力工作者。生活节奏快,长期紧张,经常具有紧迫感者更容易患病(心理因素)。

7. 性别　发病率和死亡率,男:女 = 2:1,但女性更年期后,发病率明显升高,60 岁后男女发病率无显著统计学上差异,似乎有女性发病率高于男性的"趋势"。

8. 饮食　高热量、高动物脂肪、高胆固醇、高甜食者患病概率高,食量过大者更容易患病。

9. 缺乏运动　血流变慢时更容易形成动脉粥样硬化和斑块而引起和加重冠心病。

10. 遗传　家族史中年轻时患本病者，近亲患病机会 5 倍于无家族史者。冠心病遗传基因尚未完全搞清。

11. 年龄　多发生于 40 岁以上中年人，50 岁以后发展速度明显加快。

12. 其他　长期睡眠不足、心理压力过大、性格忧郁、空气污染等因素。

发病的基本原因是血管内皮损伤——（30 岁以后，动脉粥样硬化变化过程）：

第一个 10 年——血管内皮脂层开始积累（积累过程）；第二个 10 年——血管内皮脂层开始积累并进行性增加（增加过程）；第三个 10 年——血管平滑肌和胶原纤维增生（斑块形成过程）；第四个 10 年——血管内血栓形成和微血管阻塞（梗死过程）。

（四）心肌梗死发病前兆（先兆临床表现）

1. 异常感觉　这种异常感觉常常难以指出明确部位，但确实感觉不舒适，常伴精神紧张。

2. 上腹部不适　发病前上腹部隐痛不适，有时有烧灼感、憋闷、饱胀感觉，而非剧痛或绞痛。

3. 疲劳感　一般行走或稍微剧烈运动后出现严重的疲劳反应，恢复较慢（常 2～3d 或更长），此种感觉不是局限于身体的某一部分，而是全身性的疲劳感觉。

4. 下颌骨疼痛　部分患者发病前有牙齿和下颌骨部疼痛，有时可扩散到颈部一侧或两侧，或以颈部为主的疼痛（非颈椎病与牙病、牙周病所致）而无心前区压榨样痛，为时短暂，易被忽视。

5. 前臂和肩部疼痛　左臂、左肩最为常见，严重时可累及右肩臂，多为钝痛，非针刺或刀割样痛，局限于前臂内侧和肩前侧，不向手腕、手指放射，抬臂感觉困难，劳累后最为明显，有时候难以确定具体部位，多为一过性表现。

6. 气短　激动时呼吸急促或感到气不够用，胸部有明显不适感，静坐或卧床休息后可有改善，但重新活动后憋喘又开始出现，类似现象容易被忽视,尤其是中老年人。躺卧时间稍长,起来后感觉胸部很难受。

7.活动　一般体力活动时感到胸闷、气短、心悸,休息时自行缓解或完全消失。

8.其他　因睡眠枕头低、平卧、用力排便、噪声刺激时出现心慌、呼吸困难、胸痛胸闷,改变姿势或休息后可缓解。

(五)需要做的检查

1.心电图　最常用,携带方便,容易普及,诊断价值较高,适用于所有类型冠心病。

2.心电图负荷试验　主要用于隐匿型冠心病以及有症状而无心电图明显的 ST-T 改变者。

3.动态心电图　24 小时心电图检查可以观测到活动和安静状态下心电图变化。其记录多达 10 万次的心电信息,对非持续性异位心律,特别是对一过性心律失常和短暂性心肌缺血发作的检出率大大提高。

4.核素心肌显像　此检查可以显示缺血区的部位和大小,结合运动(负荷)试验,再显像提高检出率。

5.冠状动脉造影　可以明确冠状动脉狭窄的程度、部位、范围,借此评价心功能、指导药物治疗和支架介入等治疗方法的准确选择。

6.超声检查和血管内超声检查　用于观察心脏形态、瓣膜状态以及左心室功能。对室壁瘤、心脏内血栓、乳头肌功能失常等有重要价值。后者检查可以明确冠状动脉内的管壁形态、狭窄程度、斑块大小,有着广阔的发展前景,对治疗方法选择有指导作用。

心脏与血管构成了密闭的管道系统,推动血液流动,心脏处于关键位置。成年人每次泵血约 70mg,所需能量巨大。血液循环过程既运送氧气和营养物质,又带走二氧化碳和代谢废物,还传递内分泌系统制造的激素,维持脏器生理功能,调节体温保持恒定，"心脏功能"作用巨大。保护心脏刻不容缓。

二、防治措施

（一）健康评估

1. 高层次评估（低危） 年龄较轻（＜50 岁或 55 岁），无明显自觉症状，心电图大致正常或改变不明显或仅有轻微 ST-T 改变。一般情况较好，未行特别治疗，无脏器损害证据或仅有轻微损害表现。动态心电图或运动试验可有缺血性改变。

2. 中层次评估（中危） 年龄偏大（＞60 岁）有时有胸闷、胸痛（心绞痛）症状，但很快（自主或一般药物治疗）缓解，心电图有比较明显的 ST-T 缺血性改变。有效治疗后，心电图缺血性改变和症状明显改善，日常生活和工作可以完全自理。检查结果显示一个脏器损害证据，或只有 2 个脏器的轻微损害表现。

3. 低层次评估（高危） 年龄偏大（＞65 岁）又多次发生心绞痛或有过陈旧性心肌梗死的心电图改变（异常 Q 波），虽经积极治疗一段时间，心电图 ST-T 改变无明显改善。生活自理有一定困难，或有 2 个脏器以上的功能损害（心脑肝肾）表现，或发生过急性心肌梗死或伴有脑梗死。

（二）基本干预措施

冠心病的发生、发展是一个长期、慢性过程，因此，防治也应是全方位和长期的——包括改变不良生活方式、适当的体力活动；戒烟限酒；控制高血压、高血糖，调理血脂，保持心理健康等。与此同时，充分发挥药物的防治作用，坚持早发现，早治疗，规范治疗、长期治疗。断续用药，不听医生劝告的随意增减药物，根据自我感觉用药的方法都不可取。一些医院开展的"洗血疗法"是体外的"血脂分离系统"的运用，借助"洗血疗法"降低胆固醇、甘油三酯和低密度脂蛋白，此法应用后会感到轻松一些，血脂指标下降，如同肾功能不全时血液透析一样，并不能一洗保终身，仅仅是一种应急治疗手段，有效作用一般维持 5～7d。且耗时长、价格贵,也可能还有一些副作用。重要的是调整饮食结构、改善生活方式、选择适合自身的口服药物。

(三)需要认识和注意的几个问题

(1)要熟悉自己的饮食和生活习惯、性格脾气、家庭状况、亲朋关系、遗传因素,根据个体情况采取有效的干预措施。

(2)日常生活中要保持饮食清淡,富有营养,减少油腻食物。

(3)出差、旅游有充分的心理准备,最好有同事、伴侣或子女陪同。行前需自我感觉良好,一年内无心绞痛、心肌梗死病史。备好常用药品、急救药品,如硝酸甘油、速效救心丸、麝香保心丸等,如有胸痛、胸闷等症状立即服用"急救药品"和到当地医院救治。

(4)经常进行必要的检查,如心脏听诊、做心电图、测血压等。

(5)经常按压内关穴(腕横纹上二指中间)每次 1～3min,每日 2～4 次。穴位按压方便,自我可以操作,用做保健用。

(6)中老年定期体检(一般一年一次)。

(7)必要时,经检查后可于冬春、秋冬或有临床症状时去有关医疗机构"冲血管"。

(8)心脏支架植入(介入治疗):介入治疗方法是通过外周动脉血管,把细、软的导管导入心脏的冠状动脉,在狭窄处放置金属支架,利用其弹性支撑作用,维护血管通畅,保证心肌供血。此种方法用于冠状动脉严重阻塞者(冠状动脉狭窄程度＞75％～80％),成功率极高,超过 90％时,若能适时"介入",也可取。应当特别注意:植入支架只是解决了部分血管的狭窄再通问题,其他狭窄和梗死的血管和微血管呢? 因此,支架置入并不能"一劳永逸",除了植入后的许多抗凝治疗,还有再狭窄,再堵的问题,仍然需要坚持药物治疗,借药物作用保护和再生其他节段的血管,延缓动脉粥样硬化的发展进度。

(9)心肌梗死发生在家庭中或工作单位时抢救步骤:

第一步:就地平卧,不急于搬到床上。舌下含化硝酸甘油 1～

2片，或速效救心丸5～6粒，或麝香保心丸2～3粒，家中吸氧。密切观察病情变化，如血压、瞳孔、脉搏、神志、疼痛反应等。

第二步：设法请医生诊治，拨打120急救。

第三步：无医生，无120时，经过安静休息，无明显休克表现（大汗淋漓、呼吸急促、四肢冷凉、血压逐渐降低等），无心律失常（脉搏无力、不规则），无明显心衰（端坐呼吸、脉搏很快超过100/min，或处于昏睡状态）。尽快送医院救治，途中尽量减少不必要的搬动。

（四）用药选择

1. **抗动脉硬化药物**　调节血脂药物，如中药制剂（脂必妥、养心氏、VE烟酸酯）；他汀类（辛伐他汀、洛伐他汀、普伐他汀、氟伐他汀、阿托伐他汀、舒伐他汀等，有长效制剂和短效制剂）；贝特类（菲诺贝特、苯扎贝特、吉非贝特等）；烟酸类（烟酸、阿昔莫司、甲氧吡嗪等）；树脂类（考来烯胺、考来替哌等）；调血脂药物种类繁多，许多保健品也具有调血脂作用，需认真选用。几乎所有的调血脂药都需长期乃至终身用药，不同个体对药物有效作用差异甚大。主要副作用是消化道症状（恶心、呕吐、腹部不适）、头痛、白细胞减少、肌溶解症、肝肾功能损害。使用调血脂药物，一般应从小剂量开始，观察用药反应，定期（2～3个月）查心肌酶、肝肾功能、血脂和血细胞。具体药物用法、选择参阅本书第3章血脂异常防治措施。

2. **抗血小板药物**　在动脉粥样硬化的基础上发生的心肌梗死、脑梗死等，除了血管壁损伤形成斑块引起狭窄外，另一方面原因是血小板和红细胞聚集（与凝血酶有关）形成血小板血栓。较为稳定的冠心病常选用阿司匹林（短效25mg，长效为拜阿司匹林100mg）利多弊少。至于抗凝药物（肝素等）、纤溶药物（溶栓药物，如链激酶、尿激酶、替奈普酶等）以及房颤电复律，植入支架及冠状动脉搭桥术后的后续治疗，需要心内科专业医生的指导。

3. **其他药物**　许多药物的应用对心肌有不同程度的保护作

用,包括调血脂药、降血糖药、降血压药以及辅酶 Q_{10}、维生素 C、麝香保心丸、速效救心丸、复方丹参滴丸(片)、乌龙养血胶囊、养心氏胶囊、美托洛尔、六味能消丸等,主要是通过降低胆固醇、甘油三酯、降低低密度脂蛋白,升高高密度脂蛋白,保护动脉血管内壁(降低血管内壁损伤程度和保持完整性),改善心肌供血供氧,抑制血管内壁炎症,稳定易损斑块,降低斑块破裂,避免和减少心脑血管梗死风险。

治疗冠心病有许多单味中药可供选用,丹参 $5\sim15g$,党参 $10\sim30g$,山楂 $10\sim20g$,黄芪 $10\sim30g$,三七 $3\sim10g$,川芎 $3\sim10g$,红花 $3\sim9g$,瓜蒌 $10\sim20g$,每日 1 次水煎服。

有人说,运动可以代替药物,答案是否定的,起码不能完全代替。这是因为,尽管适度运动可以大大降低心脑血管病的风险,但冠心病者不能认为病情稳定或好转就停止药物治疗,用运动健身代替,而应定期检查血压、血脂、血糖、肝肾功能及心电图,然后根据检测结果对药物加以调整。抗凝药(阿司匹林等),调脂药(辛伐他汀等),降血压药(硝苯地平缓释片等)是冠心病常用药物,且针对性强,需根据病情变化,检测结果调整用药量和品种。可以选用速效救心丸、麝香保心丸、美托洛尔等保护心肌,促进"心脏自身搭桥",从而降低心脏病风险。

(五)心搏骤停处理

据调查,我国每年因心脏原因猝死夺走 50 万余人的生命,发生后生存率不足 1%。

原因:冠心病、高血压、糖尿病、血脂异常、吸烟者、高龄者、精神激动、情绪不稳、过度劳累、气候突变……

方式:心室纤维颤动(室颤),恶性心律失常,心脏无效做功;心电生理活动紊乱,表现为室颤,心电图或示波显示直线。

危害:大脑缺血(缺氧)>4 分钟发生不可逆性损害;>10 分钟即使保住生命,也会成为"植物人"。心脏除颤时间每延误 1 分钟生存率下降 10%;第一分钟内除颤生存率为 90%;>10 分钟除颤生存率基本为 0。

抢救：第一时间、第一目击人给予电除颤，室颤生存率 >45%。

流程 1：①识别是否心搏骤停；②尽早心肺复苏（胸外心脏按压参阅本书第 17 章之自救互救技术）；③快速除颤；④有效生命支持；⑤综合性心脏骤停后治疗。

流程 2：①确定有无意识；②拨打 120 带除颤器；③胸外心脏按压 30 次；④维持呼吸道通畅；⑤人工呼吸 2~3 次；⑥使用除颤器。

配备：①公共场所和 119、120 配备自动体外除颤器。②培训使用常识。体外自动除颤仪（AED）——"智能救心机""傻瓜除颤仪"，操作简单，使用安全，效果可靠，急需时可挽救生命。

第6章 脑卒中(脑中风)

一、脑卒中认知

(一)脑卒中类型与后果

脑卒中,也称为脑中风,脑血管意外。有大小中风之说,大中风指的是中风重者,主要包括出血性中风,如脑出血、蛛网膜下腔出血、脑室出血和缺血性中风,如脑梗死、脑血栓形成、脑栓塞等;小中风主要指腔隙性脑梗死、一过性脑缺血发作,这是大中风的重要预警信号。脑中风也称之为脑血管意外,分为出血性脑血管病和缺血性脑血管病。脑卒中的病理基础是动脉血管内皮、血液成分、血液流变学、动脉血管结构等不同程度的改变,因为这些改变致使血管阻塞、血流中断、血管破裂而发生脑组织功能性和器质性损害,引起一系列的临床症状和体征。脑卒中的命名,根据病变的性质、部位、程度和发病具体原因,如脑栓塞(空气性、脂肪性、脱落栓子),蛛网膜下腔出血(血管瘤破裂),脑出血(脑实质出血、脑室出血),脑血栓形成(脑干、基底节、小脑、丘脑梗死)等。无论是缺血性脑卒中还是出血性脑卒中,根据发病原因,临床表现和一些特殊检查,诊断一般没有多大困难。

影响脑卒中预后的主要因素是脑卒中的类型,出血性还是缺血性;前者治愈难度较大;发病时的意识状态,昏迷还是清醒,昏迷时间愈长,治愈难度愈大;病变程度,出血性或缺血性脑卒中病灶愈大,治愈率愈低,致残率愈高;发病年龄,年龄越大,治愈率越低;合并症,合并高血压、冠心病、糖尿病、肺部感染、脏器功能衰竭、其他严重疾病者,死亡率明显增加;复发,预后一次比一次差,复发间隔时间短者,后果更差。早期诊断、早期治疗、有效护理、基础健康状况、合并慢性疾病以及康复措施等许多因素都会直接影响预后结果。

(二)脑卒中的预防

1. 预防和有效治疗高血压 高血压是脑卒中发生的首要危险因素,是可以干预的基础性疾病。高血压这种常见病、多发病不少人认识不足,甚至有一些错误的认知,有些人因为没有症状而不当回事。其实,不同程度的高血压调控结果如何,治疗措施是否有效和"达标",不是仅靠自我感觉和短暂"达标"而要长期"达标"。这是因为高血压不仅是脑卒中的首要危险因素,引起和并发许多疾病,还直接影响脑卒中的发生、发展和预后。临床观察和随访研究,血压越高,脑卒中发生率也越高。平均血压降低后会大大降低脑卒中发生率。参见本书第 4 章高血压病。

2. 预防和治疗冠心病 冠心病是脑卒中的重要危险因素,尤其是合并或并发心力衰竭、心律失常、心房纤颤更容易发生脑卒中。因此,有效治疗冠心病,不仅可以降低心肌梗死发病率,还可以大大减少脑卒中发病率和死亡率。参见本书第 5 章冠心病。

3. 治疗糖尿病 糖尿病是脑卒中危险因素之一,也常是高血压,冠心病的合并症或并发症,有效调控血糖可以降低脑卒中发病率。

4. 改变不良饮食习惯 不良饮食习惯与高血压、冠心病、糖尿病、代谢紊乱综合征、肥胖症等密切相关,也与脑卒中关系紧密。减少脂肪摄入,适当增加植物蛋白,减少饱和脂肪酸摄入,适当增加不饱和脂肪酸,可以降低脑卒中发生率。

5. 戒烟限酒 研究和临床实践证明:长期吸烟,大量饮酒致使脑卒中危险性增加,影响率男性 40%,女性 60%,而戒烟限酒后危险性逐年降低。还有调查资料显示,吸烟者的危险度比不吸烟者高 3～4 倍。我们临床工作中也注意到了早戒烟早受益,晚戒烟晚受益,不戒烟受害多。

6. 阿司匹林的预防作用 阿司匹林的应用(降低血小板、红细胞的聚集性),对预防脑卒中发生有肯定效果,理论研究和临床实践都有依据。尤其是对缺血性脑卒中更是有着其他药物不可替代的作用。有动脉硬化存在、血脂异常、高血压、无特殊禁忌的中老年人可以小剂量长期服用。

7. 早期诊断,早期治疗 现代科技,如 CT、MRI 检查为早期或超早期诊断提供了基本依据。临床实践也证明在治疗时间窗(发病后 2～6h)内采取的积极治疗措施,会大大降低病死率和致残率。只要有效预防完全可以不发生或少发生脑卒中。

(三)脑卒中的危险因素

与冠心病、高血压一样,脑卒中的危险因素主要有两大类,即可以干预的危险因素和不可干预的危险因素,有的是独立危险因素,有的是"辅助"危险因素。可以干预的危险因素主要包括:

1. 高血压 为最重要的独立危险因素。缺血性卒中、出血性卒中都与收缩压、舒张压和平均动脉压有直接关系,呈正相关。研究发现,收缩压 >160mmHg,舒张压 >95mmHg,脑卒中发病率是正常血压的 4 倍,因高血压引起的脑梗死更为重要,年龄愈大,发病率愈高,男女无显性差异。其中小动脉透明样变、微小血管梗死、微动脉瘤形成更易致较大血管内皮损伤,引起和加重、加快动脉硬化和斑块形成过程。

2. 心脏血管疾病 各种心脏血管疾病均可增加患脑卒中危险,尤其是心房纤颤、感染性心内膜炎、心脏瓣膜病变、急性心肌梗死等。病理资料显示,75% 的缺血性脑卒中死亡者伴有心脏疾病;心房纤颤者随年龄增长脑卒中发病率和死亡率大幅增加。一半的脑栓塞源于心房纤颤,而非瓣膜性房颤脑卒中危险度增加 3～4 倍。反之,年龄愈轻,危险度愈小。

3. 糖尿病 糖尿病是缺血性卒中的独立危险因素。糖尿病本身还可以引起和加重动脉硬化、高血压、肥胖、血脂异常，这些都是脑卒中的危险因素。糖尿病可以引起微循环功能和实质性损害，造成微循环障碍，发生视网膜损害（糖网）、糖尿病足、糖尿病性神经病变和周围神经病变等。

4. 一过性脑缺血发作　出现突然晕眩、肢体不适、麻木等症状时，常是短暂性脑缺血发作表现（主要是微血栓和血管痉挛）。调查显示，约 1/3 一过性脑缺血发作者，会发展成完全性卒中。积极治疗这种"小中风"，可以显著降低"大中风"的发病率、致死率和致残率。一过性脑缺血发作，常常不单单是"脑血管痉挛"，更多的是伴有微血栓（如腔隙性脑梗死、局灶性脑梗死。CT，MRI 可以明确诊断）。

5. 吸烟饮酒　长期吸烟和中等量以上饮酒，缺血性卒中发生率增加 2 倍以上，少量饮酒者无明确关系。酗酒者发病率是普通人群的 4～5 倍，且大大增加脑出血的风险。吸烟饮酒与高血压、血液凝固性增加、动脉血管斑块形成、动脉内皮损伤和细胞变性、免疫能力下降有直接关系。而限酒戒烟、低脂低糖低盐饮食、适度运动等健康生活方式对预防脑卒中发生和维护健康有明显良好影响。

6. 血脂异常　高胆固醇、高三酰甘油、高低密度脂蛋白、低密度脂蛋白是冠心病重要因素，也是脑卒中的危险因素，尤其是缺血性脑卒中。脑内动脉粥样硬化、颈动脉斑块形成是脑梗死的主要原因。颅外段颈动脉硬化和斑块发生率很高，相当多的人因阻塞未达到一定程度（<70%）可无自觉症状，但潜在风险极大，有些人需置放支架和手术治疗斑块。高密度脂蛋白对颈动脉硬化和斑块形成过程有抑制作用，保护心脑血管。以辛伐他汀、洛伐他汀、普伐他汀等为代表的调血脂药物，可以降低胆固醇、甘油三酯和低密度脂蛋白，还可以升高高密度脂蛋白。

7. 不良生活方式　中国人的不良生活方式主要是高油、高盐、高糖饮食、高度紧张的工作、缺乏运动锻炼、应激性过度紧张、情绪大起大落、长期忧郁焦虑等,这些因素不仅是高血压、冠心病、糖尿病、肥胖病等疾病的危险因素,也常常是脑卒中的独立危险因素。其中,肥胖类型中的,以腰部脂肪沉积为主的腰型肥胖(含内脏"肥胖")更容易发生缺血性脑卒中。

测量腰臀围比值对脑卒中危险的判断有参考意义,也为治疗方法选择提供参考依据。适当强度的运动锻炼不仅可以降低冠心病的发病率,也会降低脑卒中的发病率。这种机制源于运动可以调整血压、体重和心率,降低胆固醇和低密度脂蛋白,升高高密度脂蛋白,减少血小板和红细胞聚集力,提高胰岛素的敏感性,改善葡萄糖耐量。实验研究指出,适当增加鱼、虾、奶、绿茶对脑卒中有预防作用。

8. 口服避孕药 长期应用口服避孕药容易引起缺血性脑卒中已有定论。原因在于避孕药物可使血液凝固性增加和血流缓慢,血管内皮损伤致内皮增生,影响脂肪和糖代谢,容易形成血栓和动脉内壁斑块。

9. 血液流变学异常 红细胞压积增高和变形能力降低、血小板聚集性增高、纤维蛋白原增加等多个因素都会使全血黏度增高,形成大的血栓和微血栓。尤其是红细胞压积和纤维蛋白原更是脑卒中的危险因素。抗凝、抗聚集、抗自由基等药物的应用可以降低脑卒中发生率。

10. 其他 凝血因子和炎性因子、颈动脉狭窄与斑块、长期偏头痛、吸毒、颈椎退行性变等都可以是脑卒中的危险因素。

总之,脑卒中危险因素很多,有一些是潜在的危险因素,但最多见的是高血压、糖尿病、冠心病、心房纤颤、一过性脑缺血发作、吸烟、不良生活方式等,而这些因素是可以干预的,干预得法就可以不发生脑卒中。

不可干预的危险因素,如年龄、性别、种族等,只要保持良好心态,适时调适不良情绪,保持平衡膳食,适度运动锻炼,及时采取一些预防性措施,就会把这些"危险因素"降至最低。随着科技发展进步,不可干预的危险因素正变得也可以干预,"长寿基因"等的研究发现,让人们看到了曙光。

脑动脉血管瘤、脑血管畸形、血管内皮淀粉样变、血液垃圾沉积、梗死灶内出血等引起的出血性脑卒中,最重要的干预措施是有效调控血压,尽可能地将血压控制在正常范围内(达标)。研究资料显示,戒烟可以大大降低蛛网膜下腔出血发生率,增强出血性卒中和缺血性卒中的抗凝治疗效果。

(四)脑卒中的症状与体征

脑卒中好发于中老年人,有年轻化趋势,常伴有高血压、血脂异常、心脏病和糖尿病病史,肥胖者更是高发人群。大多数急性发病者,症状与体征在数秒、数分钟内达到高峰,而短暂性脑缺血发作可在 24h 内消失症状。各种类型的脑卒中不经及时和有效治疗,常常遗留后遗症,一般症状主要是眩晕、恶心呕吐、意识障碍、共济失调,重者嘴角歪斜、偏瘫、失语、昏迷、大小便失禁、呼吸与血压异常等。

(五)影响脑卒中治疗效果的病理原因

缺血性脑卒中,包括脑血栓形成、泛发性脑梗死、局灶性脑梗死、腔隙性脑梗死、短暂性脑缺血发作、脑栓塞(空气、脂肪、斑块等栓子所致)等,除脑栓塞外,病因、病理生理变化大同小异。发生后的严重程度决定于整体功能状态,血流受阻程度、阻塞部位、血管弹性、阻塞动脉管腔直径大小和侧支循环情况以及梗死后脑组织软化速度。一过性脑缺血发作虽容易在 24 小时内症状消失,但仍潜在脑梗死风险;各种类型脑梗死,尽管已经"梗死",经积极治疗通过血管再通和重建侧支循环,可以不同程度的恢复脑功能。

CT 或 MRI 报告的"腔隙性脑梗死",主要发生在脑深部——基底节区、脑白质、桥脑等部位,多为动脉玻璃样变和(或)微小栓塞所致。在非大脑重要功能区可无临床症状,不出现病理性体征,发生于脑功能区则有相应症状和体征。对无症状性脑梗死者,需积极寻找潜在危险因素,不能认为无症状,死亡和致残率低而掉以轻心,要按脑血栓形成采取全方位防治措施。

(六)脑血管病早期警告

如果有其中之一,就应进一步诊治。

(1)经常有"不明原因"的头痛、头晕、耳鸣、视物不清、眼前发黑。

(2)偶发腿脚、手指颤抖、皮肤冷热觉迟钝或感觉缺失。

(3)做事感到困难,如用筷子、扣扣子、系鞋带等。

(4)舌头突然发麻、僵硬、语言不利索。

(5)入睡困难、睡眠质量差,多梦易醒或昏昏沉沉感觉,睡不醒或睡醒后仍很累。

(6)情绪、情感波动大,发火时难以控制或哭笑无常。

(7)强烈表达不满情绪,看什么都不顺眼,情绪不能自控。

(8)蹲或坐着起来时,眼前发黑,冒"金星"或站立不稳。

(9)注意力难以集中,反应迟钝,动作缓慢,记忆力明显减退。

(10)嘴角经常湿润或情不自禁流口水。

(11)CT、MRI检查,发现无症状性脑梗死灶(泛发、局灶、腔隙性脑梗死)。

二、防治措施

(一)完善社区和家庭医生大病随访制度

脑卒中的一级预防主要是采取综合性措施,防治糖尿病、动脉粥样硬化、心脑血管病,纠正血脂异常,治疗颈动脉斑块和狭窄,适宜的减肥措施等;二级预防需针对小中风,管控血压,防治血栓形成,选用抗凝和调血脂药物等。

急性脑卒中,如缺血性脑血管病——脑血栓形成、泛发性脑梗死、脑栓塞等;出血性脑血管病——脑出血、脑室出血、蛛网膜下腔出血等,是大病急症,需及时诊治。社区医生需要在如何防止出现这些"大病"方面采取干预措施,包括改变不良生活方式,保持平和心境与规律生活,适度运动,平衡膳食,建立爱好,指导防治用药,家庭床位和随访等。社区卫生服务中心(站)和家庭医生要有针对性的制定慢性非传染性疾病的干预措施,措施要个体化、个性化,从每天的饮食起居到防治性药物应用,环环紧扣,对措施需定期修订、补充,个人与社区结合,社区与有关部门结合,组成全民参与的"大"病防治网。

社区干预措施还应包括适时的健康教育,有效的饮食调控,科学的运动方法和运动量,符合个体健康状况的药物治疗方法与用量,而积极的病情监测,如血压、血脂、血糖、心电图及必要的特殊检查,如脑CT、MRI、眼底、肝肾功能、神经系统检查等,就可以早期发现病情变化,早期采取防范措施,减少严重并发症。

(二)健康评估

评估方法是医生根据患病者一般状况、症状体征、重要脏器(肝、肾、脑、血液生化等)检查结果综合分析、全面衡量作出。一般分为轻、中、重三度。

1. 轻度(低危) 包括腔隙性脑梗死、无症状性脑梗死、非功能区脑梗死、一过性脑缺血发作而血压、血脂、接近正常范围,无后遗症(脑神经缺失症状),生活自理没有困难的脑血管病患者。轻度脑中风者,病因多、危险因素多,发生中、重度脑中风概率很高。积极的个人、家庭、社区、医院干预措施,可以避免发生中、重度脑卒中。"小中风"在发作后4~5小时内使用溶栓药物是首位急救选择,可以有效防止发生大中风。

2. 中度(中危) 多是各种类型脑卒中发生后经积极抢救治疗得到一定程度的恢复,但存有不同程度的后遗症。如语言不利索、走路跛行,步态欠稳,生活自理有一定困难,无近期风险,合并或并发症较少,脏器功能损害不严重。中度者需要功能锻炼恢复,药物防治,避免再度发生脑卒中。

3. 重度(高危) 多是急性脑血管病或发生后、虽经积极抢救治疗,但因缺、出血区功能受损多,侧支循环未形成或建立不足而遗留较为严重的后遗症。如痴呆性症状、完全或不完全性瘫痪、合并或并发脏器较为严重的损害,生活基本不能自理。重度者多需要被动功能锻炼和生活上的照料。预防并发症非常重要,特别是压疮、坠积性肺炎、泌尿系统感染等。

(三)用药选择

脑卒中,尤其是缺血性脑卒中,选择药物治疗要根据梗死的部位、大小、侧支循环和神经功能的恢复情况、合并症或并发症、年龄因素、不同临床表现、实验室检查结果以及 CT 或 MRI 的检查情况综合判断分析。急性期、后遗症期的药物选择虽大同小异,但在用药种类、剂量、方法等方面也有诸多不同。药物包括溶栓药物、抗凝药物、扩血管药物、钙离子拮抗药、脱水利尿药及中药等。中药剂型改变、有效成分提取、用药方法灵活等,为临床医生提供了更多的用药选择。

1. 肝素 抗凝作用明显,起效快,多在 10 分钟后即可延长凝血时间,作用于凝血过程中的各个环节。用药方法是:肝素 100mg(12 500U)溶于生理盐水 250～500ml 中,以每分钟 30 滴的速度静滴,根据每 30 分钟测量的凝血时间变化调整滴速。至凝血时间延长至正常的 2 倍,达到"肝素化"时,以每分钟 10～15 滴速度维持 24 小时。也可以用肝素 50mg 加入 50ml 生理盐水中静脉推注,快速达到"肝素化",尔后静滴维持。

2. 新抗凝片 双香豆素类代表药。此类药物主要作用机制是通过与维生素 K 竞争性和有关酶类蛋白的结合,抑制凝血酶的活性。但作用较为缓慢,多 24 小时起作用,48～72 小时作用达高峰。方法是用肝素当日 16mg,以后每日 8mg,连用 5～7d,根据凝血酶原测定结果,可调整为 1～2mg,维持 3～6 个月。

3. 肝素与新抗凝片的联合用药 主要用于短暂性脑缺血发作和脑血栓形成初期。用药需要注意的是:①年龄过大(>70 岁)、严重肝肾功能损伤;②有出血倾向、孕妇一般禁忌抗凝治疗;③治疗前需 CT 或 MRI 检查,排除出血性脑卒中;④备好等量鱼

精蛋白和维生素 K_3,以避免因过量引起大出血;⑤长期应用新抗凝片需严密观察出血情况,如皮肤、牙龈、大小便等;⑥维持量一般 6～12 个月(0.1～1mg),也应注意观察凝血酶原时间;⑦逐步减量停药。

4. 低分子肝素　通过化学解聚溶栓,分子量 4000～6500 之间,表现的是肝素的片段,其半衰期较长,生物利用度高,可以安全使用,不需实验室随时监测。适用于不适合应用常规肝素和双香豆素类药物者。常用的低分子肝素如速比凝和法安明,分别为 3000U 和 5000U,腹部皮下注射,每日 1～2 次,7～10d 为一个疗程。

5. 尿激酶与链激酶　作用是促进纤维蛋白溶解酶活化,促纤溶作用很强。用法分别是 100 万 U 或 50 万 U 溶于 5% 葡萄糖液或 0.9% 氯化钠液 250～500ml 中静脉滴注,根据需要每日数次或每日一次,连用 7～10d。可加入地塞米松 2.5～5mg,以减少过敏反应。

6. 低分子右旋糖酐　主要作用是阻滞红细胞与血小板聚集,降低血液稠度,改善微循环。方法是 250～500ml,每日 1 次,静脉滴注,10d 为 1 个疗程。注意:做皮肤过敏试验,心功能不全者用 1/2 量,血糖高者加用胰岛素。706 代血浆也常用,作用机制,用法用量与低分子右旋糖酐同。优点是不需做过敏试验。

7. 罂粟碱　作用是扩张脑血管,松弛血管平滑肌,降低脑血管阻力,增加脑局部血流量,改善脑细胞供氧。用法 60mg 加入 5% 葡萄糖液 250～500ml 中静脉滴注,每日剂量<300mg 应短期应用(<5d),以免成瘾。用药量大时可致脑血管扩张引起头痛。

8. 阿司匹林　作用是通过多种途径抑制血小板和红细胞聚集。用法是发病当日 300mg,口服,尔后每日 100mg,1 周后改为每日 50mg。副作用是可引起消化道症状,如胃部不适、恶心、胃出血等。

9. 潘生丁(双嘧达莫)　主要作用是抑制和减少血小板聚集。

用法是 50～100mg,每日 3 次,口服,可长期服用。副作用较少,偶有脑内"盗血"现象。

10. 丹参制剂　包括丹参片、复方丹参片、复方丹参滴丸、复方丹参注射液、丹参冻干粉等。作用是活血化瘀,改善脑血循环和微循环,可口服和加入液体静滴。

11. 维脑路通(曲克芦丁)　包括片剂和注射剂,主要作用是扩张血管。口服制剂可长期应用。

12. 藻酸双酯钠(PSS)　类肝素药物,作用强度仅肝素的 $1/4～1/3$。主要作用是抗凝血、降低血液黏稠度、调理血脂、改善微循环。用法,口服 100mg,每日 3 次,可长期应用。静滴,一般 400～600mg 加入液体中静滴,每日 1 次,10 日为 1 个疗程。副作用:少数人可有皮疹、头痛、恶心、皮下出血点。

13. 钙离子拮抗药　常用的是尼莫地平、尼莫通、尼卡地平、脑益嗪(桂利嗪)、氟桂利嗪等。主要作用是阻止钙离子内流,维持红细胞变形能力和抑制血小板聚集,降低血液黏稠度,改善脑供血。是防治脑卒中"常规"药物,用法、用量遵医嘱或参考药物说明书。

14. 川芎嗪制剂　有口服片和注射剂。作用是保护缺血区脑细胞的一种转换酶而抑制红细胞聚集,恢复正常血流,保护血管内皮细胞、减少纤维蛋白原血管内沉积、防止微血栓形成、保护神经细胞。治疗作用是通过活血化瘀、疏通血管实现的。口服 80～160mg,每日 3 次,可长期应用。静脉滴注川芎嗪注射液 80～160mg 加入 250～500ml 液体中,每日 1 次,10～15d 为 1 个疗程。

15. 其他可供选择的治疗药物　如甘露醇、硝酸异山梨醇、呋塞米(速尿)、利尿酸钠、激素、白蛋白、胞磷胆碱、脑活素、活脑灵等药物,应根据病情选用。

急性缺血性脑卒中的治疗原则是住院治疗,尽早尽快溶解血栓(发病后 3 小时内),修复血管内皮损伤,稳定斑块,建立侧支循环,改善缺血和梗死区的血液循环,消除脑水肿,对抗自由基,降低脑组织损伤,促进神经功能恢复,防止复发,促进全面康复。

第 7 章　退变性疾病

第一节　颈　椎　病

一、颈椎病认知

颈椎病(cervical spondysis),也称颈椎综合征,通常包括颈椎关节炎、增生性颈椎炎、颈综合征、颈椎间盘突(脱)出,或者说颈椎病仅是一个总称或统称。病因多、病史长、病理变化多、症状复杂、治愈难度大、容易反复发作是其特点。所幸,只有30%的人出现较为严重的症状,即使如此,颈椎病者的发病率也仅次于发病率很高的脑血管病。

1. 慢性劳损　长期的颈部疲劳、肌肉紧张和自然的退行性变,致使年龄越大发病率越高。颈椎及其附属结构组织的劳损主要是长期不正确的颈部姿势(读写、工作等)和自然老化。这是一个慢性、进行性过程,若遇其他诱发因素就可以急性发作。

早期为骨质增生、骨退行性变、间盘变性(弹性降低)、髓核脱水、纤维环纤维肿胀,继而玻璃样变性。间盘变性后,耐压性及抗牵拉性功能降低,可因外力作用(如颈肩肌紧张)发生局限性或广泛性向周边隆突,使椎间盘间隙变小,关节突重叠或错位,以及椎间孔纵径变小。又由于相邻椎体缺乏稳定性,可引起和加重椎体滑脱,后方小关节、椎钩关节和椎板骨质增生,黄韧带和项韧带变性,椎间盘突出,纤维环破裂,脊髓、神经、椎动脉不同程度地受压,骨软化和骨化等改变。

2. 颈椎退行性变　随着年龄增长,骨钙不断流失和胶原蛋白减少,椎体各部件(特别是关节突、关节面、椎间盘和韧带)磨损、老化也日益增加,加之长期的颈椎慢性劳损,颈椎间盘呈局限性或向四周膨隆,使其周围组织(如前、后纵韧带)及椎体骨膜掀起,在椎体、椎间盘及韧带组织之间形成间隙(韧带间盘间隙,内含组织液),再加上颈椎及其周围组织即使是轻微损伤引起的渗血、出血,这种血性液体先机化后钙化、骨化,形成和加重了骨质增生。椎体前后韧带的变性、松弛、钙化,导致颈椎的不稳定性增加,更容易受到创伤,加重加快骨质增生。骨质增生膨出的纤维环以及后纵韧带的创伤反应,引起局部水肿(也与纤维瘢痕组织有关),形成突向椎管内的混合物(非骨性物质),压迫椎动脉、脊神经或脊髓。钩椎关节骨质增生可向后突入椎间盘压迫神经根及椎动脉。椎体前缘骨质增生,一般不会引起压迫症状,只有少数人因压迫喉返神经,可以引起吞咽障碍和声音嘶哑。

3. 寒冷、潮湿、风寒侵袭　这些原因常是引起和加重颈椎病出现症状的诱发原因。主要病理变化是韧带和肌肉的紧张性增加(肌肉痉挛和僵硬),软骨盘内压力增加,损伤纤维环,加之炎症性反应、局限性水肿、自由基等压迫和刺激血管与神经组织。

4. 外伤因素　头颈部外伤、严重创伤可以加重症状,摔倒,尤其是坐位摔倒(对颈髓损伤),即使是无任何外伤,也是颈椎病症状加重的原因之一(笔者有此体验)。主要病理变化是外伤引发脊髓震荡、受伤及局部引起水肿压迫。

5. 其他因素　颈椎先天性畸形,如椎体先天性融合、颅底韧带凹陷等易发生本病。发病缘于颈椎先天性缺陷与诱发因素,发病概率很高。

6. 精神因素　长期精神紧张,情绪恶劣,容易激动和发脾气,易引起和加重症状。精神因素引起交感神经兴奋性增强,颈背肌紧张而加重对血管、神经刺激和压迫。

7. 代谢因素　各种原因造成的代谢失常,尤其是钙、磷和激素代谢失调者易发生颈椎病。代谢失调可加快、加重骨退行性变。

8. 慢性炎症　病理解剖发现颈椎病患者突出之间盘组织边缘可见小血管增生、炎性浸润、组织水肿及纤维样渗出物等慢性炎症表现。炎症介质包括氧化氮、前列腺素 E_2 及白细胞介素 1、白细胞介素 6、肿瘤坏死因子 α 及金属基质蛋白酶等。此类炎症介质损伤间盘及周围组织,包括脊髓等神经组织,而参与引起和加快颈椎病的发生、发展过程。

二、诊断提示

(一)病因提示

中老年人,颈部固定姿势或长期低头工作者,如刺绣、缝纫、微机操作、打字、文秘、编辑、雕刻、绘图、仪表修理、化验、司机、白领等办公室久坐人员以及长期从事头颈固定姿势朝向一个方向的人员,如射击运动员、交警、纺织工人等。

(二)症状提示

颈椎病患者早期症状较轻(仅少数人发病始初症状就较重),常表现为时轻时重,只有症状持续加重而不能自行好转,影响生活、工作时才去就医。主要症状表现如下。

1. 颈僵硬、上下肢活动与感觉障碍　颈肩背(多为一侧)酸痛、沉重感、上肢无力、手指发麻、感觉减退、用筷、握笔困难等最为常见,部分肢体皮肤感觉功能减退,严重者持续性颈肩背痛致寝食难安。多系神经根受累。

2. 下肢功能障碍　压迫脊髓时可出现下肢无力、行走不稳、双足和(或)下肢麻木、行走如踩棉花感,甚至大小便失控、性功能障碍、下肢瘫痪。

3. 头晕　椎动脉受压时,可有头晕或运动性眩晕,重者恶心呕吐、猝倒(不能自行控制的摔倒)。

4. **交感神经症状**　累及交感神经时,可出现头痛、头晕、视物模糊,眼干、眼胀、耳鸣、心动过速、胸痛、胸紧迫感、无其他原因可寻的自主出汗等。

5. **精神障碍症状**　疾病久治不愈会引起心理障碍,失眠、烦躁、易怒、焦虑、忧郁等是常见症状。

(三)临床分型提示

1. **颈型**　主要表现为颈部僵硬,转头困难,颈肩背部酸胀与疼痛,常伴有颈部相应压痛点。颈椎正、侧、斜位 X 线片显示,颈椎生理曲度改变,即颈椎生理曲度消失和(或)椎关节移位。此与持续的颈肌紧张、弥漫性压迫神经根和脊髓有关。应与落枕、肩周炎、肩背肌纤维组织炎、颈肌劳累相鉴别。

2. **神经根型**　此型为椎间盘突出、退行性变、局部水肿压迫和自由基的刺激所致,较多见。出现神经根性压迫症状,多为一侧。主要表现为持续性颈肩背疼痛,上肢远端麻木(患侧用筷、握笔困难)以及病侧上肢节段性运动和感觉障碍,范围与颈脊神经支配区域相一致。压头顶试验、臂丛牵引试验、上臂内收和外展时疼痛症状加重。X 线、CT、MRI 检查可见椎间盘突出和(或)脊髓、脊神经根压迫征象。应与网球肘、腕管综合征、急性肩周炎、肱二头肌腱鞘炎、风湿性多肌痛、椎骨内肿瘤、斜角肌综合征、心绞痛等引起的疼痛相鉴别。

3. **脊髓型**　此型为脊髓、颈脊神经压迫损伤所致,主要表现为四肢酸软无力、麻木、上肢不灵活,手指精细动作障碍(如握笔写字、用筷子等),持物无力,拿物易掉;下肢表现为无力、麻木、走路发飘、不稳或行走困难,严重者可瘫痪。颈椎 X 线、CT、MRI 检查可见椎体后缘骨质增生,椎管狭窄,椎间盘突出或膨出,脊髓压迫,椎韧带钙化、纤维化等征象。应与侧索硬化症、多发性硬化、脊髓肿瘤、脊髓损伤、椎管内肿瘤、粘连性蛛网膜炎、多发性末梢神经炎等鉴别。

4. 椎动脉型 此型单纯者较少,常与其他型合并,表现以眩晕为主,常伴有交感神经症状或曾有猝倒发作。X 线片显示节段性不稳、枢椎关节骨质增生、椎动脉造影或数字减影椎动脉造影可明确诊断。应与眼源性眩晕、耳源性眩晕、一过性脑缺血发作等鉴别。

5. 交感神经型 此型多非单发,表现为头晕、眼花、耳鸣、心动过速、心前区疼痛等一系列交感神经症状。X 线片显示椎体退行性变和(或)关节失稳、滑脱,椎动脉造影多无压迫征象。常与心血管、内分泌疾病等混杂。

6. 混合型 较多见。兼有上述类型临床症状、体征、临床检查特点及 X 线、CT、MRI、肌电图等相关征象。

7. 其他型 较少见。系颈椎椎体前鸟嘴样增生压迫食管和(或)喉返神经所致,可以出现吞咽困难和声音嘶哑。食道钡餐可以证实。

三、常用检查方法

(一)物理检查

1. 前屈旋颈试验 患者颈部前屈,嘱其向左右旋转活动。如颈椎处出现疼痛,提示颈椎小关节有退行性变或关节失稳、脱位。

2. 压头顶试验 嘱患者头偏向患侧,检查者左手掌放于患者头顶部,右手握拳轻叩左手背,若出现肢体放射性痛或麻木感加重,表示力量向下传递到变小的椎间孔,提示有神经根性损害;对根性疼痛症状明显者,检查者用双手重叠放于头顶向下加压,即可诱发或加剧症状。

3. 臂丛牵拉试验 患者低头,检查者一手扶患者头颈部,另一手握患肢腕部,作相反方向推拉,观察患者是否感到放射痛或麻木。如牵拉同时再迫使患肢作内旋动作称为加强试验,可使症状加重,提示臂丛神经受压。

4. 上肢后伸试验 检查者一手置于健侧肩部起固定作用,另一手握于患侧腕部,并使其逐渐向后、外呈伸展状,以增加对颈神经根牵拉,若患肢出现放射痛,提示颈神经根或臂丛神经受压或损伤。

5. 臂内收、外展试验 嘱患者抬高患臂作内收动作至胸部,然后尽量外展,若出现颈肩臂疼痛加重,提示神经根损害。

6. 拇指、小指对接试验 用一纸片让患者用拇、小指和(或)环指、小指夹住,轻抽即掉,提示感觉神经根和(或)尺神经受损,可行双侧对照。

(二)特殊检查

1. X 线检查

(1)正位:观察有无枢环关节脱位、齿状突骨折或缺失。第 7 颈椎横突有无过长,有无颈肋。钩锥关节及椎间隙有无增宽或变窄。

(2)侧位:颈椎变直、生理曲线消失或反弯曲。在颈椎过伸过屈侧位 X 线片中,可以见到椎间盘的钙化、老化改变。椎体前后接近椎间盘的部位可产生骨赘、骨刺及韧带钙化、骨化。椎间盘可以因为髓核突出,椎间盘含水量减少发生纤维变性而变薄,表现在 X 线片上为椎间隙变窄。椎间盘变性以后,椎体间的稳定性降低,椎体往往发生半脱位,或者称之为滑椎。项韧带钙化是颈椎病的典型病变之一。

(3)斜位:摄颈椎左右斜位片,主要用来观察椎间孔的大小以及钩椎关节骨质增生的情况。

2. 肌电图检查 颈椎病者的肌电图检查可以观察到颈椎病颈椎间盘突出症患者因神经根长期受压而发生变性,失去对所支配肌肉的抑制作用。失去神经支配的肌纤维,由于神经与肌肉连接处乙酰胆碱的刺激,可产生自发性收缩。因此,在一侧或两侧上肢肌肉中出现纤维电位。较小的用力收缩时,多相电位基本正常,不出现巨大电位。较大的用力收缩时,呈完全干扰相。病变的晚期和病程较长的患者,在主动用力收缩时,可以出现波数减少和波幅降低。而颈椎间盘突出往往为单个椎间盘突出,有时虽为多个,但其中某单个影响最为明显,其改变多为一侧肩背和上肢,失神经支配的肌肉范围呈明显的节段性分布。肌电图检查用于以肌无力为主要表现的患者,明确病变神经的部位,借此与侧索硬化症、神经变性性疾病。但常有假阳性。

3. CT、磁共振检查 CT、磁共振检查可为诊断椎弓闭合不全、骨质增生、椎体暴破性骨折、后纵韧带骨化、椎管狭窄、脊髓肿瘤所致的椎管扩大或骨质破坏提供可靠证据。通过测量骨质密度可以估计骨质疏松的程度。横断层图像可以清晰地观察到硬膜鞘内外的软组织和蛛网膜下腔病变,也能正确地诊断椎间盘突出症、神经纤维瘤、脊髓或延髓空洞症,对于颈椎病的诊断及鉴别诊断具有重要价值。

4. 椎-基底动脉多普勒检查 用于检测椎动脉血流变化。

(三)其他临床检查

1. 压痛 椎旁或棘突压痛,压痛位置一般与受累神经支配节段相一致。

2. 颈椎活动范围 嘱患者进行头颈前屈、后伸、侧屈及旋转活动的检查。神经根型颈椎病者颈部活动受限比较明显,而椎动脉型颈椎病者在某一方向活动时可出现眩晕。

3. 椎间孔挤压检查 让患者头向患侧倾斜,检查者左手掌平放于患者头顶部,右手握掌轻叩击左手掌背侧,如出现神经根性痛或麻木则为阳性。在神经根症状较重者则双手轻压头顶部即可出现疼痛、麻木表现或加剧。

4. 椎间孔分离检查 患者坐位,双手托住头部并向上牵引,如出现上肢疼痛麻木减轻者则为阳性,提示疼痛为神经根性损害。

5. 神经根牵拉检查,又称臂丛牵拉试验 患者坐位,头转向健侧,检查者一手抵住耳后部,一手握住手腕向相反方向牵拉,如出现肢体麻木或放射痛即为阳性,提示神经根受损。

6. 霍夫曼征检查　检查者一手轻托患者之前臂,一手中示指夹住其中指,用拇指叩击或甲刮中指指甲部,或指弹其指腹,出现阳性(即四指屈曲反射),提示顶部脊髓、神经损伤。

7. 旋颈检查又称椎动脉扭曲试验　病人坐位,做主动旋转颈部活动,反复几次。若出现呕吐或突然跌倒,即为试验阳性,提示为椎动脉型颈椎病。做此检查应严密观察病人反应,防止意外发生。

8. 感觉障碍检查　对颈椎病人做皮肤感觉检查有助于了解病变的部位与程度。不同部位出现的感觉障碍可确定病变颈椎的节段;疼痛一般在早期出现,多与麻木同时出现,提示感觉、运动神经均受累及,感觉完全消失提示处在病变后期。

9. 肌力检查　颈椎病损伤神经根或脊髓者,肌力均下降,若失去神经支配则肌力可为零。根据各神经支配的肌群不同可判断神经损伤的部位及节段。

四、防治措施

(一)日常生活中预防

从青少年开始就应注意不要低头读书或其他头颈固定姿势工作时间过长(每次宜＜30min)。经常做头颈前后左右运动、头颈水平旋转运动、松肩举头、升肩缩头以及颈部肌肉按摩,选用含胶原蛋白、钙、B族维生素及微量元素多的食品,如全麦粉、粗大米(淘米次数较少)、牛奶、蛋类、鱼、虾、蔬菜、水果等。

(二)早期(发病前期)预防

颈椎病早期,主要表现为颈肩背部酸痛和肌紧张,部分有头痛、头晕、上肢酸麻、乏力,但程度较轻而易被忽略,仅以为是疲劳所致。此种现象在青壮年中多见。这种情况可以先不做特殊治疗,但需注意调节和锻炼。方法如下:

1. 适当休息　睡眠不足,工作过度紧张,长时间保持固定姿势等,会导致神经肌肉紧张性增高,缺血缺氧,引起和加重颈椎病症状。这个阶段要休息好,颈肩背部热敷(湿或盐热敷更好)、洗温泉、蒸汽浴、颈背部按摩、颈椎保健操等方法。注意颈部早晨防寒保暖,中午睡后活动放松,晚上热敷颈背。

2. 合理用枕　合适的枕头,对颈椎病的预防和治疗非常重要,"高枕无忧"之说,当为错误。颈椎退行性变,生理曲度改变、骨质增生及外感风寒、颈部外伤、姿势不当等因素加快病变过程,引起和加重椎体稳定性失衡、椎韧带损伤和增厚,引起椎间隙变小,脊髓和神经受压而出现严重症状。因此要选择一个适合自己,有助于解除疲劳、保证睡眠质量,能保护颈椎和颈部组织的枕头,这样才能"高枕无忧"。不少厂家对此有研究产品问世,如药物枕、竹炭枕、黑豆枕、镇痛安眠枕、磁疗枕、充气枕或者一些复合枕头等。选择要看功能,重效果,重在自己体验后决定要否使用。

3. 积极锻炼　颈背部肌局部性运动和全身性运动有助于防治颈椎病,生活、工作、学习中多一些"举头望明月",少一些"低头思故乡",多主动锻炼少被动锻炼。这不仅是强化肌肉力量,更重要的是可以保持颈椎正常生理曲度,保持颈椎结构的稳定性,促进颈椎血液循环、增加软骨营养、防止韧带粘连、解除肌肉痉挛和神经功能恢复,积极锻炼可以有效预防并"治愈"颈椎病,而避免急性发作之苦。

(三)具体防治方法

颈椎病防治方法种类繁多,如运动法(游泳、慢跑、爬山、散步、钓鱼、打羽毛球、放风筝等)、跳舞、体操、太极功(拳、剑、扇)法、推拿按摩、针灸拔罐、蒸汽桑拿浴、洗温泉、各种理疗方法、手术及微创治疗等。本文重点讨论简单易学、易练,行之有效的几种基本方法。您可以选择一种或几种,或者根据这些基本方法,总结、引申、融合,在练习中体会心得而创造出一套适合于自身条件的颈椎锻炼方法。

1. 伸颈抬臂法

(1)伸颈:坐位或站位,挺胸收腹,双目向前平视,双臂自然下垂,用力做向上引颈动作。伸颈动作时,颈肩背常常有酸痛感。

(2)抬臂:双足呈八字形站立,双臂左右展开与肩平,五指并拢伸直,然后向上抬举,每个动作抬高从 $0\sim15°$、$15\sim20°$,分 $3\sim4$ 次至双臂在颈后交叉后停留数秒钟。

(3)转颈:坐位或站位,头颈挺立,先左后右歪斜至肩部,各 $3\sim5$ 次后,作颈椎水平转动 $3\sim5$ 次。

(4)颈背肌抓捏:左右手交替抓捏颈椎两侧肌肉,有酸胀感为宜。

(5)摸高:站在一标志物前,双臂上举摸高,逐步升高。注意每次摸到最高处停留数秒,并引颈向上(自我颈椎牵引)。

2. 举颈法与热疗法

(1)支撑头部:方法是在桌前正坐,身体微前倾,将肘部放于桌面,双手掌托住下颌,做向上引颈动作,保持 $3\sim5$ min,要求身体放松,呼吸平稳。

(2)抬体运动:方法是坐在椅子上,双手放于椅子边缘,支撑身体,腿部和臀部向上抬高,同时引颈向上。这个动作保持 5s 以上,可反复进行。

(3)收肩运动:方法是坐在椅子上,伸直脊椎,如同长高。然后双手放于腿上,双肩向后靠拢,引颈向上,保持 $10\sim20$s,可重复。

(4)探头运动:方法是保持下巴水平向前引颈探头,重复 10 余次。

(5)转颈运动:方法是低头至胸部,然后旋转颈部 $360°$,可左右交替,重复多次。

(6)热疗疗法:方法是备一只丝袜,内放适量大米或粗盐、桂皮(碾碎)和香油,扎紧袜口,在微波炉内加热 2min 后放在颈背酸痛处 $20\sim30$min,一日内可重复 $3\sim5$ 次。

3. 掐捏摩擦法

(1)掐捏踝筋:取坐位双手交替掐捏足踝后大筋,每日 $3\sim$

5 次。

（2）摇动上肢：左右臂分别旋转、摇动（以肩带动臂）20～30 次。

（3）抓空练指：双臂向前平伸，与肩同宽。双手五指作屈曲运动，可 30～50 次。

（4）颈部运动：颈向前后左右倾斜各 10 次，然后缓慢转头（水平转动）各 10 次。

（5）掐捏人中：用拇、示指掐捏人中穴，每次捏 10 下，每日 3～5 次。

（6）擦掌摩腰：双手掌合并擦热后分别摩擦腰部，上下左右方向旋转擦动，每日 30～50 次。

4. 生活、工作中颈椎保健方法

（1）枕头：选择原则是柔软舒适、支撑性好，符合颈椎生理曲度。

（2）坐姿：正确坐姿头部微仰、挺胸、自然放松。

（3）缓解疼痛：热敷、自我抓捏颈背肌肉及选择止痛药物，先一般止痛药（含中药止痛药）、疼痛难忍时选择强力止痛药，如曲马多、布洛芬缓释胶囊等。

（4）局部锻炼：选择方法 3 提及的颈部运动方法，如举臂法、颈肌按摩法、探头法、收肩法、支撑法等。

（5）运动锻炼：用电脑，伏案，长时间低头和颈部固定姿势时每 30～40 分钟活动头颈一次，多运动（如走路、爬山、打羽毛球、游泳、跳舞、放风筝等）。

（6）臂摇动：方法是取站立位，弯腰至 90°，头前伸，手臂向两侧展开，臂摇动，模仿大鹏展翅飞翔动作，坚持 5min。

（7）颈部保暖：暖披肩、围巾、围脖、颈背保暖衣、护颈贴、发热贴等都可选用（尤其是寒冷季节），以保证颈背保暖，免受风寒侵袭。

5. 护颈通络运动法

（1）基本姿势：自然站立，双目平视，双脚分开与肩同宽，双手自然下垂，舌抵上腭，全身放松。

（2）前俯后仰：站立双手护腰，先抬头后仰头，同时呼气，双眼观天，停留片刻，然后缓慢向胸部低头，同时吸气，双眼观地，闭嘴、下颌紧贴前胸，反复4次。

（3）举臂转身：先举右臂至最高，手掌向下，目视手心，身体慢慢转向左侧，停留片刻。转向时，身体重心前倾，然后再转向右侧，旋转时慢慢吸气，回转时慢慢呼气。整个动作毕，回到基本姿势后，换举左臂，重复以上动作，可反复做2～4次。

（4）左右转头：双手护腰，先将头部缓缓转向左侧，同时吸气于胸，颈部向后伸，停留片刻，再缓慢转向右侧，同时呼气，颈部向后伸，停留片刻，反复交替4次。

（5）沉提肩缩伸颈：双肩慢慢提起，颈部尽量往下沉，停留片刻后，双肩慢慢放松放下，头颈伸出，还原自然。然后再将双肩用力往下沉，头颈向上拔伸，停留片刻后，双肩放松，自然呼吸。缩伸颈的同时慢慢吸气，停留时憋气，后慢慢呼气，肩颈部尽量放松。回到自然式后，反复做4次。

（6）左右摆动：头部缓缓向左肩倾斜，尽量使左耳靠于肩，停留片刻后，头部返回中位；然后再同样向右肩倾斜，此反复做4次。头摆动时吸气，慢慢呼气回到中位，双肩、颈部尽量放松。

（7）波浪屈伸：闭嘴，头颈往右前方波浪式屈伸至下颌贴近前胸，停留3～5秒，然后头颈抬起，胸部前挺，双臂往后，上下运动。下颌屈伸时、吸气，抬头还原时呼气；然后侧过来做头颈波浪屈伸，左右各练2次。

以上动作要求是：每个动作尽量缓慢、协调、连续、自然、放松、到位，宜回到基本姿势后再开始下一个动作。若能同时辅以举头颈向上"意念"，效果更好。

6. 经络锻炼法

（1）穴位按摩：常用穴位：风池、曲池、手三里、外关、内关、合谷、后溪、足三里等穴。用合适的指腹（拇、中、示指）按摩这些穴位，先轻后重，然后由重到轻，每穴5～10次。

　　(2)屈膝下蹲:自然站立位,调匀呼吸,举头下蹲,直立时引颈向上,动作时上身尽量直立。

　　(3)腹式呼吸:坐位或仰卧位,抬腹深吸,收腹深呼,连续呼吸10 次。

　　7. 颈部"米字操"　用头颈部写"米"字,可以增强颈部肌肉弹性,增加颈椎灵活性,促进颈椎部血液循环,理筋整复,松解粘连,解除痉挛。方法是头颈部缓慢地按书写笔划在空中画写"米"字,兼作头部的环绕运动,顺时针逆时针各转一圈,可反复多次,但有头晕、恶心、呕吐等症状时要谨慎,需有人保护。

　　8. 拉单杠法　双手拉单杠(或门框或可使身体向上抬举的支持物),头抬举后抑,双臂向上拉直,身体直立,双足尽量离开地面,有困难时脚尖着地,每次维持 30s 以上,连续 3～5 次,每日可数次锻炼。

五、颈椎病综合性治疗措施

(一)缓解期(稳定期)治疗措施

1. 中医药治疗

　　(1)颈痛颗粒、颈复康胶囊、通痹丸及中药活血化瘀方剂。

　　(2)活血化瘀止痛贴剂,种类繁多,可以选用痛瘀消膏、消痛贴、骨质增生一贴灵、复方辣椒贴片、骨痛贴膏、少林活络贴、东方活血膏等。

　　(3)可选用针灸、拔罐、推拿按摩、耳针、刮痧及离子透入、磁疗和药疗枕等。

　　2. 西医药治疗　扩张血管、营养神经及抗自由基治疗可选用地巴唑、曲克芦丁、尼莫地平、维生素 C、维生素 B_1、维生素 B_6、维生素 E。症状明显时,可选用地塞米松 5mg 加入 5% 葡萄糖生理盐水或生理盐水 250ml 中、20% 甘露醇 250ml,1 日 1 次静滴(短期应用＜7d)。

3. 推拿按摩基本治疗手法

(1)舒筋法:患者取坐位,术者站在其后,用双手掌根部从头部开始,使颈部放松,再沿斜方肌、背阔肌等纤维方向,分别向颈外侧肌方向由轻到重推压,反复操作 3 次。

(2)推拿法:术者用双手掌推拿颈后、颈两侧及肩背部肌肉,3~5 次。

(3)贯通点穴法:术者用拇指或示指点按肩井、天宗、风池、曲池、手三里、外关、合谷、后溪等穴及压痛点,达到麻胀、酸痛为度,病者可感到臂、指麻木。

(4)运摇法:术者站在患者病侧,双手置于颈后,并慢慢用力使头左右旋转 30°~40°,6~8 次。

(5)旋转复位法:在放松后,让患者颈向前屈至 30°,再屈到最大幅度,术者一手顶住棘突,另一手托住下颌上提牵引颈部向同侧上方向慢慢旋转,有阻力时稍加用力,与此同时,顶住偏歪的棘突,拇指用力向棘突对侧推,左右重复。注意:不可强行旋转复位,不急于追求复位效果,动作缓慢柔和。

(6)击打法:术者对患者颈背及肩胛部肌群用手掌进行击打,使局部紧张肌肉舒展和缓解。

上述方法可每日或隔日 1 次。

(7)揉捻法:术者用双手拇指腹交替在两侧颈部作自上而下的旋转揉捻,压痛点可重点揉捻,时间略长。

(8)滚动法:术者握拳,用背侧在颈肩部用滚动法按压肌肉处,压痛点区时间长一些。操作 1~2min。

(9)手法牵引法:术者一手拇指顶住患者曲池穴上方颅骨处,另一手扶护头颅,用力向上牵引,持续数秒,然后缓慢放下,左右交替,可 3~5 次。

4. 其他治疗

(1)护颈疗法:包括选用护颈圈、护颈贴、护颈发热贴、护颈热疗袋等,要注意适应证、禁忌证和正确使用方法,最好由专业人员指导。

（2）颈椎牵引疗法：包括自我牵引（引颈向上动作练习）、手法牵引（推拿按摩师）和专业牵引（牵引床、架等设备），注意避免过度、强力牵引，以免发生颈椎韧带撕裂、损伤，破坏椎体稳定性，加快退行性变或引起其他并发症。

（3）治疗伴发疾病（参阅有关疾病的治疗措施）。

5. **手术治疗**　适用于诊断明确，脊髓和（或）神经根压迫症状明显，病程较短保守治疗后症状无明显好转，全身情况允许时应采用手术治疗。脊髓型颈椎病，主要表现为双下肢无力、行走不稳，容易摔倒者，宜尽早手术治疗。椎动脉型、交感神经型患者，手术治疗效果难以保证。

（1）颈前路手术：大部分颈前路手术是微创手术，手术切口小，恢复快。手术目的主要是切除突出变形的椎间盘、增生的骨赘、骨刺，以及两侧增生的钩椎关节，以避免残留的可能致压物。增生部分组织切除需重建物代替，多用钢板和融合器来重建颈椎的高度和稳定性。这些颈椎内植入物，目的是恢复颈椎正常生理曲度，并将手术后的几节颈椎有机的"长"在一起，不适合用钢板的患者可以选择颈椎融合器。还可以采用人工椎间盘置换，可以保留颈椎节段间的运动功能，但要病人适合。

（2）颈后路手术：颈后路手术，适用于多节段颈椎病伴椎管狭窄或后纵韧带骨化者。后路手术通过切除部分后方椎板达到间接减压目的。风险较小，手术部位暴露清楚，利于手术操作。对颈椎正常生理结构影响较小，保留椎间的活动度以及术后后凸畸形纠正，可以降低节段退行性变发生率，用于生理曲度尚存在的患者，但也需要颈椎内植物来重建颈椎的稳定性。

手术方法治疗颈椎病，需专业人员实施。

（二）急性期或急性发作期治疗措施

颈椎病急性期或急性发作期的颈肩背臂持续疼痛、麻木致寝食难安、食欲下降、活动受限等表现，是由于椎体骨质增生、骨刺、椎间盘突（脱）出，引发局部水肿和产生大量自由基（特别是氧自由基),压迫和刺激血管、神经根和(或)交感神经所致。因此,消除水肿,抗自由基为首选措施。

1. **消除水肿、抗自由基治疗** 20%甘露醇注射液250ml,0.9%氯化钠注射液250ml+维生素C 2g+维生素B_6 200mg+ATP40mg+辅酶A100单位+地塞米松5~10mg,静脉滴注,每日1次,连用5~7d。治疗过程中症状减轻或缓解,于第四或五日地塞米松每日减去1mg,至疗程结束。

2. **推拿按摩针灸拔罐序贯治疗** 先颈背肩臂推拿按摩(手法参阅颈椎病基本治疗手法),约20min;再选颈背臂穴位(含阿是穴),如风池、大椎、天柱、肩井、长强、百会、手三里、合谷、外劳宫、后溪等穴,留针20min;起针后用梅花针或三棱针点刺肩背压痛点,用火罐拔罐,亦可先采用闪罐+滚罐,而后留罐10~15min,若配合红外线照射更好。

3. **止痛药应用** 疼痛重时,可选用消炎痛、炎痛息康、布洛芬、曲马多等止痛药,有时卡马西平也有效。疼痛可以忍受时,尽量少用或不用。

4. **神经营养药物应用** 具有麻木症状时,选用缓解期药物和(或)维生素B_1+维生素B_{12}肌内(甲钴铵、弥可保等)注射或口服。也可选用草木樨流浸膏片、胞磷胆碱钠胶囊、维生素B_1、维生素E等口服。

5. **其他治疗** 可继续贴膏药,服活血化瘀止痛颗粒或胶囊,其他理疗方法等。

6. **治疗并发疾病**

第二节　腰　椎　病

一、腰椎病认知

几乎所有的人都有过腰痛的体验,与颈椎病一样,退行性病变引起的腰椎病疼痛,在发病原因,病理生理变化、诊断条件和方法,治疗原则和防治具体措施等许多方面,有着极大的相似性,尤其是在预防方法和治疗措施方面,有些可以"异病同治",有些需要"同病异治"。但原因和表现有诸多差异。

（一）不同原因腰腿痛的特殊表现与病理变化

腰腿痛引起的原因很多,有时难以确定具体部位,需要做些检查。仅就症状而言,发作时间、发作周期会有不少差异。最常见的腰椎病引起的腰痛比较典型,且可以与其他原因引起者做些鉴别。

1. 晚上痛　椎间盘突出者往往早上疼痛减轻或消失,但中午后或晚上疼痛发作,越到傍晚越痛。而损伤性腰痛,表现强迫体位,疼痛剧烈,呈持续性疼痛。

2. 早上痛　腰椎肥大性强直性脊椎炎（增生性脊柱炎）、血管炎、骨结核、骨髓炎、筋膜炎引起的腰痛,多是晨起后疼痛最重,活动后减轻或消失,此种疼痛与夜间代谢产生的自由基和其他废物局部堆积有关。更年期女性因为自主神经功能紊乱引起的腰痛特点也是起床后重,活动后减轻。劳损性腰痛,劳累后加重,休息后减轻,常有明显压痛点。

3. 日夜痛　泌尿系感染和结石、肾脏病变、妇科炎症、盆腔肿瘤、骨结核、骨肿瘤等引起的腰痛,常不分昼夜疼痛、多与活动和休息无关。但骨癌引起的疼痛,安静时更疼,活动开了疼痛可能减轻。

（二）腰痛的常见原因

引起腰痛的原因,如腰椎间盘突出症、腰椎椎管狭窄症、腰脊椎滑脱与脊柱峡部裂、腰椎骨折、第 3 腰椎综合征、腰椎先天性畸形、急慢性腰肌损伤及脊柱结核、骨肿瘤等骨病均可引起腰痛。其中椎间盘突出最为常见,占 40% 以上。

（三）腰椎间盘突出症

腰椎间盘突出症占腰腿痛病人的 1/3 以上,有报告说＞

50％。国内外学者普遍认为,本病与 95％ 的坐骨神经痛和 50％ 的腰腿痛有着密切关系,椎间盘突出可以引起继发性腰椎椎管狭窄。

椎间盘由纤维环、软骨板和髓核构成,髓核呈灰白色,被纤维环包绕形成球状体,与纤维环之间无明显界限。髓核为胶样液体,含有大量水分(80％以上),椎间盘为连接各椎体的椎间结构。脊柱全长占身高的 1/3,共有 23 个椎间盘,腰椎间盘厚度为 8～10mm,占脊柱总长度的 30％～36％。软骨板是位于椎体上下两个面的透明软骨,是青少年脊柱生长发育过程中脊椎的生长区,上下两块软骨覆盖纤维环及髓核,有固定椎间盘的作用,并隔离髓核与椎体松质骨。纤维环是由纤维软骨组成,围绕软骨板周围,阻止髓核突出。纤维环分层排列,其前后方各有纵韧带加强,称为前后纵韧带,前后纵韧带交界处的纤维环最薄弱,是髓核易于从此处突出的部位。腰椎仅 5 个(L_1～L_5),承受全身 2/3 的重量,极易引起退行性变和急慢性损伤,尤其是髓核退行性变和突出。髓核突出后压迫并刺激脊神经根、马尾神经和脊髓。运动神经根部分受压、受累,引起腰腿痛。而感觉神经根受压、受累引起麻木,如二者均受累,患肢则既疼痛又麻木。压迫脊髓可导致瘫痪和大小便失禁。

正常情况下,髓核被限于软骨板和纤维环内,其形态随脊柱活动和体位而改变,具有吸收震荡、缓冲压力的作用。髓核“内压力”的功能是平卧时髓核可承受 2～2.3kg/cm^2 的压力,直立体位时髓核内可承受压力为 2.4kg/cm^2,持重时髓核内可承受的压力高达 100kg/cm^2 以上。椎间盘随年龄的增长而逐渐退行性变,髓核退变后含水量逐渐减少,椎体间的间隙越来越窄。此即是人到老年后身高变矮的原因。髓核退变的同时,髓核周围组织结构(包括各种韧带)发生松弛、老化、钙化、硬化,髓核抗震荡功能降低和(或)失去其固有的缓冲作用,非常容易导致压迫、刺激神经根和脊髓引起腰痛。

下腰部($L_{4\sim5}$，S_1 椎间盘)承受体重压力最大,因活动多、承重强度大更易发生退行性变,特别是腰部哪怕是轻微外伤、慢性积累性腰劳损和慢性炎症,都可以引起椎间盘纤维环损伤和破裂。其中腰椎间盘最为常见。

(四)退变性腰痛

增生性脊柱炎、继发性腰椎椎管狭窄,X 线检查往往有特征性改变。腰背筋膜纤维组织炎、强直性脊柱炎、腰椎结核、化脓性脊柱炎、腰椎肿瘤等所致腰痛,会有病史、体征、检查等方面表现。

二、诊断提示

(一)临床表现

1. **腰痛**　多数患者在外伤或过度疲劳后发病。腰椎间盘突出早期仅为纤维环破裂,表现以腰痛为主,患者感腰部酸胀钝痛,劳累或行走后加重,休息后减轻,时轻时重,以后椎间盘继续突出增大,刺激和压迫神经根时,引起同侧下肢持续性放射性神经痛,此种神经痛的程度,与腰椎间盘突出的部位、对神经根的压迫程度和突出髓核大小相关。

2. **下肢放射性神经痛**　多在腰痛之后,疼痛多由臀部开始,放射至大腿后方、小腿外侧及足部。疼痛性质因受累神经根受压迫的程度不同而各异。常因行走、咳嗽或用力过大时加重,下蹲休息或卧位时减轻,部分可消失。

3. **麻木及感觉异常**　麻木及感觉异常,可因神经根的累及程度不同而各异,主要是神经根感觉支受压所致,$L_{4、5}$ 椎间盘突出感觉异常区多在大腿后部,小腿外侧及足背外侧。而 L_5S_1 其感觉异常区多在大腿后内侧,小腿外后侧、足背足底外侧及第 4、5趾背侧。

4. **脊柱侧弯畸形**　90％的患者有脊柱继发性侧凸畸形(体格检查及腰椎正侧位片),多数患者向患侧凸,借此减轻神经根的压迫症状。同时腰部活动受限,尤其是向患侧及背伸时受限明显。

严重者有大小便困难或失禁。

5. 下肢运动障碍 受累神经和脊髓常常造成不可逆性损伤,形成永久性肢体功能障碍。多数患者椎旁有明显压痛点,用力按压痛点,可引起同侧下肢放射性神经痛,患肢直腿抬高疼痛加重,严重者患肢只能抬高 $10°\sim20°$,踝背伸加强试验及平卧屈颈试验均为阳性(感觉疼痛加重)。

6. 其他 膝、跟腱反射检查约有 80% 的患者有腱反射异常,膝、跟腱反射可表现为减弱、消失或亢进,如 $L_{4,5}$ 椎间盘突出膝反射可减弱、消失,部分表现为亢进,跟腱反射正常。如 L_5S_1 突出则跟腱反射减弱、消失或亢进,膝反射正常。直腿抬高试验阳性,屈颈及踝背伸试验阳性,均有助于诊断。

(二)特殊检查

1. X 线检查 常规腰椎正侧位片可显示患病椎间隙变窄,或前窄后宽,患侧宽、健侧窄表现,有助于诊断及定位。

2. CT、MRI 检查 可明确突出髓核的大小、部位及压迫神经根鞘膜囊情况,并排除脊柱、脊髓占位性病变。

通过以上几种临床表现、物理检查和特殊检查,基本上可以确定的是发生于哪一节段的突出,作出明确判断,但是要注意与腰椎肿瘤、椎管内肿瘤、椎体结核及妇科疾病等相鉴别。

三、防治措施

(一)腰腿痛病人的治疗方法

早期以预防为主,如加强腰背肌锻炼,防止搬运过重物体。诊断明确的病人首先采用严格、正规的非手术治疗。约 50% 的患者经适当的对症治疗或休息后可减轻或自愈。患病后早期主要以卧床休息为主。辅以物理治疗、推拿按摩、牵引等。未治愈者及愈后复发,症状加重者可采用手术治疗。

(二)预防与锻炼方法

1. 日常生活预防 要有长期防治措施,从青少年时开始,在学习及日常工作和生活中,注意养成良好的坐立姿势(从学生开始),姿势不良会导致腰部肌肉紧张,致使腰背部双侧肌张力不均衡,易引起继发性脊柱畸形。适当体育锻炼和体力劳动,生活有规律,保持乐观愉快的情绪,避免过度劳累和情绪激动,保证充分睡眠。

2. **运动治疗** 运动疗法是治疗腰痛和颈腰椎病的基本疗法之一。这是因为疼痛反射引起交感神经性动脉痉挛,导致局部缺血缺氧,缺血缺氧进一步加重动脉痉挛,形成恶性循环,也更加重了局部疼痛。逐步进行适量的肌肉收缩运动,有利于改善腰骶部和患肢血液循环,从而缓解疼痛的程度。局部肌肉愈是不敢运动,更易致静脉和淋巴瘀滞,循环缓慢,组织水肿,自由基大量增加,浆液纤维蛋白在肌肉纤维间形成粘连,会出现腰部肌肉紧张,腰部僵硬、活动受限。运动疗法是让患者通过自身或外助的运动,通过主动和被动的运动增强并改善腰部肌力,达到治疗的目的。

3. **步态训练** 如正常步行,上下楼梯,足尖步行,足跟步行,倒退步行等提高机体尤其是椎体的平衡能力。

4. **腰背肌锻炼方法** 腰背肌锻炼要根据疼痛程度、疼痛原因和不同的年龄段,采用不同的锻炼方法,一般采用"五、三、一"点法进行锻炼。具体方法如下:开始时采用"五点法",病人取仰卧位,以头枕部、双肘及双足跟部为支撑点,将臀部向上抬起,撑起身体并适度悬空,坚持 10~20s 为一次,放松休息 10~20s,开始时每日练习数次至数十次,以后逐渐增加至 100 次以上,如此反复练习,经一段时间锻炼后,改用"三点法"练习。与以上体位相同,把双前臂置于腹部,以头枕部及双足跟部为支撑点,撑起身体并悬空,坚持 10~20s。经一段时间练习,改用"一点法"练习,俗称"燕子飞"法,采用俯卧位,双手置于腰背部,腰部肌肉用力,使头胸部及下肢翘起,此时只有腹部触地,坚持 10~20s 为一次。经一段时间锻炼,可明显感到腰部肌力增强,有利于改善腰部疼痛症状。注意:伴有骨质破坏的病变,如结核、肿瘤、炎症等,不宜采用上述锻炼方法。

5. **作业疗法** 包括日常生活活动训练、职业性劳动训练、工艺劳动等。

6. **康复疗养** 包括日光、空气、海水、沙滩浴等。

(三)其他防治措施

1. **物理疗法** 包括电刺激、超声、热疗、光疗、水疗、磁疗、牵引、针灸、推拿、贴膏药、神经营养药物、止痛药、改善微循环药物及中药导入等。

2. **手术治疗** 需要手术者仅 5%~10%,经一段时间严格正规的非手术治疗无效或病情加重、具备手术指征者应采取手术治疗。手术方法较多,常用的方法有半椎板切除髓核摘除术、椎板开窗髓核摘除术、全椎板截除髓核摘除术及椎间盘镜髓核摘除术。近年来,一些医院还相继开展了摘除髓核的同时行植骨内固定术。

3. **腰痛急性期** 需卧硬板床休息治疗。

第三节 肩 周 炎

一、肩周炎认知

肩周痛是许多人经常出现的疼痛症,尤其是中老年人。肩周疼痛见于肩周急慢性损伤,如肩周骨折、肩关节脱位、肩锁关节脱位、肩周滑囊炎、肱二头肌肌腱炎、骨肿瘤、骨结核、颈椎病、冠心病等。其中,肩周疼痛最常见的原因是肩关节囊内外慢性损伤性无菌性炎症和肩关节周围软组织慢性退行性变所致——肩周炎。退行性变引起肩关节活动障碍起因于肩关节周围疼痛和肌肉痉挛。此外,急性损伤引起肩关节周围疼痛也较常见。

肩周炎这种很常见的肩周疼痛性疾病,民间也常称为凝肩、冻结肩、五十肩等。多见于 50 岁左右的中老年人,男女均可罹患,女性多见。可以自发,亦可以继发,也可以理解为"自愈或自限性疾病"但需治疗。肩周炎病理改变是肩关节周围肌肉、韧带及滑膜性囊等组织的退行性变引起,原因是肩周部急慢性损伤、软组织挫伤、慢性劳损,也可因风寒受凉引起和加重。多数病者的疼痛是关节周围非特异性炎症反应,常累及关节周围的肌肉、肌腱、关节囊及滑囊。主要病理变化为肩关节的关节囊挛缩,关节腔缩小,关节囊及其周围组织的明显炎症反应(充血、水肿、渗出、大量自由基产生),中晚期引起肩周围组织纤维增殖、粘连。

肩关节是人体诸多关节中活动度最大的关节,也是人们日常工作中活动最多的关节之一。肩周有许多肌肉附着点,由较多的滑囊及韧带组成。肩周炎的发病过程,大致上可分为三个阶段:即疼痛期、僵硬期和恢复期三个阶段。①疼痛期:以肩周疼痛为主,疼痛常累及前臂和(或)肩背部,肩周多有压痛点。手持物无力,日轻夜重,疼痛呈持续性,反复出现进行性加重。严重影响患者睡眠、工作、学习及日常生活。②僵硬期:肩周疼痛多逐渐减轻,但肩关节出现僵硬,肩关节不同方向的活动受限,重者上臂肌肉萎缩。③恢复期:肩关节疼痛明显减轻,肩关节很少有疼痛和压痛,肩关节功能逐步改善,活动范围逐渐增大。每个时期的发病天数长短不定,一般为 3~8 个月,发病时间的长短与疼痛期的时间长短呈正相关,疼痛期的时间越长,恢复期的时间也就越长。

二、防治措施

(一)防治原则

肩周炎为自限性疾病,预后良好,部分患者可自愈,大多需要经过系统治疗方能痊愈。无需手术治疗,应以预防为主,主要是防止风寒侵袭、外伤及过度劳损。

(二)具体防治措施

肩周炎的治疗应根据不同的症状表现、病程阶段、检查结果,作出高、中、低层次的恰当评估,依据评估结果制定不同的治疗方案。肩周炎治疗的锻炼方法与同患其他疾病时一样,主动锻炼优于被动锻炼,被动锻炼只是在特殊需要(卧床、自主运动困难……)时才有必要,效果远远不如主动锻炼。

1. 急性期(疼痛期) 急性期以休息制动为主,尽量减少肩部活动,用三角巾悬吊患肢,避免暴力按摩推拿,因暴力推拿按摩可造成肩周软组织挫裂伤,加重肩周损伤性反应,导致过多的纤维组织"修复过度",不但不能减轻症状,反而因肩周挫裂伤加重局部创伤反应和肩周组织粘连,造成永久性功能障碍。在肩周炎急性反应期可采用药物治疗、局部封闭及物理治疗。①药物治疗:具有缓解疼痛、关节僵硬及改善关节活动度的作用。疼痛严重者给予非甾体抗炎药、消炎止痛药,如双氯芬酸、吲哚美辛、布洛芬缓释片等。应用时宜只选择一种药物应用,尽量避免同时应用 2 种以上药物,以免出现不良反应。②理疗,如短波、超短波、高频电疗红外线、蜡疗、热敷针灸、拔罐等,还可选用具有消炎止痛,改善微循环作用的膏药、贴剂、活血化瘀止痛药水局部应用。③糖皮质激素肩关节封闭,有抑制炎症反应,增加关节活动度的作用,可以取得立竿见影的效果,其缓解疼痛的时间长短不一,数周至数月不等。常用的药物有曲安奈德注射液、醋酸泼尼松龙注射液等。

2. 僵硬期和恢复期 患肢肌力强化训练通过肌肉收缩锻炼增强肌力。肌力训练主要是以自身主动锻炼为主,进行上肢各肌肉的等长收缩运动锻炼。具体方法是上肢肌肉用力收缩,此状态下持续 10～20s,然后休息 10～20s 为 1 次,如此反复练习,逐渐增加练习次数,可防止发生上臂肌肉萎缩。关节功能障碍者,可采用一些自我运动疗法,促进关节功能的恢复。①爬墙练习法:患者面对墙或树取站立位,两手扶墙树,示、中指交替向上运动,锻炼时应每日增加手指向上运动的高度,达到逐渐增加肩关节活动范围的目的。②上肢悬吊法:方法是患者用双手或患手握紧单杠,利用身体重量牵拉肩关节,达到增加关节活动度的目的。③垂臂旋转法:患手握 3～5kg 重物,屈髋屈腰 90°,躯干与地面平行,患肢下垂,顺时针方向和(或)反时针方向旋转手臂,开始时每日数十次,以后增加至 100 次以上,反复练习,直至关节功能改善,疼痛消失为止。自运动疗法应"量力而行",不宜过于剧烈和强度太大。关节僵硬,自身运动无改善者,可在麻醉下行被动关节活动,此法应谨慎,应由有经验的骨科医师实施,避免暴力,以免引起肩周韧带损伤和骨折。

第四节　肩　背　痛

一、肩背痛认知

(一)肩背痛原因

肩背痛是许多人常见的疼痛表现,主要表现为肩背部慢性持续性或间歇性疼痛,僵硬不适,疲劳、乏力和运动困难等,调查显示 70％～80％的人都曾有过肩背痛的体验。肩背痛的确切病因较复杂,如肩背部软组织损伤、脊椎退行性变、纤维肌痛综合征等。部分病例可能是某种严重疾病的早期信号,如全身性疾病、颈肩综合征、胸腔肿瘤、结核等,对肩背痛者要高度警惕,及早就医,防止延误诊治。疼痛严重者颈背部酸胀痛、烦躁不安,多夜间加重,影响睡眠,颈部活动不便,直接影响工作、学习和生活质量。

肩背部软组织损伤包括肩背部肌肉韧带急性扭挫伤、骨折、关节脱位及慢性劳损等。主要是背阔肌、肩胛提肌、斜方肌及附着在棘突上的棘上韧带、棘间韧带、菱形肌的损伤和劳损等。引起劳损的原因有直接损伤和间接损伤,经常肩部过度牵拉,长期慢性劳损致使附着于肩胛骨上的肌肉遭受损伤,导致肌肉附着点处撕裂。常见的撕裂伤部位主要是背阔肌在肩胛骨下角处,小菱形肌在肩胛骨上角处撕裂,斜方肌在肩胛冈缘处撕裂,大菱形肌撕裂及棘上韧带断裂等。重者可伴有撕脱性骨折致背部酸痛,肩胛骨内侧缘压痛为其特点。需与机械性背痛、颈椎间盘突出、退行性椎间盘病变、脊柱骨关节炎、脊柱结核及转移肿瘤等相鉴别。

(二)肩背痛表现

肩背痛多表现为局部酸痛、僵硬、疲乏无力、运动困难,活动上肢时感肩胛骨内侧缘明显疼痛,上肢活动受限。僵硬一般是在休息后(多见于晨起后),表现为明显晨僵,关节活动困难,关节达不到生理活动范围程度,疼痛严重者肩背部疼痛难忍,疼痛常常发生在下午或晚间加重,咳嗽及深呼吸时疼痛加重。常伴有食欲减退,体重下降等全身表现。

二、防治措施

(一)防治原则

急性发病期,颈背部酸胀痛,夜间加重,影响睡眠,严重干扰正常工作和日常生活,大多需要经过治疗方能痊愈。此病无需手术治疗,应以预防为主,主要是防止外伤、肩背过度劳损及受风寒、湿冷侵袭等。

(二)具体防治措施

治疗本病的关键是区别急性或慢性肩背疼痛。急性疼痛患者,经给予药物治疗,可缓解疼痛、晨僵及改善关节活动度(活动范围)。常用非甾体抗炎药,如双氯芬酸,50～150mg/d;美洛昔康 7.5～15mg/d;塞来昔布 200～400mg/d 或吲哚美辛 100mg/d 等。以上药物应避免同时服用 2 种以上,以免引起并发症。糖皮质激素类药物,尽量避免全身应用。对顽固性疼痛和局限性疼痛且压痛明显者,用曲安奈德注射液行痛点封闭,有迅速减轻疼痛,抑制炎症反应作用。

慢性疼痛患者的治疗,主要以保守治疗为主,不严重的疼痛患者可采用物理疗法,包括电刺激、超短波、脉冲磁疗、中频脉冲、热疗、光疗、水疗、磁疗、牵引、按摩及中药导入等。

推拿按摩治疗,方法比较简单,在医生指导下,人人都可以学会和掌握一些简单的手法,在家中进行按摩解除痛苦。

按法(掌指法):用拇指指腹或掌根部着力于体表某一部位或穴位,垂直向下用力,力量大小根据病人的体质和年龄而定,力量由轻到重,达到所需压力时停留片刻(数秒)。肘压法:屈肘,用尺骨鹰嘴按压,适用于肌肉丰厚部位,如背腰臀部。

拍法:手指微屈,用掌指尺侧平稳有节奏的拍打体表。连续拍打 3～5 次,皮肤表面微红为原则。

摩法:用指腹或全手掌,按顺时针方向环形挤压体表,按压动作缓慢柔和,用力均匀,以病人有轻快舒适感为度。

推法:用拇指指腹或掌根部用力,均匀向前呈直线运动。

拿法:用拇指与其他四指用力拿取放松,可与提法并用,用指腹着力,一拿一松,由轻到重,病人有酸胀,舒服感为佳。

擦法:用掌根或小鱼际部往返轻快推擦皮肤。

注意事项:推拿按摩的程序、时间、强度根据病人的身体素质而定,随时调整。按摩的时间 5～15min,每日 1～2 次,10～15d 为一疗程。推拿按摩手法持久有力,均匀柔和。根据病人的体质差异而增减。按摩幅度由轻到重,由慢到快,循序渐进,注意病人表情和治疗反应,防止意外。推拿按摩后注意休息 20～30 分钟,防止风寒刺激,避免再度损伤。

第五节　膝关节骨性关节炎

一、膝关节病与下肢痛认知

(一)下肢疼痛原因与病理改变

引起下肢痛的原因较多,可发生于任何年龄,慢性疼痛多见于中老年人,急性疼痛多因外伤引起,以中青年居多。常见的下肢创伤如下肢骨折,髋、膝关节损伤及足踝部损伤。慢性非化脓性关节炎或骨关节病,神经性放射痛(椎间盘突出、坐骨神经痛、梨状肌综合征等),肌肉、肌腱、筋膜、滑囊疾病及骨关节肿瘤、结核等。中老年人膝关节痛最常见的是膝关节骨性关节炎。

膝关节骨性关节炎也称骨性关节病、退变性关节炎、肥大性关节炎,多发生于中老年人,是一种特发性、慢性进行性疾病。病因与退行性变有关,可累及任何滑膜关节和韧带,承受压力大的关节病变严重,55岁以后多见;中青年膝关节痛,常与半月板急慢性损伤有关且性别无差异。常见的原因:生物力学因素,软骨反复受力,软骨疲劳,胶原纤维断裂和软骨表面的黏多糖消耗增加。关节面挤压使关节软骨营养障碍,继发软骨细胞坏死,基质蛋白多糖减少,软骨经不住反复运动的压力和剪力,引起继发关节退行性变,致关节畸形(膝内外翻)。年龄因素,全身性老化,关节表面纤维化与年龄有关,软骨退化性改变随年龄增长而发生改变率升高。

(二)临床表现与诊断

关节疼痛常因关节活动多加剧,休息后减轻,下蹲起立及上下楼梯疼痛加重,天气变冷疼痛发生,晨起关节僵硬感。检查:关节体积增大,有关节积液者浮髌试验阳性,关节可触摸到吱吱声,关节运动受限程度不一。X线检查早期正常,数月或更长时间后出现关节间隙变窄,关节软骨变薄。后期(多半年后)骨关节改变呈进行性加重改变,关节间隙明显变窄,出现骨刺或骨赘,软骨硬化,韧带老化,出现骨囊肿。CT/MRI检查可见部分病人有不同程度的关节腔积液。临床表现主要是反复发作性膝关节疼痛、滑膜炎症性改变、关节僵硬和膝关节活动受限并进行性加重,中晚期出现关节畸形、局限性压痛。

根据临床检查、实验室结果及X线表现,诊断并不困难。因退行性病变常同时存在其他疾病,如痛风、感染性关节炎、风湿性关节炎和类风湿性关节炎等疾病,应加以鉴别。

二、防治措施

(一)防治原则

引起膝关节疼痛的骨关节炎单关节患病较少见,大多累及多个关节,进行性加重。非手术疗法的目的是要达到阻止病情发展,减轻关节疼痛,预防关节僵硬和畸形,改善关节运动范围和保持关节稳定性。严重影响关节功能者需手术治疗。

(二)防治具体措施

1. 保守治疗　排除器质性原因的膝关节痛多是一种良性疾病(良性关节痛),可以不累及多个关节或全身关节,但容易进行性加重。膝关节病保守治疗的目的是阻止病情发展,减轻关节疼痛和僵硬,防止关节畸形发生,改善关节功能。

(1)休息:可以促使关节减轻压力加快滑膜无菌性炎症消失,让关节和韧带充分松弛,减少对关节面的压迫。

(2)避免关节剧烈运动:目的是防止关节挛缩及下肢失用性肌肉萎缩发生,每天做下肢肌力等长运动练习(肌肉收缩与放松),应减少大运动范围的活动数次,应避免患肢剧烈运动。严重者可采用扶拐或依赖拐杖行走,以减少关节负重。

(3)理疗、按摩和功能锻炼:局部湿热疗法(普通热水)、盐热疗(用粗盐放于缝制袋中,微波炉加热 4min)或蜡疗有助于炎症的消退。主动运动功能锻炼可减少关节应力,优于被动运动。

(4)关节封闭治疗:对于顽固性关节积液者,给予关节穿刺抽液的同时用糖皮质激素关节内注射治疗,以减轻疼痛和肿胀,改善关节功能。常用的药物有地塞米松、曲安奈德、甲泼尼龙等。因皮质类固醇类药物对关节软骨的合成活力有影响,不宜长期应用,一般 2 周注射一次(总疗程<5 次)。

(5)药物治疗:水杨酸类药物有抑制软骨降解、减少氨基己糖和羟脯氨酸作用,是较好的消炎止痛药。

(6)还可选用吲哚美辛、非那西汀、双氯芬酸钠缓释片及曲马多缓释片等。以上药物避免 2 种以上同时使用。

(7)外用药可选用活血化瘀、消炎镇痛涂擦液,如云南白药喷雾剂、安美露涂液及贴膏药物。

2.手术治疗 部分病人单关节症状严重,关节功能因疼痛而丧失,关节运动受限,关节畸形和紊乱,药物和理疗等治疗无效,则必须行手术治疗。手术方法可根据患者的工作性质,决定行人工关节置换或关节融合术。关节微创手术治疗,如关节镜手术、关节内臭氧疗法等亦可取得较好的短期疗效。而反复发作者应行手术矫正治疗。

第六节　骨质疏松症

一、骨质疏松症认知

骨质疏松症的发生、发展与年龄增长呈正相关性,50 岁以上者,"疏松"速度加快。有调查显示,我国约 7000 万人患此病,60－69 岁女性发生率高达 50％～70％,70 岁以上几乎 100％。引起终生残疾甚或危及生命并不少见。此病早期多无自觉症状,不少人在身高变矮、腰背酸痛出现后仍认为是衰老之故。早期就医率、诊断率、防治率很低。相当多的人,在发现髋部、胸腰椎压缩性骨折、尺桡骨骨折时,才引起重视,但往往为时已晚,带来许多难以忍受的痛苦。

原发性骨质疏松症缘于年龄原因引起的骨骼生理性退行性变,持续性腰背痛、夜间休息时加重、变矮、驼背、容易跌倒、发生骨折等表现常是此病的主要临床表现。继发性骨质疏松症,主要是某些疾病或药物所致。女性停经后发生的骨质增生症是由于更年期后的雌激素缺乏,抑制骨钙分解和甲状腺素钙磷调节能力下降,维生素 D 减少,肠道钙吸收量降低,致使骨生成原料不足。60 岁以上老年骨质疏松和骨质增生症者,还与饮食中钙量不足、室外活动少(紫外线照射少)、性腺激素降低有关。

研究证实,高龄、女性、骨质疏松症家族史、遗传基因缺陷、停经过早(<45 岁)、低钙饮食、体重偏低、光照不足、维生素 D 缺乏(内源性与外源性)、某些生理残疾、长期坐位工作和生活,吸烟酗酒、摄入咖啡因过多、应用激素、性激素不足、甲状腺功能和甲状旁腺功能低下等都是引起和加重骨质疏松症的原因。

骨质疏松症的严重后果是骨质疏松性骨折——脆性骨折(低骨量性、非暴力性、自发性骨折),此是诊断重要证据。脆性骨折多发生于髋部(易引起并发症和致残)、胸腰椎(多为压缩性骨折)以及尺桡骨。此症早期症状不典型,一旦出现骨骼疼痛、脊柱变形(变矮驼背)、非暴力性骨折,是重度骨质疏松症的重要表现。接踵而来的是并发症、合并症、致残率甚至致死率都很高。避免发生重度骨质疏松症是每个中老年人和医生的共同责任,需要适时作出健康评估和治疗方法选择。

二、健康评估与治疗选择

1. 病史与症状评估　包括骨折史(髋部、胸腰椎骨折为主)、用激素史、饮酒史、腹泻史、绝经时间、性生活史、身高变矮情况以及父母"骨折"史。此由社区医生、家庭医生和专业人员指导筛查。

2. 危险因素评估　年龄>60 岁、45 岁以前停经、过早的无性欲无性生活(性腺功能减退)、脆性骨折史以及父母骨折史、使用皮质激素、神经性厌食症、神经性贪食症、长期营养不良、慢性肾功能不全,紫外线照射不足(维生素 D 合成障碍)、钙摄入不足,长期吸烟、酗酒、使用镇静药物以及患甲状腺功能亢进,甲状旁腺功能低下、类风湿性关节炎,糖尿病等代谢性疾病都会影响骨折的发生和愈合。

3. 骨密度评估　见表 7-1。

表 7-1　骨质疏松症骨密度判断

程度	T 值
正常	$\geqslant 1.0$
骨量减少	$-2.5\sim1.0$
骨质疏松症	$\leqslant -2.5$
严重骨质疏松症	符合上述标准,伴病理性骨折

(1)骨密度,指单位体积或单位面积的骨量。系采用双能 X 线测定法测定的骨密度。

(2)T 值＝(测定值－骨峰值)/正常成人骨密度标准差。

(3)T 值用于表示绝经后女性和＞50 岁男性的骨密度水平。

4. **实验室评估**　目的在于明确是原发性骨质疏松还是继发性骨质疏松。除血尿常规、肝肾功能、血脂、血糖、血钙血磷、碱性磷酸酶、血沉外(首次必需),还要根据需要检查骨转换标志物、25-(OH)D、1,25-$(OH)_2 D_3$、甲状旁腺激素、尿钙磷、甲状腺功能、生化分析、肿瘤标志物和(或)骨髓穿刺、骨活检等。

5. **治疗选择**　主要是补充钙剂和维生素 D、充足光照、平衡饮食、适度运动和预防摔倒。

三、防治措施

骨质疏松症这种常见的代谢性、老年性、衰老性疾病与甲状旁腺功能亢进、甲状腺功能低下、肥胖症、血脂异常、心脑血管病、糖尿病等一样,需要早发现、早诊断、早预防、早治疗。发生"脆性"骨折后才开始采取"抢救"措施,往往收效甚微,影响终生。干预措施主要是基础性预防、饮食与药物预防和康复治疗。

1. **基础性预防**　包括从幼婴儿、青少年开始就重视平衡膳食、含钙饮食、室外活动、适度运动、心理健康等。

2. **治疗药物选择**　补钙与抑制骨吸收:沙丁鱼、坚果类食品、麸皮类食物、牛奶及其制品等含钙丰富。通常情况下,若无疾病和胃肠功能方面原因,"正常饮食"可以满足机体生理需要。而中老年人、绝经期后女性,由于维生素 D 不足(主要是 D_2 和 D_3)则需要额外补充。

鱼肝油丸和鱼肝油滴剂:含维生素 D 和维生素 A,但用量不宜过大。

普通维生素 D 制剂:含量不同,推荐钙和维生素量分别为 1000mg 和 400~800U/d,>50 岁者分别是 1200mg 和 800~1000U/d。

多元维生素片:如施尔康、善存、金维他等。

钙剂:如钙尔奇 D 等。

抑制骨吸收药物:二膦酸盐如阿仑膦酸钠维生素 D_3(福善美);阿法羟基维生素 D,如阿法迪三等;活性维生素 D,制剂如阿法骨化醇(半活化维生素 D)、骨化三醇等。

还可根据需要选用降钙素、双膦酸盐、雌激素及代用品等。

3. **适度运动** 长期保持适度运动量,可以使骨组织维持正常的生理结构和外部形状,提高骨骼负荷能力。为达此目的,要长期保持规律运动,在安全状态下运动,注意运动前要有热身准备活动;多种运动方式相结合,主要是有氧耐力运动(锻炼骨骼和肌肉)、肌力训练(肌肉舒缩运动)、平衡训练(全身肌肉与骨骼锻炼),根据每个人的具体情况,制定个体化训练方法;"运动处方"需安全有效,由专业医生指导。一旦确诊患骨质疏松症,要特别注意避免磕碰摔倒和运动安全。

4. **其他防治措施** 如骨折的手术治疗、理疗、心理治疗、止痛治疗、抗感染治疗、伴发疾病治疗等。

第8章 肿瘤的早期症状与治疗模式

一、肿瘤认知

肿瘤成因很复杂,发生、发展和转归与内外因素及多基因突变具有极大的相关性。10%～15%癌症具有遗传易感性,无直接传染性。近20年来,各种癌症发生率和死亡率呈上升趋势,此趋势并无停止迹象,预测癌症病人极有可能"爆发"。大数据显示"健康寿命"的损失,中国人占1/4,经济损失更是难以估量。可以预防和可以避免的癌症约70%。尽管靶向药物、免疫治疗、手术方法改进,但对于中晚期癌症者来说,治疗方式的升级,治愈影响收效甚微。分析结果显示癌症的发生、发展、转归与慢性感染(29.4%);吸烟(23%);水果摄入不足(13%);饮酒、职业、肥胖、体力活动不足(7%),呈正相关。

良性肿瘤与恶性肿瘤的区别在于前者不具有转移性,预后较好;后者转移,预后差。无论哪种肿瘤,如"穷癌"中的胃癌、食管癌、肝癌等,"富癌"中的肺癌、乳腺癌、结直肠癌、前列腺癌、甲状腺癌等,发病率均持续上升,但实际上总有一部分"自愈",一部分经过治疗"痊愈",一部分治疗困难或者无效。患了肿瘤,不一定要完全"根除",扩大手术根治范围方案也可能利少弊多。小剂量化疗让癌细胞处于休眠状态,带癌生活、生存也是一种对待疾病的态度。因此,充分运用现代医学手段和中医中药的诊治优势,选择适宜的诊断治疗方法,就会大大提高患者的"痊愈率",提高生存生命质量。

(一)肿瘤的早期表现

肿瘤的发生、发展常常是一个较长的过程,越是早期发现,治愈率就越高。遗憾的是,许多肿瘤患者一经发现,常处于中晚期,增加了治愈难度。因此,早期发现肿瘤是提高肿瘤治愈率的关键。怎样才能早期发现肿瘤,应从以下几个方面关注肿瘤的早期信号的蛛丝马迹中寻觅,尽管这些不是特异性表现。

1. **极度疲劳与体重下降**　1 个月内,在没有刻意增加运动量和采取"减肥"措施情况下,莫名其妙的体重下降(＞10％),应及时就医。体重下降快且伴有刺激性干咳、反复干咳、腹泻或便秘,疲劳感甚强,要警惕肺、胃、肾和肠癌侵袭,中青年女性要关注甲状腺功能亢进(甲亢)。正在进行"减肥"行为时不在此列。

2. **男性睾丸与女性乳房变化**　睾丸疼痛,有硬结或摸起来有不适感或凹凸不平,常是 20－40 岁者睾丸癌表现。女性乳房肿块、硬结压痛,应告诫病人经常"自我检查",及时看医生,难以确定时看普外科或妇科医生。

3. **小便问题**　别小看小便变化,尿泡沫、尿有白色结晶、尿路刺激症状(尿痛、尿频、尿急),可以是泌尿系感染和癌肿表现,如果"直肠指诊"发现有痛、块、硬结,除痔疮外提示前列腺癌,尤其是中老年人。

4. **阴道不规则出血**　中青年女性阴道出血,可以是正常的月经变化,不规则出血应警惕子宫内膜癌、卵巢癌。

5. **腹胀、腹部不适**　此常是"正常人"的表现,而肠胃不适、饱胀感、进食困难等症状持续时间长(＞3 周),应想到胃、胰腺、肝、纵隔癌变,如果是中青年女性,发现腹部有包块、压迫感甚至疼痛,可能是卵巢癌。

6. **持续性腹痛伴抑郁**　精神涣散,注意力难集中,由性格开朗变内向自恋,不愿见人,腹部无规律、不定位、无一定时间的不适和疼痛,如果伴有小便发黄,皮肤黄染,大便呈灰白色,多是胰腺癌的表现。

7. 持续性咳嗽 咳嗽常是呼吸道感染、吸烟、空气污染、刺激性物质等引起的症状,也是许多疾病的临床表现之一,而持续性咳嗽(尤为干咳),持续时间较长(>3周),常是肺、支气管、喉癌先兆。

8. 吞咽困难 偶有咽食、咽水困难不可怕,而长期者(>30d),特别是进食伴有胸骨后疼痛,食管内有异物感,食物下咽困难,常是咽喉、食管、胃癌的先兆,需看医生,做钡餐透视、胃镜、肿瘤标志物检查等。

9. 皮肤变化 皮肤变化包括皮肤黄染、色素沉着、赘生物、痣形态改变、异常剥脱、皮肤溃疡、异常溃烂等,应高度警惕皮肤癌。

10. 口腔变化 口舌异常疼痛,口腔黏膜、舌表面发现白斑,常是黏膜白斑病(口腔癌)表现。

11. 大便带血 大便带血,鲜红、暗红或柏油样便不仅是消化性溃疡、肝硬化致门静脉系统血管破裂、痔疮之表现,更应注意到肠癌。若便血伴有大便变细、秘结或呈团粒状,大便困难,中老年人可以是结肠癌、直肠癌表现。

12. 长期消化不良 消化不良是许多疾病的临床表现之一,而中老年男性,持续性消化不良,伴反酸、嗳气、上腹饱胀感,可以是食管癌、贲门癌、胃癌的先兆临床表现,应尽早做钡餐透视、胃镜检查,以免延误诊治最佳时机。

13. 乳房肿块 通常女性乳房肿块并不可怕,如果肿块伴有局部皮肤发红、皮疹,乳头重度凹陷或局部流出液体,而男性乳头皮肤皱褶,双侧乳头收缩不对称,出现大小形状改变、红肿、硬块、压痛,并进行性加重,应考虑乳腺癌可能。

14. 疼痛 疼痛是许多疾病的表现,但某一部位疼痛持续时间长(>30天),应想到腹痛——肠癌,胸痛——肺癌,骨痛——骨癌或癌肿转移。上腹部难以缓解、顽固性钝痛或绞痛,无论是阵发性的还是持续性的,尤其是疼痛向腰背部放射,应高度怀疑胰腺癌。

15. **淋巴结变化** 体表淋巴结——腋窝、颈部、锁骨上淋巴结持续性肿大或伴有压痛、活动度变小,应考虑乳癌、脑瘤;而腹股沟淋巴结有上述表现,应考虑结肠癌、直肠癌的可能。

16. **持续性疲劳** 疲劳时间长(>1 个月)或极度疲劳,充足休息后不见好转,应考虑到白血病、肠胃癌变。

17. **原因不明发热** 排除炎症性原因的低、中度热,应想到癌瘤扩散、转移,淋巴瘤,白血病等浸润到其他部位。

18. **血液检查肿瘤早期信号** 许多医院和科研机构开展了AFP、CEA、CA125、CA153、CA199 等以及肿瘤相关物质的项目,这对于肿瘤的早期发现有前瞻性意义。

肿瘤标志物提供的信息表示的是肿瘤本身或肿瘤刺激机体产生的一些物质存在于血液中,其存在和量变提示肿瘤的性质和特征,有助于诊断、分类、预后分析和指导治疗。另一方面,肿瘤标志物还受全身其他因素的影响而出现假阳性或者假阴性,有一些癌症并不出现肿瘤标志物异常,需辨证分析和判断这种信息。如 AFP(甲胎蛋白)为原发性肝癌特异性肿瘤标志物,$>400\mu g/L$ 或进行性升高应高度怀疑肝癌。卵巢癌 AFP 也可能升高,消化道癌、转移性肝癌和肺癌一般不升高。CEA(癌胚抗原),反应的是多种肿瘤信息,对于大肠癌、乳腺癌、胰腺癌和肺癌的疗效判断、病情进展、监测预后分析有积极意义。正常人血清 CEA $<30\mu g/L$。CEA 特异性不强、灵敏度不高、对肿瘤的早期诊断并无特征性意义。况且,胃肠炎症也可能轻度升高。CA125(糖类抗原125),通常是卵巢癌和子宫内膜癌的标志物,但胰腺癌、肝癌、乳腺癌、子宫内膜炎、急性胰腺炎、腹膜炎、肝炎、肝硬化腹水者也可升高,诊断敏感性高,特异性差。CA153(糖类抗原153),不具备器官和肿瘤的特异性信息,多种癌症都可升高,但与乳腺癌相关性更吻合,主要用于乳腺癌的进展、转移、复发、治疗的监测。

CA199（糖类抗原199）为胰腺癌诊断较为可靠的标志物，手术切除肿瘤后浓度下降，再升高提示复发。肺癌、结直肠癌、胆囊胆管癌、肾癌、胃癌患者也常有升高，且灵敏度较高，用于判断预后，提示治疗反应。常作检测的还有 CA50、PSA（前列腺特异性抗原）、CT（降钙素）、hCG（人绒毛膜促性腺激素）、BJP（本周蛋白）等肿瘤标志物，有的具有一定特异性，有的只能作为参考指标。

（二）肿瘤认识误区

1. **肿瘤无征兆** 很多肿瘤都有先兆临床表现，如乳腺癌、宫颈癌、皮肤癌、口腔癌、结肠与直肠癌等。卵巢癌、胰腺癌、肾癌等生存率较低的肿瘤早期表现并不明显，但肿瘤标志物检查总会有一些蛛丝马迹。

2. **肿瘤无法预防** 很多肿瘤是可以预防的。肺癌者占 2/3 以上与吸烟有关，戒烟是重要的预防方法。吸烟危险因素还与口腔、咽喉癌、食管癌、肠道癌、乳腺癌有关。酗酒与女性肝癌和肠癌有很大的相关性，超重和肥胖与肠道癌、乳腺癌、子宫癌、胰腺癌、食管癌、肾癌及胆囊癌关系密切。

3. **防治肿瘤，医术第一** 摆正心态，"心理健康"，情绪乐观，加上科学、规范、全方位的治疗措施，才会稳定病情、延缓发展、延长生存期，高质量的"带病"生活，这需发挥医生和病人的两个"积极性"。

4. **癌症是遗传（基因）** 80％以上的癌症是遗传基因、环境因素、情绪情感、生活方式……相互作用的结果，而并非全是遗传。不可否认，有癌症家族史者更易患癌症，一是特定癌聚集，二是不同种癌症。恶性肿瘤中仅 5％为遗传，80％以上为遗传和环境等因素相互作用的结果。

5. **饥饿疗法治癌有效** 答案是否定的。这是因为饥饿疗法不仅不会"饿死"癌细胞，还会因为饥饿引起的营养失衡，会大大增加细菌感染和病毒感染的概率。癌细胞是不正常（异常增生）的细胞，癌细胞会从体内正常的细胞"汲取"营养，让正常细胞"凋亡"，而本身则异常快速分裂和生长。由于"饥饿疗法"造成正常细胞的营养不足而不能分裂、生长，机体免疫能力下降，感染机会增加。需要的是均衡补充营养。

6. 喝汤大补　"汤"的营养价值只有原材料的 5%～10%，缺乏营养丰富的蛋白质、维生素和无机盐类，需要的是汤和"渣"一起食用。

二、肿瘤治疗模式

肿瘤治疗方法种类繁多，各有利弊，良性肿瘤以手术切除为主，而恶性肿瘤需要根据病情、部位和全身状况选择一种或多种方法的综合治疗，需要的是正确的治疗方法，良好的心理状态，充足的营养补充，规律的饮食起居等就可以大大提高疗效。下面是目前常用的治疗方法和有发展潜力的治疗方法的简要介绍。

（一）化疗治疗

传统意义上化疗药物制剂都具有全身性作用特点无靶向特征，这把"双刃剑"对原发肿瘤、转移肿瘤具有治疗作用，但通常没有选择性，对正常组织、器官、细胞会产生不同程度的损害和毒副作用，又由于肿瘤细胞的耐药性而导致治疗失败。新的化疗药物和化疗方法的改进，具有低毒、高效特点，提高了某些肿瘤的治愈率，减轻了患者的治疗"痛苦"。这种全身性的肿瘤治疗方法具有不可替代的重要作用。纳米颗粒技术是将化疗药物包装入纳米颗粒，可以增加药物的靶向性，让药物发挥最大潜能。

（二）放射治疗

许多癌细胞对放射线具有较高的"敏感性"，可以产生很好的治疗效果。但对不敏感的肿瘤患者并不适合。某些器官肿瘤的患者放疗反应较大，治疗效果不能保证。但治疗方法和设备条件的改进，放疗不良反应减少，疗效增加，这种局部治疗伴有全身性反应的方法也是不可缺少的。

（三）生物学治疗

生物学治疗包括靶向药物治疗、免疫治疗与基因治疗。

1. 靶向治疗　是针对肿瘤的发生、发展、转归过程中的不同生物学反应,设计相应药物(单抗或小分子等)、病毒或细菌(经过遗传改造释放毒素和定位活性攻击肿瘤基质),用于治疗肿瘤,以肿瘤体为靶向目标。与其他治疗手段同时或序贯应用可以增加疗效。小分子靶向药物对正常造血系统、免疫系统和脏器没有明显毒性反应。分子靶向治疗和 RNA 干扰技术是肿瘤综合治疗的重大进展,这是分子生物学、细胞生物学和分子免疫学等前沿科学研究成果,广泛的临床应用尚需时日。

分子治疗药物分为三大类:

(1)作用于与细胞表面的单克隆抗体,如治疗 B 细胞淋巴瘤抗 CD20 单克隆抗体利妥昔、抗肿瘤坏死因子受体英夫利昔。

(2)作用于细胞增殖有关的细胞因子,如抗血管内皮生长因子的贝伐单抗,此也属于单克隆抗体。

(3)抑制肿瘤细胞生长过程中不同靶点的小分子药物,分为单靶点和多靶点药物,如抑制酪氨酸激酶单靶点抑制剂吉非替尼和埃罗替尼。抑制 2 个以上靶点的多靶点药物,如伊马替尼、索拉菲尼、舒尼替尼、凡德他尼等。利用正常细胞和肿瘤细胞间存在生物学反应的差异,设计对肿瘤细胞特殊的受体或酶的拮抗剂,就可以更有效的控制肿瘤成长,这种分子靶向治疗,将成为抗癌新趋势。无论何种治疗方案,残留癌细胞越少,复发、转移概率越低;减少机体损伤,积极营养支持,提高免疫能力的措施不可或缺。

2. 免疫治疗　分为主动免疫治疗和被动免疫治疗,主要是自体肿瘤、培养肿瘤细胞或用基因工程疗法将肿瘤特异基因蛋白导入患者自身免疫细胞内,激活自身免疫系统,利用人体自身的免疫系统寻找和破坏肿瘤细胞,提高免疫细胞对抗肿瘤的能力,进而杀灭和消除肿瘤。已研制成功的树突状基因修饰疫苗,属于此类。

3. **基因治疗**　基于某些酶的结构与活性对正常细胞的影响，发生某些改变而引起细胞突变、异常增长的研究发现。即如何维护某些酶的正常结构与活性（如端粒体、端粒酶），例如利用特异性细胞抑制肿瘤细胞的分裂增殖，诱导其凋亡。此种研究多处于实验阶段。肿瘤的"治疗性疫苗"也许在不久的将来成为现实。国内 p53 基因、热休克蛋白等基因治疗药物已有临床应用。宫颈癌的发生与人类乳头瘤病毒感染有关，研制成功的疫苗具有预防宫颈癌的作用。

(四)介入治疗

介入治疗分为血管性介入治疗和非血管性介入治疗两大类。方法是在影像引导下，对肿瘤进行局部治疗。目的是减少药物剂量、增加疗效、减轻痛苦、降低治疗不良反应、延长生命、提高患者生存质量。

(五)温热疗法

温热疗法分全身和局部两类。通过加温的方式（使肿瘤内温度达到 42.5℃左右），激发脂质过氧化反应，破坏瘤细胞的膜性表面和内部结构致其死亡。但受技术设备限制，加之不良反应和并发症较多，临床难以广泛应用。

(六)手术治疗

手术切除肿瘤是治疗的重要手段。这种单纯切除局部病变，不存在化疗耐药、放疗不敏感、毒性反应等问题，适用于肿瘤病变局限、较早期的肿瘤，如乳腺癌、宫颈癌、甲状腺癌、前列腺癌及一些皮肤癌，但术后还应配合小剂量化疗、生物学治疗、介入治疗、中医药治疗等全身性治疗措施，以杀灭残余肿瘤细胞。

(七)中医中药治疗

中医中药治疗肿瘤有许多成功的案例，中医的辨证施治，中药的相对副作用小，药源广，特别是中药在改善机体整体状态、提高细胞免疫力、改善脏器和微循环功能方面，更有独到之处，与其他治疗方法结合运用,会让更多患者获得痊愈的机会。

中医药很可能成为抗癌"生力军",中医药在调动神经系统、内分泌系统、免疫系统、代谢系统的"积极性"、改善抗癌方向方面有不可替代的作用,也许是防癌抗癌的有效途径。

第9章 乳腺疾病

第一节 乳腺增生病

一、乳腺增生病认知

乳腺增生病是乳腺组织的既非炎症也非肿瘤的良性增生性疾病,是正常乳腺小叶生理性增生与复旧不全,若造成乳腺正常结构紊乱,以乳腺泡导管的上皮细胞和结缔组织增生为基本病理变化的属于病理性增生。好发于 25－45 岁的中青年妇女,发病率占乳房疾病的 75％,是临床上最常见的乳房疾病。乳腺增生病有一定的癌变倾向,对有乳癌家族史的人群更应引起重视。乳腺增生病原因与下列因素有关。

1. 月经周期 乳腺增生病的症状常与月经周期有密切关系,多有较高的流产率。发病与卵巢功能失调有关,可能是黄体酮的减少及雌激素的相对增多,致使两者比例失去平衡,使月经前的乳腺增生变化加剧,疼痛加重,时间延长,月经后的乳腺小叶"复旧"也不完全,日久就形成了乳腺囊性增生病。

2. 精神刺激 精神刺激可改变人体内环境,从而影响内分泌系统功能,导致某一种或几种激素的分泌出现异常。精神过于紧张、情绪过于激动等不良精神因素,都可能使本来应该复旧的乳腺增生组织得不到复原或复原不全,久而久之,便形成乳腺增生,而且这些不良的精神刺激还会加重已有的乳腺增生症状。

3. 饮食结构　饮食结构不合理,如脂肪摄入过多,可影响卵巢的内分泌,强化雌激素对乳腺上皮细胞的刺激从而导致乳腺增生。

4. 人为因素　如人流,不生育或 30 岁以上生育,不哺乳,夫妻生活不协调,含激素的保健品,佩戴过紧的胸罩等,都可以引起乳腺增生,有碍乳腺健康。

二、诊断提示

1. 临床表现　乳房疼痛和肿块为本病主要的临床表现。

(1)乳房疼痛:常为胀痛或刺痛,可累及一侧或两侧乳房,以一侧偏重多见,疼痛严重者不可触碰,甚至影响日常生活及工作。疼痛以乳房肿块处为主,亦可向患侧腋窝、胸胁或肩背部放射;有些则表现为乳头疼痛或痒。乳房疼痛常于月经前数天出现或加重,行经后疼痛明显减轻或消失;疼痛常随情绪变化而波动。这种与月经周期及情绪变化有关的疼痛是乳腺增生病临床表现的主要特点。

(2)乳房肿块:肿块可发于单侧或双侧乳房内,单个或多个,好发于乳房外上象限,亦可见于其他象限。肿块形状有片块状、结节状、条索状、颗粒状等,其中以片块状为多见。肿块边界不明显,质地中等或稍硬韧,活动好,与周围组织无粘连,常有触痛。肿块大小不一,小者如粟粒般大,大者可逾 3～4cm。乳房肿块也有随月经周期而变化的特点,月经前肿块增大变硬,月经来潮后肿块缩小变软。

(3)乳头溢液:少数患者挤压乳头可有多孔溢出浆液样或乳汁样或清水样的液体。

(4)月经失调:可兼见月经前后不定期,月经量少或色淡,可伴痛经。

(5)情志改变:患者常有情志不畅或心烦易怒,每遇生气、精神紧张或劳累后加重。

2.常用检查 乳房钼靶X线摄片、超声波检查及红外线热图像有助于诊断和鉴别诊断。对于肿块较硬或较大者,可考虑作组织病理学检查。

三、防治措施

1.预防措施

(1)学会自检。通过自我检查对乳腺疾病的早期发现起着决定作用,女性朋友了解一些乳房自我检查的知识尤为重要。以下四个简单的步骤方便女性朋友们进行自我检测。

看:面对镜子双手下垂,仔细观察乳房两边是否大小对称,有无不正常突起,皮肤及乳头是否有渗液凹陷或湿疹。

触:左手上提至头部后侧,用右手检查左乳,以手指之指腹轻压乳房,感觉是否有硬块或压痛,由乳头开始做环状顺时针方向检查,逐渐向外三四圈,至全部乳房检查完为止,用同样方法检查右乳房。

卧:平躺床上,右肩下放一个枕头,将右手弯曲至头下,左手重复"触摸"乳房法,检查右边乳房;毕,同法检查左边乳房。

挤:除了乳房,亦须检查腋下有无淋巴肿大,最后再以拇指和示指挤压乳头,注意有无异常分泌物。

(2)远离补品:不少爱美的女性担心自己"青春早逝",经常服用一些女性保健品,特别在进入更年期后,失眠、精神紧张等症状一出现,就更慌了,而亲朋好友出于关心的目的,也往往把保健品当作礼品送给她们。事实上很多女性保健品,包括不少耳熟能详的知名品牌,都含有一定量的雌激素,雌激素是一把"双刃剑",确能延长女性的"青春期",也有一定的卵巢保养作用,但也带来了乳腺导管上皮细胞增生,甚至癌变的潜在风险。

(3)告别"丁克":很多都市女性因为工作节奏紧张、保持身材等原因,不愿意生育,也就是所谓的"丁克家庭",这是很不好的现象。因为这很有可能使她们失去一次增强抵御乳腺癌能力的机会。女性第一次足月的妊娠可以导致乳腺上皮发生一系列变化而趋成熟,使得上皮细胞具有更强的抗基因突变能力,同时产生大量的孕激素,孕激素对于保护乳房健康很有用,是雌激素的"天然对头",雌激素使乳腺组织增生,孕激素出来"消肿"。怀孕、分娩、哺乳虽然辛苦,但带给女同胞的不仅是可爱的下一代,还大大增强了女性的抗疾病能力,这种能力越早获得,对于防止乳腺增生病和乳腺癌的发生就越有利。

2. **药物治疗**　中医治疗多采取疏肝理气,活血化瘀之法。是目前主要的治疗手段。

3. **手术治疗**　对乳腺增生病来说,局部切除手术不能达到治疗目的,目的在于排除乳房恶性病变,对于肿块较硬,难以与乳腺癌鉴别时,行手术治疗以明确诊断。

4. **调养措施**

(1)乳腺增生病对人体的危害莫过于心理的损害,因缺乏对此病的正确认识,不良的心理因素过度紧张刺激忧虑悲伤,造成神经衰弱,会加重内分泌失调,促使增生症的加重,应解除各种不良的心理刺激。对心理承受差的人更应注意,少生气,保持情绪稳定,活泼开朗的心情大大有利于增生组织的早日康复。

(2)改变饮食,防止肥胖,少吃油炸食品,动物脂肪,甜食及过多进补食品,适当多吃蔬菜和水果类、粗粮、黑黄豆、核桃、黑芝麻、黑木耳、蘑菇等。

(3)生活要有规律、劳逸结合,保持性生活和谐,可调节内分泌,保持大便通畅等会减轻乳腺胀痛,可以对乳腺增生的预防起到积极作用。

(4)适当多运动,防止肥胖可提高免疫力。

(5)禁止滥用避孕药及含雌激素美容用品、不吃用雌激素喂养的鸡、牛肉。

(6)乳腺增生的预防还要注意尽量避免人流,产妇多喂奶,能防患于未然。

（7）自我检查和定期复查。

第二节 乳腺纤维腺瘤

一、乳腺纤维腺瘤认知

乳腺纤维腺瘤是乳腺疾病中最常见的良性肿瘤,可发生于青春期后的任何年龄,多在 20－30 岁之间。其发生与雌激素刺激有关,很少发生在月经来潮前或绝经期后的妇女,为乳腺良性肿瘤,仅少数可发生恶变。多为单发,仅有 15％～20％的病例可以多发。一般为圆形、卵圆形,大的可呈分叶状。初期如黄豆大小,生长比较缓慢,可以数年无变化,因为无明显不适,因此很少引起患者的注意。肿块在不知不觉中逐渐长大,由于怕羞不愿找医生检查,直到肿块长得较大时,才去医院诊治,失去早期诊治机会。

乳腺纤维腺瘤的病因及发病机制尚不十分清楚,但多数与以下因素有关。

1. 雌激素水平失衡　如雌激素水平相对或绝对升高,雌激素水平的过度刺激可导致乳腺导管上皮和间质成分异常增生形成肿瘤。

2. 局部乳腺组织对雌激素过度敏感　正常乳腺的各部组织对雌激素敏感性高低不一,敏感性高的组织易患病。不同妇女乳腺组织对雌激素刺激的敏感性不同,对雌激素刺激敏感的妇女患病概率大大增加。

3. 饮食及身体因素　高脂、高热量饮食、肥胖、肝功能障碍等致使体内雌激素增多,进而刺激乳腺导管上皮及间质纤维组织增生引起本病。

4. 遗传倾向

二、诊断提示

1. 临床表现　乳腺纤维腺瘤主要临床表现是乳房肿块,多数情况下,乳房肿块是本病的唯一症状。多发于 20—25 岁女性,其次是 15—20 岁和 25—30 岁者。一般无乳房疼痛,少数可有轻微胀痛,但与月经无关。肿块常为单发,部分可见多个肿块在单侧或双侧乳房内同时或先后出现。呈圆形或椭圆形,直径大多在 0.5～5cm 之间,边界清楚,质地中等或偏硬,表面光滑,按之有硬橡皮球之弹性,活动度大,触诊常有滑脱感。肿块通常生长缓慢,妊娠期可迅速增大,应排除恶变可能。

2. 常用检查

(1)B 超检查:肿块边界清楚,有一层光滑完整的包膜。内部回声分布均匀,后方回声可见增强,无血流改变。

(2)钼钯 X 线摄片:可见边缘整齐的圆形或椭圆形致密肿块影,边缘清楚周围可见透亮带,偶见规整粗大的钙化点。

三、防治措施

1. 预防措施

(1)保持良好的心态和健康的生活节奏,克服不良的饮食习惯和嗜好,有规律的工作与生活。

(2)少穿束胸或紧身衣,合理使用文胸。型号合适的文胸对乳房健康很重要,最好能选用柔软、透气、吸水性强的棉制文胸。平时能不带文胸时尽量不带,不要带文胸睡觉。

(3)慎用含雌激素类药物和保健品,慎用丰胸产品,若需,应在专业医师指导下选用。

(4)洗澡时避免长时间用热水刺激乳房,更不要在热水中长时间浸泡,洗澡时的水温以不感到太"热"或 37℃ 左右为宜。规律的性生活能促进乳房的血液循环和性激素分泌的增加,有利于女性乳房的健康。

(5)保持适量的运动。运动不仅有助于乳房健美,还能降低乳腺疾病的发病率。

(6)每月进行乳房自检,一般选择月经后的1～2周是检查的最佳时期,如果发现乳房有肿块、乳房局部皮肤或乳头凹陷、腋窝淋巴结肿大时,一定要及时就诊。

2. 治疗方法

(1)手术治疗:乳腺纤维腺瘤若已明确诊断,其治疗原则是手术治疗。

手术时机:①对诊断明确的未婚女性,可考虑择期手术处理,以婚前切除为宜;②对婚后未孕的病人,宜在计划怀孕前手术切除。因怀孕和哺乳均可使肿瘤生长加快;③怀孕后发现肿瘤者,宜在怀孕3～6个月间行手术切除;④对年龄超过35岁以上者,应及时手术治疗;⑤对于无妊娠、哺乳、外伤等促使肿瘤生长的情况时,肿瘤短期内突然生长加快,应立即手术。

(2)中医药治疗:对婚前女病人,若肿瘤生长缓慢,体积小者可试用中药治疗,或多发性乳腺纤维腺瘤在切除大的肿瘤基础上,小的可试用中药治疗。中医中药治疗原则是疏肝解郁,化痰散结。

第三节　乳　腺　癌

一、乳腺癌认知

乳腺癌是女性最常见的恶性肿瘤之一,据资料统计,发病率占全身各种恶性肿瘤的7%～10%,在妇女仅次于子宫癌,发病与遗传有关。40－60岁之间,绝经期前后的妇女发病率较高,仅1%～2%的乳腺癌患者是男性。发生在乳腺上皮组织的恶性肿瘤,严重影响妇女身心健康甚至危及生命。

1. 发病原因　乳腺癌的病因尚未完全清楚,但已被证明雌性激素的生物活性与乳腺癌的发生有密切的关系。乳腺癌多发生在 40－60 岁绝经期前后的女性。女性更年期的卵巢生殖功能逐渐减退致垂体前叶的活动增强，使肾上腺皮质产生雌激素增加。体内雌激素水平升高，可以导致乳腺腺体上皮细胞的增生变异，发生癌变。

具有乳腺癌高危因素的女性容易患乳腺癌。高危因素是指与乳腺癌发病有关的各种危险因素，高危因素包括乳腺癌家族史（一级亲属母亲、女儿、姐妹中有乳腺癌患者）；月经初潮早（＜12岁），绝经迟（＞55 岁）；未婚、未育、晚育、未哺乳；患乳腺良性疾病未及时诊治；经医院活检（活组织检查）证实患有乳腺非典型增生；胸部接受过高剂量放射线的照射；长期服用外源性雌激素；绝经后肥胖；长期过量饮酒；以及携带与乳腺癌相关的突变基因，与这些基因突变相关的乳腺癌称为遗传性乳腺癌，占全部乳腺癌的5％～10％。

乳腺癌的早期发现、早期诊断，是提高疗效的关键。

2. 转移途径

（1）直接浸润：直接侵入皮肤、胸肌筋膜、胸肌等周围组织。

（2）淋巴转移：可经乳房淋巴液的引流途径扩散。其中主要的途径为：

①经胸大肌外侧缘淋巴管侵入同侧腋窝淋巴结、锁骨下淋巴结以及锁骨上淋巴结；转移至锁骨上淋巴结的癌细胞又可经胸导管（左）或右侧淋巴导管侵入静脉血流而向远处转移。

②向内侧侵入胸骨旁淋巴结，继而达到锁骨上淋巴结，之后可经同样途径血行转移。乳腺癌原发部位与转移途径也有一定关系。有腋窝淋巴结转移者，原发灶大多（80％）在乳房的外侧象限；有胸骨旁淋巴结转移者，原发灶大多（70％）在乳房内侧象限。

（3）血液转移：癌细胞也可直接侵入血液循环。最常见的远处转移依次为肺、骨、肝。在骨转移中，依次为椎骨、骨盆和股骨。

血行转移是乳腺癌突出的生物学特征，这是乳腺癌治疗失败的主要原因。

二、诊断提示

1. 临床表现　40－60 岁的女性,绝经期前后的女性发病率高。多以乳房肿块就诊,肿块大小不一,多无明显的疼痛,早期乳腺癌缺乏全身症状。

(1)乳房肿块:早期常以无疼痛、单发包块、质地硬、表面不光滑、与周围组织粘连、界限不清、不易推动、无自觉症状为特点就诊。

肿块增长的速度比较快,其变化不受月经周期的影响,肿块逐渐增大以后可侵入周围组织并使乳房的外形发生变化,大者突出于乳房的表面。癌块可侵犯胸大肌筋膜及胸大肌,致使癌块逐渐粘连固定于胸壁而不易推动。癌块侵及皮肤可延至背部与对侧皮肤,形成"铠甲胸",紧缩胸廓,使呼吸运动受限,有时可出现不同程度的呼吸困难。当肿块持续增大,使血供出现相对减少而缺氧时,皮肤溃破,溃疡面渗出液或出血,其分泌物恶臭。

(2)局部皮肤改变:病变早期,局部癌肿逐渐增大,侵犯乳腺韧带造成局部组织粘连,肿块表面皮肤出现明显的凹陷性酒窝征,这是乳癌早期的常见局部体征。

晚期,肿块表面局部皮肤因皮下淋巴管被阻塞而引起淋巴性水肿,由于皮肤在毛囊处与皮下组织的粘连,淋巴水肿时可见毛囊出现凹陷,形成了在临床上称谓的橘皮样改变。病情发展快时,癌肿周边区域由于供血增加使表皮温度上升,皮肤血管出现怒张。

(3)乳头部的变化:乳房的上部发生乳癌,特别是硬性乳癌,可使乳头及整个乳房明显抬高。乳腺大导管被浸润或牵拉,导致乳头内陷。

约有 10% 的乳癌病人出现乳头溢液,多见于导管内乳头状癌或"粉刺"癌,按压肿块时,可见到有血性、浆液性、脂油样物从乳头溢出。湿疹样癌病人的乳头、乳晕区皮肤可见湿疹样改变。

（4）特殊类型乳腺癌的症状：弥漫型癌的发展过程与临床表现与一般的乳癌有所差别。炎性乳癌多半发生于年轻女性，特别是妊娠期和哺乳期女性。这种乳癌发展非常快，可在较短的时间内侵犯整个乳房，皮肤出现充血、水肿及发热，状如急性炎症表现，整个乳房高度肿胀，质地坚硬，无明显的局限性包块。炎性乳癌转移比较早而广泛，有时对侧乳房也受侵犯，预后较差。

2. 常用检查

（1）乳腺钼靶检查：乳腺 X 线是乳腺癌诊断的常用方法，常见的乳腺疾病在 X 线片上表现为肿块或结节样变，钙化影及皮肤增厚征群，导管影改变等，肿块的密度较高，边缘有毛刺征象时对诊断有助，毛刺较长超过病灶直径时称为"星形病变"，X 线片中显示肿块常比临床触诊为小，此亦为恶性征象之一。观察 X 线片中的钙化点时应注意其形状、大小、密度，同时考虑钙化点的数量和分布，当钙化点群集时，尤其集中在 1cm 范围内则乳腺癌的可能性很大，钙化点超过 10 个以上时，恶性程度很高。

（2）B 超检查：能够清晰显现乳房各层组织结构及肿块的形态和质地。彩色多普勒检查，乳腺癌显示有丰富的动脉血流，这是临床诊断乳腺癌的首选检查方法。包块较小、直径小于 1cm 的乳腺癌，超声诊断率要低于 X 线检查。二者联合应用，可大大提高乳腺癌的诊断准确率。

（3）CT 检查：可用于不能扪及的乳腺病变活检前定位，确诊乳腺癌的术前分期，检查乳腺后区、腋部及内乳淋巴结有无肿大，有助于制订治疗计划。

（4）乳腺磁共振成像（MRI）检查：MRI 不作为乳腺癌诊断的常规检查项目，多用于乳腺癌分期评估，确定同侧乳腺肿瘤范围，判断是否存在多灶或多中心性肿瘤。初诊时可用于筛查对侧乳腺肿瘤。有助于评估新辅助治疗前后肿瘤范围、治疗缓解状况，以及是否可以进行保乳治疗。

(5)肿瘤标志物检查:在癌变过程中,由肿瘤细胞产生,分泌,直接释放细胞组织成分,并以抗原,酶,激素或代谢产物的形式存在于肿瘤细胞内或宿主体液中,这类物质称肿瘤标志物。

①癌抗原 15-3(CA15-3):又称糖类抗原 15-3,属 2 株单克隆抗体识别的糖类抗原,分别来源于乳汁脂肪酸和乳腺癌细胞,是一种与乳腺癌等恶性肿瘤相关的抗原,对乳腺癌和卵巢癌的诊断意义较大,转移性乳腺癌阳性率可达 80%,但对乳腺癌早期敏感性不高。癌抗原 15-3 是术后随访、监测肿瘤复发、转移的指标。

②癌胚抗原(CEA):为非特异性抗原,在许多肿瘤及非肿瘤疾病中都有升高,无鉴别诊断价值,乳腺癌术前检查 20%～30%血中 CEA 含量升高,而晚期及转移性癌中则有 50%～70%出现 CEA 高值。

(6)活体组织检查:检查方法虽然很多,但活检病理结果是唯一肯定诊断的依据。

①针吸活检:针吸细胞学检查为细针针吸细胞学检查,方法简便、快速、安全,可代替部分组织冰冻切片,阳性指标率在80%～90%之间,可用于防癌普查,若临床诊断恶性而细胞学报告良性或可疑癌时,需选择手术活检以明确诊断。

②切取活检:由于本方法易促使癌瘤扩散,一般不主张作为常规检查方法,只在晚期癌为确定病理类型时可考虑应用。

③切除活检:疑为恶性肿块时切除肿块及周围一定范围的组织即为切除活检,一般要求从肿瘤边缘至少 1cm 左右尽可能完整切除。

三、防治措施

1. 预防措施

(1)建立良好的生活方式,调整好生活节奏,保持心情舒畅。

(2)坚持体育锻炼,积极参加社交活动,避免和减少精神、心理紧张因素,保持心态平和。

（3）养成良好的饮食习惯。婴幼儿时期注意营养均衡，提倡母乳喂养；儿童发育期减少摄入过量的高蛋白和低纤维饮食；青春期不要大量摄入脂肪和动物蛋白，加强身体锻炼；绝经后控制总热量的摄入，避免肥胖。平时养成不过量摄入肉类、煎蛋、黄油、奶酪、甜食等饮食习惯，少食腌、熏、炸、烤食品，增加食用新鲜蔬菜、水果、维生素、胡萝卜素、橄榄油、鱼、豆类制品等。

（4）积极治疗乳腺疾病。

（5）不乱用外源性雌激素。

（6）不长期过量饮酒。

2. 治疗措施　乳腺癌采用综合治疗的原则，以手术切除为主，放疗、化疗、内分泌治疗及中医药治疗为辅助疗法。根据具体的年龄、病期、有无淋巴结转移、雌激素受体的测定等综合进行分析决定治疗方案。

乳腺癌的综合治疗，需专业人员根据患者情况制定个体化方案，非本书讨论范围，只做简单介绍。

（1）手术治疗：乳腺癌手术范围包括乳腺和腋窝淋巴结两部分。乳腺手术分为肿瘤扩大切除和全乳切除。腋窝淋巴结可行前哨淋巴结活检和腋窝淋巴结清扫，除原位癌外均需了解腋窝淋巴结状况。选择手术术式应综合考虑肿瘤的临床分期和病人的身体状况。

（2）化疗：乳腺癌血行转移是治疗失败的主要原因，全身化疗可控制血行转移。根据病人的个体身体状况（体质，年龄，月经，妊娠或哺育，伴随疾病或各脏腑和系统功能，尤其是免疫和骨髓功能状况等）、疾病情况（病理类型，病期，发展趋势）等制定个体化方案。

（3）放疗：原则上所有保乳手术后的病人均需要放射治疗；根治术后放射治疗已不再作为常规治疗，而是选择性地应用。

（4）内分泌治疗：适用于激素受体[ER 和（或）PR]阳性的乳腺癌患者。根据月经状态选择适当的内分泌治疗药物。一般绝经前病人优先选择三苯氧胺。绝经后病人优先选择第三代芳香化酶抑制药,通过药物或手术达到绝经状态的病人也可以选择芳香化酶抑制药。

（5）靶向治疗:针对 HER-2 阳性的乳腺癌病人可进行靶向治疗,主要药物是曲妥珠单克隆抗体。

HER-2 阳性的定义:①HER-2 基因过表达:免疫组化染色（＋＋＋）、FISH 阳性或者色素原位杂交法（CISH）阳性。②HER-2 免疫组化染色（＋＋）的病人,需进一步行 FISH 或 CISH 检测 HER-2 基因是否扩增。

（6）中药治疗:中医药治疗对手术后患者有良好的调治和放、化疗有减毒增效作用,提高病人生命质量,有助于控制转移或复发,或延长生存期。

（7）随访

①临床体检:最初两年每 4～6 个月 1 次,其后 3 年每 6 个月 1 次,5 年后每年 1 次。

②乳腺超声:每 6 个月 1 次。

③乳腺钼靶照相:每年 1 次。

④胸片:每年 1 次。

⑤腹部超声:每 6 个月 1 次,3 年后若病情稳定改为每年 1 次。

⑥存在腋窝淋巴结转移 4 个以上等高危因素的病人,行基线骨扫描检查,全身骨扫描每年 1 次,5 年后可改为每 2 年 1 次。

⑦血常规、血液生化、乳腺癌标志物的检测每 6 个月 1 次,3 年后每年 1 次。

⑧应用三苯氧胺的病人每年进行 1 次盆腔检查。

3. 康复指导

（1）乳腺癌术后上肢功能锻炼:乳腺癌患者手术后会出现不同程度的患侧上肢功能障碍,主要表现为上肢淋巴性水肿、关节运动受限等,严重影响患者的生活质量,故乳腺癌术后康复锻炼尤为重要。除手术创伤疼痛、创面包扎的原因外,还要避免不当的活动影响创伤修复愈合,乳腺癌术后进行有计划、有步骤的肢体功能锻炼,可促进血液和淋巴液回流,减少肢体肿胀,使之早日恢复正常功能。

上肢功能锻炼必须遵循循序渐进,决不能操之过急;功能锻炼的目的是让上肢功能保持良好、减少水肿、血栓、运动受限等问题,但早期活动一定不能超过必要的限度,那样会影响术后伤口的愈合,势必引起新的问题;部分乳腺癌患者术后对于肢体功能锻炼的重视程度可能偏高,导致其锻炼过度,造成新的问题。

上肢康复锻炼步骤如下:

①术后1天,肩关节制动,练习伸指、握拳、活动腕关节、肘关节屈伸运动。

②术后2~5天,练习坐位屈肘、前臂屈伸活动。

③术后5~7天,练习用患肢手摸同侧耳朵和对侧肩。

④术后7~10天,练习患侧上肢伸直、抬高和内敛。

⑤术后10天,练习肩关节"爬墙"运动,让患侧手顺着墙往上爬,以后逐日增加运动量。

随着病情改善和身体恢复,20~30天后也可练习"吊环"运动,每日2~4次,逐渐增加锻炼时间,使患者手能越过头顶触摸到对侧耳朵,并能用梳子自己梳头。绝大部分患者术后肢体功能都会得到很好的康复。

注意事项:①近期勿挤压患肢,如测血压等;②不要在患肢采血或静脉注射;③不宜用患肢提重物;④患肢不宜戴戒指、手镯、手表;⑤远期还应该注意,患侧上肢避免剧烈活动、提重物等情况;⑥如患肢发生水肿,可抬高肢体,自远侧向近侧用一定压力推移按摩,每次15分钟,每日3次;或配戴弹力绷带使患肢及手指处于弹力紧绷状态,防止水肿的继续发展;或应用中药渍溻外敷及中药熏药局部熏蒸以减轻水肿。

(2)乳腺癌术后饮食调理:乳腺癌患者术后由于手术创伤或

应用一些其他药物治疗,导致食欲低下、恶心、呕吐、腹泻等症状。由于疾病对身体已经造成很大的影响,手术后身体更加虚弱,术后的饮食调理尤为重要。以下是饮食调理的注意事项:

①平衡膳食是癌症患者术后体力恢复和保持正常体重的重要方法。饮食平衡、多样化、不偏食、不忌食、荤素搭配、粗细搭配。烹调时多用蒸、煮、炖,尽量少吃油炸食品。

②饮食要定时、定量,要有计划地摄入足够的营养素和热量。

③多吃富含维生素 A、维生素 C 的食物,多吃绿色蔬菜和水果。常吃含有抑制癌细胞的食物,如卷心菜、胡萝卜、南瓜、荠菜、蘑菇等。圆白菜、西兰花、小白菜等十字花科蔬菜除了富含多酚类物质和多种维生素等有助预防癌症的成分外,还富含重要抗癌物质——硫苷类物质。

④坚持低脂肪饮食,常吃些瘦肉、鸡蛋、酸奶。不吃盐腌、发霉变质和烟熏火烤及烤煳焦化的食物。

⑤常吃富含多种维生素及微量元素、纤维素、蛋白质和不饱和脂肪酸的干果类食物,如芝麻、南瓜子、花生、核桃等。

⑥要做到合理忌口,忌食醇酒、辛温、煎炒、荤腥、厚味、陈腐、发霉等助火生痰有碍脾运的食物。

⑦可用益气养血、理气散结之品,巩固疗效,以利康复。如山药粉、菠菜、丝瓜、海带、山楂、玫瑰花等。

⑧乳腺癌术后放疗时,易耗伤阴津,故宜服甘凉滋润食品。如杏仁露、枇杷果、白梨、乌梅、莲藕、香蕉、橄榄等。

⑨乳腺癌术后化疗时,若出现消化道反应及骨髓抑制现象,可食用和胃降逆、益气养血的食物,如鲜姜汁、鲜果汁、粳米、白扁豆、黑木耳、向日葵子等。

(3)乳腺癌心理治疗:在乳腺癌诊治过程中,患者不但具有一般恶性肿瘤的心理负担,而且因为乳房的丧失而造成巨大的心理冲击,其反应有时甚于癌症本身,这些影响贯穿在疾病的诊断、治疗、康复及随访的全过程,也对患者的婚姻、家庭、工作及社会角色造成一系列严重的影响,同时也对患者家庭成员的心理造成影响。

我国古代医学早就指出"心动则五脏六腑皆摇"。人们常说"人的情绪便是自己疾病的良医"。一定要正确认识乳腺癌,正确对待乳腺癌,树立战胜疾病的信心,尽快消除恐惧、抑郁等不健康的情绪。人们注意到一种可喜现象,许多乳腺癌患者,手术后能与"健康人"生活一样,十年、二十年乃至更长生存期者,比比皆是。

在乳腺癌治疗过程中,不同时期各有影响患者心理的重要因素,包括:确诊期(对癌症的恐惧、害怕、担心较长时间的治疗期、各种治疗手段的副作用、经济上的负担、因病影响工作生活等)、手术期(手术的费用、效果、意外,术后出现局部疼痛、乳房缺失、肢体活动障碍,以及麻醉药物引起的恶心、呕吐)、放化疗期(出现食欲缺乏、恶心、呕吐、脱发和免疫力低下)、康复期(担心治疗不彻底复发和转移;自己失去女性魅力;受歧视感和自卑感;自我价值降低;自感体力和精力不如以前)等,所以乳腺癌的心理治疗应该先了解乳腺癌在患病过程中常有的不良情绪并从心理平衡方面入手来对乳腺癌患者进行关怀与呵护。

作为患者的家属,特别是丈夫,要富于爱心和同情心,多与病人交流,从自己的语言、行为上给患者以鼓励,这一点是十分重要的。

第10章 妇科疾病

第一节 外阴与阴道炎症性疾病

外阴及阴道炎症是妇科最常见疾病,各年龄组均可发病。外阴阴道与尿道、肛门毗邻,局部潮湿,易受污染;生育年龄妇女性活动频繁,且外阴阴道是分娩、宫腔操作的必经之道,容易受到损伤及外界病原体的感染;绝经期妇女及婴幼儿雌激素水平低,局部抵抗力下降,也易发生感染。

正常阴道内存在多种微生物,但阴道与这些微生物之间形成生态平衡并不致病。阴道生态平衡一旦被打破或外源病原体侵入,即可导致炎症发生。

一、外阴炎症

外阴是指女性的外生殖器,即生殖器的外露部分,包括耻骨联合至会阴以及两股内侧之间的组织。外阴炎就是外阴的皮肤或黏膜所发生的炎症病变,如红、肿、痛、痒、糜烂等。

1. **外阴炎症病因** 常见病因包括如阴道分泌物刺激(包括阴道分泌物增多流至外阴刺激、月经或月经垫内裤等的刺激);其他刺激因素(糖尿病病人的尿液、尿瘘患者长期受尿液的浸渍、肠癌患者有时受粪便的刺激、肠道蛲虫);混合感染(常见病原菌为葡萄球菌、链球菌和大肠埃希菌)等。

2. 常见症状　外阴皮肤瘙痒、烧灼感和疼痛,在活动、性交和排尿后加重。急性期红肿、充血、有抓痕。慢性炎症、痛痒、外阴发生开裂、苔藓化。有些患者小阴唇内侧肿胀、充血、糜烂和成片湿疹。

3. 防治措施

(1)学会自查:女性自查外阴的方法,概括起来有三个字,即"望、闻、触"。

①"望",可以用一面小镜子,放在外阴的下面,前后左右移动镜子照视,借助镜子的帮助,观察自己的外阴部。另外,通过观察阴道分泌物,如白带和经血的颜色、清浊、稀稠,也能从中发现一些蛛丝马迹。

正常的白带是清白颜色的稀薄液体,正常经血是鲜红色或浅红色,有人还会有少许血块。

②"闻",是用鼻子嗅一下分泌物、经血或外阴部散发出的气味。一般正常的气味是清淡的腥味、汗酸味或无味。如果出现了腥臭味、腐臭味或特殊的气味,就可能出现了问题。

③"触"的时候,先把手洗干净,用示指和中指两个指头的"指腹"(俗称"指肚"),从"阴阜"部位开始,从上而下,顺序按触外阴,直至肛门。

正常触摸外阴的时候,感觉应是光滑、柔软。如果不用力去按,也不会感到疼痛,当然,正常的情况下也不应当触摸到有小的结节或肿块。

(2)预防为主:女性在日常生活中要注意个人卫生保持外阴清洁、干燥,勤换内裤,外阴用具专人专用,用过的内裤、毛巾、盆均应用开水烫洗,去公共场所如公共厕所、游泳池、浴室要注意预防交叉感染。还要增强机体的抵抗力加强营养,锻炼身体,提高机体的免疫力,减少条件致病菌的发病机会。

(3)药物治疗:治疗原则为保持局部清洁、干燥,局部应用抗生素;重视消除病因。

可用 0.1％聚维酮碘液或 1：5000 高锰酸钾坐浴,每日 2 次,
每次 15～30 分钟。坐浴后涂抗生素软膏或紫草油。也可选用中
药水煎熏洗外阴部,每日 1～2 次。急性期还可选用微波或红外
线局部物理治疗。

(4)中药治疗:从中医理论讲,用清热解毒、除湿止痒的中草
药煎水坐浴,可以明显缓解外阴的痒痛不适,治疗外阴炎症。下
面介绍几个简单的经验方:

处方①(《新编妇人大全良方》):苦参 30g,煮水频洗,每日
3～5 次。

处方②(《朱小南妇科经验选》):蛇床子、土槿皮、百部、川椒、
枯矾各等分,上药加水浓煎后熏洗阴部,早、晚各 1 次。

处方③(《女病外治良方妙法》):虎杖 100g、苦参 50g、木槿皮
50g,上药加水 4500ml,煎取 4000ml,过滤待温,每次取 2000ml,
坐浴 10～15 分钟,每天 2 次,7 天为 1 疗程。

处方④(《中医妇科验方选》):苦参 10g、蛇床子 15g、地肤子
15g、白鲜皮 15g、川椒 6g、青盐 2 撮,将药装入布袋放入水中,煮
沸 20 分钟。温液坐浴,每日 2～3 次,每次 15～20 分钟。本方清
热燥湿,杀虫止痒,可用于糖尿病外阴瘙痒,以及滴虫、真菌等感
染引起的外阴瘙痒。

(5)注意事项

①保持外阴清洁干燥,尤其在经期、孕期、产褥期,每天用
pH4 弱酸配方女性护理液清洗外阴,更换内裤。

②不穿化纤内裤、紧身裤,着棉织内衣裤。局部坐浴时注意
溶液浓度、温度及时间、注意事项。

③外阴瘙痒者应勤剪指甲、勤洗手,不要搔抓皮肤,以防破溃
感染从而继发细菌性感染。

④不用刺激性的香皂、药物以及太凉或太热的水来清洗
外阴。

二、滴虫性阴道炎

1. **滴虫性阴道炎认知** 阴道炎是阴道黏膜及黏膜下结缔组织的炎症,是妇科门诊常见的疾病。根据病原体不同可分为滴虫性阴道炎、真菌性阴道炎、细菌性阴道炎等。本书只简单介绍滴虫性阴道炎。

滴虫性阴道炎是由阴道毛滴虫引起的常见阴道炎症,也是一种十分常见的性传播疾病,分布于世界各地。黄绿色泡沫白带增多与外阴瘙痒是常见症状。

白带稀薄并有腥臭,若合并细菌感染则呈脓状白带并伴臭味,阴道黏膜出血时常呈赤带。白带量很多,常积于后穹隆内,或溢出阴道口。瘙痒部位主要在阴道口及外阴,灼痛、性交痛亦常见。

2. **防治措施** 对滴虫检查阳性的患者不论有无症状均应进行治疗。分局部用药和全身用药。不论何种治疗均应同时治疗患病的配偶和家庭成员。

(1)局部治疗:包括采用 0.5%～1%乳酸或醋酸冲洗阴道,然后用甲硝唑阴道泡腾片(每片含 200mg)或乙酰胂胺片[每片含乙酰胂胺 0.25g,硼酸 0.03g]1 片塞入阴道后穹隆,每日 1 次或隔天 1 次,7～10 次为一个疗程,连用 2～3 个疗程。亦可采用双唑泰栓(含甲硝唑 200mg,醋酸氯己定 8mg,克霉唑 160mg)一个,每晚塞入后穹隆,7 天为一个疗程,连用 1～2 个疗程,总有效率可达 96.24%。局部治疗可有效控制局部症状,但不能彻底杀灭虫体,停药后易复发。

(2)全身治疗:适用于所有阴道毛滴虫感染患者、男性泌尿生殖道滴虫感染及带虫者治疗。首选药物为甲硝唑。每次 200～250mg,每日 3 次,连服 7～10 天为一疗程。或采用一次口服甲硝唑 2g 的大剂量疗法。治疗后检查阴性时还应继续治疗 1～2 个疗程。如果对一次服用 2g 失败者,可改用 7～10 天方案,或将 7

～10d 方案剂量加大为每次 400～500mg。如果先采用 7～10d 方案失败，仍可加大剂量继续治疗。甲硝唑因有潜在致突变性，故孕妇及哺乳期妇女禁用。用甲硝唑可加用减少副作用的药物，如维生素 B₆ 等。其他尚有哌硝噻唑(piperanitrozol)对毛滴虫也有抑制和杀灭作用，每次 0.1g。每日 3 次，口服，7～10d 为一疗程，肝功能异常者慎用，个别患者出现紫癜、白细胞与血小板下降等副作用。

(3)注意事项：治疗期间避免性交，勤洗外阴，勤换内裤，应夫妻双方同时检查和治疗。反复发作者，在一次治愈后，待每次月经干净后，阴道局部用药 1～2 次，连续 3 个月，以巩固疗效。

(4)饮食禁忌

饮食之道，宜清淡少油，多食蔬菜。

宜多食用含维生素 B 丰富的食物，如小麦、高粱、芡实、蜂蜜、豆腐、鸡肉、韭菜、牛奶等；宜多食水果和新鲜蔬菜。

宜选食具有一定抗菌作用的食物，如大蒜、洋葱、马齿苋、鱼腥草等。

忌辛辣食品、海鲜发物、甜腻食物、烟酒。

(5)预防措施：积极治疗患者及带虫者，对女工和集体生活的女学生定期普查，改善工厂、学校公共卫生设施，加强卫生宣教，注意个人卫生和经期卫生。女用避孕套亦有良好的预防作用。

第二节　子宫肌瘤

一、子宫肌瘤认知

子宫肌瘤又称子宫纤维肌瘤、子宫纤维瘤，是女性生殖器官中最常见的一种良性肿瘤。常见于 30－50 岁妇女，20 岁以下少见，30 岁以上的妇女中约有 20% 的人患有子宫肌瘤。子宫肌瘤一般无明显症状，容易被忽略。

根据生长的位置的不同,划分为浆膜下肌瘤、肌壁间肌瘤、黏膜下肌瘤或宫颈肌瘤、阔韧带肌瘤等,不同类型的子宫肌瘤可表现出月经过多、下腹部包块或排尿、排便困难等临床表现。

子宫肌瘤的具体原因目前尚不十分明确,但研究表明,激素分泌过于旺盛,是导致子宫肌瘤的最普遍原因。女性因为家庭和工作的双重压力容易产生抑郁情绪,促使雌激素分泌量增多。肥胖、未生育、长期服用含雌激素高的避孕药、瘦身、美白等激素类药物以及高激素污染的食物、遗传因素等,都是子宫肌瘤产生的重要原因。

中医讲情绪对子宫肌瘤的影响时提到:"气滞,七情内伤,肝失条达,血行不畅滞于胞宫而致,表现为下腹癥块,按之可移,痛无定处时聚时散,精神抑郁,胸胁胀满"讲的也是这个道理。

二、诊断提示

1. 临床表现　早期多无明显症状,在体检时偶然发现。症状与肌瘤部位、有无变性相关,而与肌瘤大小、数目关系不大。中晚期常见症状有:

(1)月经量增多,经期延长,是最常见症状。

(2)下腹部包块。

(3)尿频、排尿困难或大便秘结等。

(4)阴道断续流血或脓血性白带。

2. 常用检查　B超是常用的辅助检查,能区分子宫肌瘤与其他盆腔肿块。MRI可准确判断肌瘤大小、数目和位置。如有需要,还可以选择宫腔镜、腹腔镜、子宫输卵管造影等。

三、防治措施

1. 治疗原则

(1)随访观察:无症状肌瘤一般不需要治疗,特别是近绝经期妇女。绝经后肌瘤多可萎缩和症状消失。每3～6个月随访一次。

(2)药物治疗:适用于症状轻、近绝经年龄或全身情况不宜手术者。常用药物有促性腺激素释放激素类似物(亮丙瑞林、戈舍瑞林)或米非司酮等。

(3)手术治疗:适应证包括月经过多致继发贫血,药物治疗无效;严重腹痛、性交痛或慢性腹痛、有蒂肌瘤扭转引起的急性腹痛;体积大或引起膀胱、直肠等压迫症状;能确定肌瘤是不孕或反复流产的唯一原因者;疑有肉瘤变。

手术可选择经腹、经阴道或经宫腔镜及腹腔镜进行。

2. 调养措施

(1)防止过度疲劳,经期尤须注意休息。

(2)多吃蔬菜,水果,少食辛辣食品。

(3)保持外阴清洁,干燥,内裤宜宽大,若白带过多,应注意随时冲洗外阴。

(4)每 3～6 个月复查 1 次,随诊期间注意有无症状出现,子宫肌瘤是否增大。每次随诊需做妇科检查并辅以 B 超检查。若增大明显,则应考虑手术治疗,以免严重出血或压迫腹腔脏器。

(5)避免再次怀孕,患子宫肌瘤的妇女在做人工流产后,子宫恢复差,会引起长时间出血或慢性生殖器炎症。

(6)如果月经量过多,要多吃富含铁质的食物,以防缺铁性贫血。

(7)不要额外摄取雌激素,绝经以后尤应注意,以免子宫肌瘤长大。

3. 饮食禁忌

(1)多吃五谷杂粮如玉米、豆类,也可经常吃一些含充裕营养素的干果类食物,如花生、芝麻、瓜子等。

(2)饮食宜清淡,最好不要吃羊肉、狗肉、虾、蟹、鳗鱼、咸鱼、黑鱼等发物。

(3)多吃一些海藻类食物,如紫菜、海带、海白菜、裙带菜等,海藻含矿物质钙、铁、钠、镁、磷、碘等较多。

（4）维持低脂肪饮食，多吃瘦肉、鸡肉、鸡蛋、鹌鹑蛋、鲫鱼、甲鱼、白菜、芦笋、芹菜、菠菜、黄瓜、冬瓜、香菇、豆腐、海带、紫菜、水果。

（5）忌食辣椒、麻椒、生葱、生蒜等刺激性食物及酒和冷饮。

（6）少食或禁食桂圆、红枣、阿胶、蜂王浆等热性、凝血性和含激素成分的食品。

第三节 子宫脱垂

一、子宫脱垂疾病认知

子宫从正常位置沿阴道下降或脱出，当宫颈外口达坐骨棘水平以下，甚至子宫全部脱出阴道口以外，称子宫脱垂。

1. 多发生于多产或产后，且直接与分娩有关。分娩可以损伤子宫支持组织（盆腔内筋膜）及肛提肌，但如果产后适当休息，加强营养，尤其配合产后运动锻炼，一般均可恢复正常，而不发生脱垂或有之亦轻。如果损伤较重，或生活条件差，产后过早从事体力劳动，包括较长时间处于站、蹲体位者，或有慢性咳嗽、腹泻、便秘等增加腹压情况下，则易发生子宫脱垂，且病情往往较重。

2. 绝经期后妇女发生生殖道脱垂者，是因卵巢功能不足，雌激素水平低落，使筋膜等支持结构开始退行性变，加上年老，肌张力低下，结果盆底组织薄弱而使生殖道发生脱垂，甚至伴尿道脱垂及压力性尿失禁。

3. 个别未婚、未育妇女发生子宫脱垂是因盆底肌肉及筋膜先天性松弛或缺陷所造成的。

二、诊断提示

1. 临床表现

（1）腰骶部酸痛：尤以骶部为甚，劳动后更加明显，卧床休息后可缓解。此外,下腹、阴道、会阴部坠胀感,也以劳累后加重。

(2)阴道脱出肿物:阴道内有球形物脱出,于行走、体力劳动时更加明显,卧床休息后自行还纳。脱垂严重者,终日掉在外面,不能自行还纳,由于行走活动,与衣裤摩擦而感不适,久经摩擦而发生溃疡、感染、分泌物增多,甚至出血,日久局部组织增厚角化。

(3)泌尿道症状:多数子宫脱垂患者,当其大笑、剧烈咳嗽、体势用力时,腹腔压力突然增加,引起尿失禁而尿液外溢。子宫脱垂往往伴有不同程度的膀胱膨出,但是否出现压力性尿失禁,取决于膀胱与尿道的解剖关系是否改变。少数子宫脱垂患者,排尿困难,导致尿潴留,需用手指将膨出的膀胱向前推举后,方能排尿。

(4)月经改变、白带多:由于盆腔脏器脱垂,导致血循环障碍,局部淤血,影响正常月经,可使月经过多。此外,由于血循环障碍脱出脏器并发溃疡、感染,致使白带增多,并伴有血性分泌物。

2. 子宫脱垂分度　临床上分为Ⅲ度。

Ⅰ度:子宫颈下垂距处女膜<4cm,但未脱出阴道口外。

轻型:宫颈外口距处女膜缘<4cm,未达处女膜缘。

重型:宫颈已达处女膜缘,阴道口可见子宫颈。

Ⅱ度:子宫颈及部分子宫体已脱出阴道口外。

轻型:宫颈脱出阴道口,宫体仍在阴道内。

重型:部分宫体脱出阴道口。

Ⅲ度:子宫颈及子宫体全部脱出阴道口外。

三、防治措施

1. 预防保健

(1)女性在更年期及老年期,由于卵巢功能衰退,雌激素水平低下,使盆底组织及子宫的悬吊组织变得薄弱,张力减退。同时,随着年龄的增长,体质也逐渐衰弱,全身的组织张力亦日趋减退,故容易发生子宫脱垂。做好女性更年期及老年期的保健,对预防子宫脱垂极为重要的。

①注意劳逸结合,避免过度疲劳,同时,更注意保持心情舒畅,减少精神负担,排除紧张、焦虑、恐惧的心情。

②适当减轻工作,避免参加重体力劳动。

③注意营养,适当进行身体锻炼,坚持做肛提肌运动锻炼,以防组织过度松弛或过早衰退。

④积极防治老年性慢性支气管炎和习惯性便秘,定期进行全身及妇科检查,及早发现和治疗更年期和老年期妇女的各种常见病。

(2)女性一生中要经历许多特殊的生理时期,做好青春期、月经期、孕期、分娩各产程、产褥期、哺乳期的保健,可以避免或减轻产生子宫脱垂的病理学基础,是预防更年期和老年期妇女发生子宫脱垂的关键。

2.非手术治疗

(1)盆底肌肉(肛提肌)锻炼:适用于轻度子宫脱垂者。嘱患者行收缩肛门运动,用力使盆底肌肉收缩放松,每次 10～15 分钟,每天 2～3 次,此疗法可以配合服用中药补中益气汤同时进行。

(2)子宫托(pessary):适用于不同程度的子宫脱垂。子宫托直径大于尿生殖裂孔横径,可以支持子宫和阴道壁并使其维持在阴道内而不脱出。

(3)改善全身情况:治疗咳嗽、便秘等慢性使腹压增高的疾病。已绝经者应该适量补充雌激素,避免过度疲劳,休息后能改善减轻子宫脱垂程度。

3.手术治疗　适用于Ⅱ度以上脱垂者、合并直肠膀胱膨出有症状者及保守治疗无效者。手术原则为恢复正常子宫解剖位置或切除子宫,修补阴道壁多余黏膜,缝合修补盆底肌肉。根据患者的不同年龄、生育要求及全身健康状况选择以下常用的手术方法。

（1）加强盆筋膜支持的手术：适用于Ⅰ度脱垂或Ⅱ度脱垂伴有阴道前后壁膨出的患者和宫颈延长者。常用的手术有：①阴道前后壁修补术。②阴道前后壁修补＋宫颈部分切除及主韧带缩短术。③韧带悬吊手术。经腹腔镜行圆韧带、骶韧带缩短术，适用先天性单纯轻度子宫脱垂患者。

（2）经阴道全子宫切除及阴道前后壁修补术：适用于Ⅱ、Ⅲ度脱垂无生育要求的患者。

（3）阴道封闭术：又称 Le-Fort 手术。适用于子宫颈无恶变、年老不能耐受较大手术者。因术后部分阴道封闭失去性交功能。

4. 饮食调养

（1）多喝水，多吃水果、蔬菜患者应多摄取水分，多吃核果、种子、谷类等有益的食物。

（2）多食有补气、补肾作用的食品，如鸡、山药、扁豆、莲子、芡实、泥鳅、韭菜、大枣等。

（3）多吃补血补肾的食物，以性平性温的为主，如牛、羊肉、猪肉等，各种肉类要打碎打烂吃，利于养分的吸收。多吃性平性温的蔬菜，荤素搭配比例最好是 1∶1。

（4）多吃海藻类的食物，包括紫菜、海带、海白菜、裙带菜等。

（5）忌食辣椒、麻椒、生葱、生蒜等刺激性食物及酒类。

（6）少食或禁食桂圆、红枣、阿胶、蜂王浆等热性、凝血性和含激素成分的食品。

（7）忌食寒凉类的食物，不管是食物的温度还是性质。

第四节　宫　颈　癌

一、宫颈癌疾病认知

宫颈癌是指发生在子宫阴道部及宫颈管的恶性肿瘤，是女性常见恶性肿瘤之一，其发病率有明显的地区差异。在我国发病年龄以 40—50 岁为最多,60—70 岁又有一高峰出现,20 岁以前少见。

宫颈癌发病原因尚不清楚,早婚、早育、多产及性生活混乱的妇女有较高的患病率,也有认为包皮垢中的胆固醇经细菌作用后可转变为致癌物质,是导致宫颈癌的重要诱因。

宫颈癌与性交而传染的某些病毒有一定关系,如人类疱疹病毒Ⅱ型(HSV-2)、人类乳头瘤病毒(HPV)、人类巨细胞病毒(CMV)。

二、诊断提示

1. 临床表现

(1)阴道流血:年轻患者常表现为接触性出血,发生在性生活,妇科检查及便后出血,出血量可多可少,一般根据病灶大小,侵及间质内血管的情况而定,早期出血量少,晚期病灶较大表现为大量出血,一旦侵蚀较大血管可能引起致命性大出血,年轻患者也可表现为经期延长,周期缩短,经量增多等,老年患者常有绝经后不规则阴道流血。

(2)阴道排液:阴道排液增多,白色或血性,稀薄如水样或米汤样,有腥臭味,晚期因癌组织破溃,组织坏死,继发感染等,有大量脓性或米汤样恶臭白带排出。

(3)晚期癌的症状:病灶侵犯范围可出现继发性症状;病灶波及盆腔结缔组织,骨盆壁,压迫输尿管或直肠,常有尿频,尿急,肛门坠胀,大便秘结,里急后重等,严重时导致输尿管梗阻,肾盂积水,引起尿毒症,疾病末期,可出现消瘦,贫血,发热及全身衰竭。

2. 常用检查

(1)宫颈刮片细胞学检查:用于筛检宫颈癌,必须在宫颈移行带区刮片检查。检查结果分 5 级。Ⅰ级正常,Ⅱ级炎症,Ⅲ级可疑,Ⅳ级可疑阳性,Ⅴ级阳性。Ⅲ、Ⅳ、Ⅴ级涂片者应重复刮片检查并行宫颈活组织检查,Ⅱ级涂片需先按炎症处理后重复涂片进一步检查。

(2)碘试验:将碘溶液涂在宫颈和阴道壁上,观察其着色情况。本试验对癌无特异性。主要是识别宫颈病变的危险区,以便确定活检取材部位,提高诊断率。

(3)氮激光肿瘤固有荧光诊断法:宫颈表面呈紫色或紫红色为阳性,提示有病变;出现蓝白色为阴性,提示无恶性病变。

(4)阴道镜检查:宫颈刮片细胞学检查Ⅲ级或Ⅲ级以上,或肿瘤固有荧光检测阳性患者,应在阴道镜检查下,观察宫颈表面有无异型上皮或早期癌变;并选择病变部位进行活组织检查,以提高诊断正确率。

(5)宫颈和宫颈管活组织检查:是确诊宫颈癌及其癌前病变最可靠和不可缺少的方法。

(6)宫颈锥切术:确诊宫颈癌后,根据具体情况,进行胸部 X 线摄片、淋巴造影、膀胱镜、直肠镜检查等,以确定其临床分期。

三、防治措施

1. 预防措施

(1)妇科普查:有性生活的女性,每年应到妇科做宫颈细胞学检查,及早发现前期病变,及早治疗。

宫颈癌病人从十几岁到九十岁都有病例分布。因此,未满 20 岁,已经有性行为的女性,也应接受筛检。

(2)远离宫颈癌的危险因素,开展洁身自爱教育:对宫颈癌高危人群,包括性生活过早、过多,及生育过早、过多、过密的妇女,有乱交、滥交,多个性伴侣和不洁性生活史的妇女,应特别重视定期普查。

(3)注意性卫生和经期卫生:适当节制性生活,月经期和产褥期不宜性交,注意双方生殖器官的清洁卫生,性交时配戴安全套,杜绝多个性伴侣。男方有包茎或包皮过长者,应注意局部清洗,最好做包皮环切术,这样不仅能减少妻子患子宫颈癌的危险,也能预防自身阴茎癌的发生。

（4）提倡计划生育：推迟性生活的开始年龄，减少生育次数，均可降低宫颈癌的发病机会。

（5）普及卫生知识，加强妇女卫生保健。

（6）重视宫颈慢性病的防治，积极治疗宫颈癌前病变，如宫颈糜烂、宫颈湿疣、宫颈不典型增生等疾病。

2. 治疗措施　根据临床分期、患者年龄、生育要求、全身情况，综合考虑制定适当的个体化治疗方案。总原则为手术和放疗为主、化疗为辅的综合治疗。

宫颈癌的综合治疗需专业人员根据患者情况制定个体化方案，非本书讨论范围，只做简单介绍。

（1）手术治疗：手术的优点是年轻患者可保留卵巢及阴道功能。主要用于早期子宫颈癌患者。

（2）放射治疗：放射治疗包括腔内照射及体外照射。早期以局部腔内照射为主，体外照射为辅；晚期以体外照射为主，腔内照射为辅。

（3）化学治疗：主要用于晚期或复发转移患者和同期放化疗。常用药物有顺铂、卡铂、氟尿嘧啶和紫杉醇等。常采用以铂类为基础的联合化疗方案。

3. 饮食调养

（1）宫颈癌早期以增强抗病能力，提高免疫功能为主，蛋白质、糖、脂肪、维生素等均可合理食用。阴道出血者，应服用补血、止血、抗癌的食品，如藕、薏苡仁、山楂、黑木耳、乌梅等。白带多水样者，宜滋补，如甲鱼、鸽蛋、鸡肉等。带下多黏稠、气味臭者，宜食清淡利湿之品，如薏苡仁、赤小豆、白茅根等。

（2）手术后，饮食调养以补气养血，生精填精之膳食，如山药、桂圆、桑椹、枸杞、猪肝、甲鱼、芝麻、驴皮胶等。

（3）放疗时，饮食调养以养血滋阴为主，可食用牛肉、猪肝、莲藕、木耳、菠菜、芹菜、石榴、菱角等；若因放疗而出现放射性膀胱炎和放射性直肠炎时,则应给予清热利湿,滋阴解毒作用的膳食,如西瓜、薏苡仁、赤小豆、荸荠、莲藕、菠菜等。

(4)化疗时,饮食调养以健脾补肾为主,可用山药粉、苡米粥、动物肝、胎盘、阿胶、甲鱼、木耳、枸杞、莲藕、香蕉等。出现消化道反应,恶心、呕吐、食欲不振时,应以健脾和胃的膳食调治,如蔗汁、姜汁、乌梅、香蕉、金橘等。

(5)宫颈癌晚期,应选高蛋白、高热量的食品,如牛奶、鸡蛋、牛肉、甲鱼、赤小豆、绿豆、鲜藕、菠菜、冬瓜、苹果等。

第五节　功能性子宫出血

一、功能性子宫出血认知

功能性子宫出血简称功血,是由于调节生殖的神经内分泌机制失常造成的异常子宫出血,而全身及内外生殖器官无器质性病变存在。由多种原因导致,是妇科常见病和难治症之一,常常导致贫血、感染、不孕、不育等并发症。根据有关资料统计,我国女性月经不调发病率为 12.75%,月经过多者占 33.3%,其中因出血过多而导致贫血、感染、不孕、不育的患者约占 25%,且有增长趋势。"功血"可分为排卵性和无排卵性两类,约 85% 患者属于无排卵性功血,其中 50% 发生于绝经期,育龄期占 30%。功能性子宫出血原因与下列因素有密切关系。

1. 下丘脑-垂体-卵巢轴调节机制失调　青春期功血,因下丘脑-垂体-卵巢轴功能未成熟或周期性调节不稳定,卵泡刺激素水平持续低水平,黄体生成素(卵泡发育功能)无高峰,卵泡虽有生长而无排卵,到达一定程度,则卵泡闭锁而发生出血。围绝经期功血,因卵巢功能衰退,卵泡数目明显减少,对促性腺激素敏感性降低,卵泡在发育过程中夭折而不能排卵,导致无排卵功血。育龄期妇女可由于精神紧张、环境改变、劳累、流产、营养不良、代谢紊乱等不同诱因,通过神经介质干扰的调节和制约机制,表现为卵巢功能失调,性激素分泌失常而引起无排卵。

2. **性激素分泌失调及雌激素受体异常** 功能性子宫出血时,单一而长期雌激素刺激使子宫内膜渐进性增生、增殖致单纯型增生、复杂型增生,甚至发展成为子宫内膜癌。由于缺乏孕酮对抗和腺体分泌,子宫内膜肥厚、腺体增多、腺腔扩大、腺上皮异常增生,子宫内膜血供增多,螺旋小动脉纡曲阻绕。雌激素引起的酸性黏多糖(MAPS)聚合和凝胶作用,使间质内血管通透性降低,影响物质交换,造成局部内膜组织缺血、坏死脱落而引起出血,而MAPS 的凝聚作用,也妨碍子宫内膜剥脱,使子宫内膜呈非同步性剥脱,造成长期不规则出血。此外,内膜间质血管腺体发育不同步,溶酶体膜不稳定,释放水解酶增多而引起子宫内膜不规则剥脱出血。

3. **子宫血管异常** 正常月经周期的月经期出血与子宫内膜血管有关,子宫内膜血管有它特殊的构型,基底层血管直而不受性激素的影响,功能层内膜的血供来自对性激素非常敏感的螺旋形动脉,这些动脉除了形态特殊外,另一个特点是它属于终支,无分支。这些特点对月经期的流血量和止血有很大的作用,经血大多来自螺旋形动脉。功血时子宫内膜增生,血管增生,血管直,因缺乏孕激素作用,动脉缺乏螺旋化,而且有静脉窦形成。当发生子宫内膜破裂或脱落时,无螺旋化的直血管无阶段性,而且血流速度快,难以形成血栓,血管断端暴露在内膜破裂处,出血不止。若静脉窦破裂,因无收缩功能,往往多量出血,且难以自止。雌激素不足的出血为子宫内膜局部的出血,子宫腔一处或多处出血,且不同步,故呈现无规律的出血。

4. **凝血和纤溶异常** 正常分泌期时,内膜间质细胞中含有纤溶酶原激活物的抑制物 PAI-1 和组织因子 TF。PAI-1 可抑制周围基质的降解,保持内膜血管的稳定性;还可抑制纤溶酶原激活物从而抑制纤溶。TF 能启动血凝。二者在正常经期内膜中起止血作用。无排卵型功血时,子宫内膜处于只有雌激素,缺乏孕激素的状态,间质细胞无蜕膜化,子宫内膜纤溶酶活化物质增多,活性增强,血浆纤维蛋白减少。PAI-1 和 TF 的含量很低,缺少生理性止血作用。

二、诊断提示

1. 临床表现　主要是月经周期的功血表现。

(1)月经持续时间延长或月经增多>80ml,但月经周期规律。

(2)月经变频,月经期间隔少于 21 天。

(3)月经周期不准,间隔时间增长,有时次数过频且伴有月经量增多及持续时间增长。

(4)月经中期出血。

2. 常用检查

(1)基础体温测定:无排卵性功血基础体温呈单相型;黄体功能不全,基础体温呈双相型,但上升缓慢,黄体期较短;黄体萎缩不全,基础体温呈双相型,但体温下降延迟或逐渐下降。

(2)阴道分泌物涂片检查:一方面可了解雌激素水平及周期性变化,由于患者卵巢不排卵,故无孕激素作用,无周期性变化;另一方面,也可排除罕见的恶性肿瘤。

(3)雌激素、孕激素测定:一般无周期性波动,特别是孕激素始终停留在增殖期的水平。

(4)诊断性刮宫:可了解子宫内膜反应,除外宫腔内病变及达到止血的目的。青春期患器质性病变或恶性疾病患者罕见,一般不需采用诊断性刮宫来协助诊断;除非严重出血或经药物治疗无效者才需采用诊断性刮宫。刮宫时间应在出血前 1～2 天或出血后 12 小时内进行。

(5)化验检查:查血常规、血小板计数和出血、凝血时间,以确定贫血程度和有无血液性疾病。

(6)其他常规检测:包括甲状腺、肾上腺及肝功能检查,以排除由这些疾病所引起的无排卵性功血。

三、防治措施

1. 预防措施

(1)避免精神过度紧张,适当调理情绪,协调家庭、工作与生活的关系。

(2)避免剧烈运动。

(3)营养均衡,避免营养过剩、营养不均衡或营养不良。

2. 药物治疗　药物治疗以止血、调整周期、促排卵并预防复发及远期并发症为原则。

(1)大剂量孕激素止血:适用于各年龄组各类功血。原理是促进内膜同步性分泌化而止血,停药后出现集中性撤退出血。

方法:①口服:炔诺酮 5.0～7.5mg,或甲地孕酮、安宫黄体酮 8～10mg。每 4～6 小时 1 次。经 3～4 次口服后(24～36 小时)流血停止,改每 8 小时 1 次口服。然后每 3 天递减 1/3 剂量之幅度至维持量。炔诺酮 2.5～5.0mg/d,或甲地孕酮、安宫黄体酮 4～6mg/d,于止血后 20d 停药。为防止突破性出血,也可配伍小剂量雌激素。从撤退性出血的第五天开始调经治疗;②肌注:复方己酸孕酮(己酸孕酮 250mg＋戊酸雌二醇 5mg/Amp)1 支肌注,1～2 天止血。于第 7～10 天再肌注 1 次复方己酸孕酮即完成 1 个周期治疗。为加快止血也可加注苯甲酸雌二醇 2mg,或复方黄体酮 1 支(黄体酮 20mg＋苯甲酸雌二醇 2mg/Amp)。止血后每周注射 1 支复方黄体酮,3～4 次完成 1 个周期治疗。从撤退性出血的第 5 天开始调经治疗。

(2)雄激素:仅作为雌、孕激素止血的辅助疗法,旨在抗雌激素,减少盆腔充血和增强子宫肌张力并减少出血量,但不能缩短出血时间和完全止血。青春期少女慎用。丙酸睾丸酮 25～50mg/d,3～5 天后,改每周 1～2 次,周期总剂量不超过 300mg。

(3)止血药:目的在于改善血小板功能,缩短凝血时间,降低血管脆性和通透性,改善微循环,刺激造血。

方法:止血敏 250～500mg 肌注或静滴;安络血 5～10mg 肌注;维生素 K、维生素 C 口服。

(4)抗纤溶药物:目的在于抗纤维蛋白溶解并抑制纤溶酶原激活因子。

方法:①6-氨基己酸 4～6g 加入 10％葡萄糖液 100ml 快速滴注(15～30min),后改为 1g/h 速率维持,每天总量 6～12g;②止血芳酸 300～500mg 加入 10％葡萄糖液 100～200ml 滴注,每天总量 600～1000mg;③止血环酸 200～300mg 加入 10％葡萄糖液中滴注,每天总量 400～600mg。

(5)前列腺素合成酶抑制药:①消炎痛 25mg,每日 3 次;②甲灭酸 250mg,每日 3 次;③氯灭酸 200mg,每日 3 次。

(6)凝血因子和输血:如纤维蛋白原、血小板和新鲜血液输入。

(7)调节月经周期:系在止血治疗的基础上,模拟生殖激素节律,以雌-孕激素人工周期疗法,促使子宫内膜周期发育和脱落,改善 HPO 轴反馈功能,停药后可出现反跳性排卵和重建规律月经。

雌-孕激素序贯疗法:即人工周期,适用于青春期功血患者。于月经周期第五天开始口服己烯雌酚 0.5～1.0mg,每晚一次,连服 20 天,至服药第 11 天,加用甲羟孕酮 6～10mg 口服,每日 1 次,或服药第 16 天加用黄体酮 20mg 肌内注射,每日 1 次,两药同时停服,停药后 3～7 天引起撤退性出血,于出血第 5 天重复用药,连用三个周期后停药。

雌-孕激素合并疗法:适用于更年期和育龄期而无生育要求的功血,内膜增生过长,月经过多者。己烯雌酚 0.5mg 及甲羟孕酮 4mg,于出血第 5 天两药并用,每晚一次,连服 20d;亦可口服避孕药Ⅰ号或Ⅱ号片(全量或半量片)从月经周期第 5 天口服每日 1 片,连服 22 天。

促排卵治疗:适用于青春期无排卵型功血,及育龄妇女功血希望生育者。促排卵治疗可从根本上防止功血复发。

氯米芬(CC):适用于有一定雌激素水平的功血患者。于出血第5天起,每晚口服50mg,连用5天,同时测基础体温。服药1~2周期无效,可增加用量,逐步增至每天100~150mg,连用5d。不宜长期用药。

人绒毛膜促性腺激素(hCG):适用于卵泡发育尚佳,有一定雌激素水平者。于卵泡发育接近成熟时(月经周期10~12天),每日肌注1000U,连用五天;或于月经周期第16~18天仍无排卵征象者,可予hCG5000~10 000U肌内注射,1~2天。hCG单独使用促排卵疗效不如氯米芬。

CC合并hCG的应用:一般停用CC7~8d后,加用hCG每天1000U,可用1~2d。

3. **手术治疗** 对激素或药物治疗无效或复发者,可采用手术治疗:刮宫术或子宫切除术。前者既可以迅速止血,又可明确诊断,尤其更年期功血患者在激素应用前宜常规刮宫,以排除宫腔内器质性病变;后者适用于40岁以上,无生育要求或子宫内膜腺瘤典型增生过长或子宫内膜非典型增生并合并子宫肌瘤、子宫腺肌症、严重贫血者。

4. **中医治疗** 快速止血治标,继用中药治本,中药具有"塞流""澄源""复旧"的功效,可选用汤剂,亦可口服中成药,如云南白药、固经丸、人参归脾丸、归芍地黄丸等。

5. **调理措施**

(1)平时注意劳逸结合,避免过度精神刺激,忌食辛辣刺激及生冷食品,加强营养。

(2)出血期间应注意保暖,避免涉水冒雨或感冒,出血量多时宜卧床休息,避免过劳。

(3)出血期间注意保持外阴清洁,禁性生活。

(4)子宫内膜增生过长者应定期复查,以防恶变。

第六节 卵巢囊肿

一、卵巢囊肿认知

卵巢囊肿是女性生殖器官的一种常见的良性肿瘤,各种年龄均可患病,但以 20－50 岁的女性最为多见。卵巢囊肿有各种不同的性质和形态,其中以囊性多见,恶性变的程度不高。在早期并无明显的临床表现,患者往往因体检或者其他疾病就医在行妇科检查时才被发现,以后随着肿瘤的生长,患者有所感觉,其症状与体征因肿瘤的性质、大小、发展、有无继发变性或并发症而不同。卵巢囊肿的发病原因与下列因素有关。

1. **内分泌因素** 未产妇或未育妇的发病率增加,而妊娠对卵巢癌似有保护作用;月经初潮偏早(12 岁之前)、绝经时间在 50 岁之后、月经过频、应用促排卵剂超过 3 个周期(使用时应与您的医师讨论)、性早熟或男性化等。

2. **身体组织液酸化** 身体细胞处于酸性体液中,进而形成身体正常细胞溶氧量下降,造成细胞的活性下降,代谢循环减慢,下降到正常值的 65％时,正常细胞就无法生存。缘于机体的自我保护机制,不惜改变染色体的结构和功能,致使细胞主动变异引起细胞的表型发生改变,肿瘤性状得以表达,这些细胞迅速扩增,从而形成真正的肿瘤实体。

3. **环境因素** 膳食结构不合理,高胆固醇饮食、维生素 A、维生素 C、维生素 E 缺乏、吸烟、电离辐射等环境因素。

4. **生活习惯** 生活习惯不良、心理压力过大等因素造成体质酸化,人体整体的功能下降,引起肾虚,肝肾同源,卵巢囊肿病理虚肝亦虚,进而引起下焦代谢循环变慢,造成卵巢疾病和内分泌失调,免疫功能下降,从而发展为卵巢组织异常增生,终致卵巢囊肿,甚至癌变。

二、诊断提示

1. 临床表现　本病早期无症状,肿瘤长大或有并发症时才被发现。多表现为以下症状。

(1)腹痛:良性卵巢囊肿一般无腹痛,当出现腹痛尤其是突然发生者,多系卵巢肿瘤蒂扭转所致,偶为肿瘤破裂、出血或感染。

(2)压迫症状:巨大的良性卵巢囊肿可产生压迫症状。如压迫横膈引起心悸、呼吸困难;由于腹内压增加,影响下肢静脉回流,可引起两下肢水肿;膀胱受压时可引起尿频、排尿困难或尿潴留;位于子宫直肠陷凹的肿瘤可压迫直肠引起下坠感或排便困难;压迫胃肠道还可出现上腹不适,食欲减退等。

(3)腹部肿块:良性卵巢囊肿患者自觉下腹肿块逐渐增大或在腹部触及包块或在妇科检查时发现包块。

2. 常用检查

(1)超声检查:卵巢囊肿超声检查能测知肿块的部位、大小、形态及性质,提示肿瘤囊性或实性,良性或恶性,并有与其他疾病鉴别,超声检查临床诊断符合率90%。但直径1～2cm的实性肿瘤不易检测出。

(2)宫颈黏液检查和阴道细胞检查:雌激素使宫颈黏液稀薄,拉丝度长,并出现羊齿状结晶,羊齿状结晶越明显、越粗,提示雌激素作用越明显。若涂片上见成排的椭圆体,提示在雌激素作用的基础上,已受孕激素影响。表、中、底层细胞的百分比,表层细胞的百分率越高反映雌激素水平也越高。

(3)基础体温检测:基础体温是指机体在较长时间睡眠醒后尚未进行任何活动时所测得的体温,是维持基本生命活动状态时的体温。由于体温中枢对孕激素极为敏感,因此,排卵后黄体形成,一般体温多在排卵后2～3天上升,少数在排卵日上升。若无排卵,则体温一直持续基础体温。

(4)放射学诊断:放射学诊断是通过腹部平片,静脉肾盂造影,吞钡检查,淋巴造影等协助诊断。

(5)细胞学检查:通过穹窿穿刺,抽吸腹水作细胞学检查,在腹腔镜检查或剖腹探查时,可同时在子宫直肠陷凹处吸液检查,以提高诊断准确率。

三、防治措施

1. 预防措施

(1)养成良好的生活习惯,戒烟限酒。吸烟,世界卫生组织预言,如果人们都不再吸烟,5 年之后,世界上的癌症将减少 1/3;其次,不酗酒。烟和酒是极酸的酸性物质,长期吸烟喝酒的人,极易导致酸性体质。

(2)不要过多地吃咸而辣的食物,不吃过热、过冷、过期及变质的食物;年老体弱或有某种疾病遗传基因者酌情吃一些防癌食品和含碱量高的碱性食品,保持良好的精神状态。

(3)有良好的心态应对压力,劳逸结合,不要过度疲劳。压力是重要的癌症诱因,中医认为压力导致过劳体虚从而引起免疫功能下降、内分泌失调,体内代谢紊乱,导致体内酸性物质的沉积;压力也可导致精神紧张引起气滞血瘀、毒火内陷等。

(4)加强体育锻炼,增强体质,多在阳光下运动,多出汗可将体内酸性物质随汗液排出体外,避免形成酸性体质。

(5)生活要规律,生活习惯不规律的人,如彻夜唱卡拉 OK、打麻将、夜不归宿等生活无规律,都会加重体质酸化,容易患癌症。应当养成良好的生活习惯,保持弱碱性体质。

(6)不要食用被污染的食物,如被污染的水,农作物,家禽鱼蛋,发霉的食品等,要吃一些绿色有机食品,要防止病从口入。

(7)高蛋白、富含维生素 A 饮食,减少高胆固醇食物。高危妇女可口服避孕药预防。

(8)定期体检,配合 B 超、CA125 等检查。重视青春期前、绝经后或口服避孕药妇女,发现卵巢肿大,应及时明确诊断。盆腔肿块扪诊不清或治疗无效者,及早进行手术探查。

2. 治疗方法

(1)手术治疗:卵巢囊肿大于 5cm,应及时手术切除,可选择宫腹腔镜微创手术。该术式只需在腹部开几个 3mm 小孔,无需开刀,即可在电视屏幕前获得比肉眼更清晰的图像。创伤小、恢复快,当日即可下床活动,3～5d 即可完全康复出院,且不影响生理功能。

(2)化学治疗:为主要辅助疗法。手术切除肿瘤困难者,术前先用 1～2 个疗程化疗,可提高手术切除术。术后应用化疗则可预防复发;手术切除不彻底者,化疗后可获暂时缓解甚至长期存活;手术无法切除者,化疗可使肿瘤缩小、松动,为再次手术创造条件。

(3)保守治疗:中医保守治疗既能消除主病又兼调理养生,消除潜伏疾病,调节全身,改善微循环,维持人体正常生理代谢等综合功能。

3. 手术后注意事项

(1)少或避免食用油腻的食物。因为脂肪会形成堆积,使伤口不能快速愈合,对细菌的抵抗能力减弱。

(2)食用适量的蔬菜和水果。蔬菜和水果中包含有丰富的矿物质和维生素,可以提高自身的抵抗力,有助伤口快速愈合。

(3)多补充水分。

(4)增加蛋白质的摄入量。蛋白质可以帮助伤口快速愈合,增加体力。可以选择鱼类,因为鱼肉比较容易消化和吸收。

(5)不要吃容易胀气的食物,如洋葱、萝卜、豆制品等。

第七节　经前期紧张综合征

一、经前期紧张综合征认知

经前期紧张综合征(PMS)是指在经前反复发生的涉及躯体

和精神(情感、行为)两方面的症候群,并且影响了妇女日常生活和工作。临床以经前 7～14 天出现烦躁易怒、精神紧张、神经过敏、水肿、腹泻、乳房胀痛等一系列症状,并随月经周期性发作为其特点。本病的发病率可达行经者的 50%,以 20—30 岁的患病率最高,城市妇女及脑力劳动妇女多见。每个人表现症状不同,病情有轻有重,轻者可以忍受,严重者影响工作和生活。经前期紧张综合征原因与下列因素有关。

1. 雌激素、孕激素比例失调　由于孕激素水平不足、雌激素相对过高引起,也可能由于组织对孕激素敏感性失常所致。孕激素促进远端肾小管钠和水的排泄,雌激素则通过肾素-血管紧张素Ⅱ-醛固酮系统使水钠潴留,以至出现水肿。

2. 精神因素　经前期紧张综合征好发于平素精神紧张的患者。

3. 维生素缺乏　由于维生素 A 或维生素 B_6 缺乏而影响雌激素在肝内代谢所致。

4. 内啡肽学说　β-内啡肽随月经周期而变化,由于体内啡肽浓度改变而导致经前期紧张综合征。

二、诊断提示

1. 临床表现

(1)症状与月经的关系:症状常在经前 7～10 天开始,逐渐加重,至月经前最后 2～3 天最为严重,经潮开始后 4 天内症状消失。另有一种不常见的情况,即月经周期中存在两个不相连接的严重症状期,一是在排卵前后,然后经历一段无症状期,于月经前 1 周再出现症状,为经前期紧张综合征的特殊类型。

(2)精神症状:①焦虑。精神紧张,情绪波动,易怒,急躁失去耐心,微细琐事就可引起感情冲动乃至争吵、哭闹,不能自制。②抑郁。没精打采,抑郁不乐,情绪淡漠,爱孤居独处,不愿与人交往和参加社会活动,失眠,注意力不集中,健忘,判断力减弱,害怕失控,有时精神错乱、偏执妄想,少数产生自杀念头。

(3)躯体症状:①水钠潴留。常见症状是手足与眼睑水肿,有的感乳房胀痛及腹部胀满,少数患者有体重增加。②疼痛。可有经前头痛、乳房胀痛、盆腔痛、肠痉挛等全身各处疼痛症状。③低血糖症状。疲乏、出虚汗、头晕、食欲增加、喜甜食。

2. 常用检查

(1)实验室检查:阴道分泌物、CA125 检查。

(2)其他辅助检查:必要时做腹腔镜检、乳房红外线透视、钼靶摄片等检查。

三、防治措施

1. 预防措施　调整生活状态,合理饮食与营养,适当身体锻炼,戒烟、限制盐和咖啡的摄入等。保持心情舒畅,避免情绪刺激。参阅第 20 章四、心理调适与心理治疗。

2. 治疗方法

(1)心理治疗:对患者进行心理安慰与疏导,给予情感支持,帮助患者调整心理状态,使精神松弛,消除思想顾虑,认识疾病和建立勇气及自信心。

(2)药物治疗:适合于一般治疗无效的患者,应分析引起症状的病理生理,选择合适的药物。治疗严重经前期紧张综合征的药物有以下五类。

镇静药:镇静药能阻断下丘脑及大脑皮质间冲动的传导。如苯巴比妥、甲丙氨酯;也可用自主神经调节剂,如谷维素每次 10～20mg,每日口服 3 次。

利尿药:为了解除经前期水钠潴留,在月经前 10 天开始进低盐饮食,症状明显者,可加服利尿药,口服氢氯噻嗪每次 25mg,每日 3次,为了避免出现低钾,可加服 10％氯化钾 10ml,每日 3 次,螺内酯有抗醛固酮作用(保钾利尿药),每次 20mg,每日 3 次。

激素:可给予孕激素治疗,如黄体酮 20mg 肌内注射,隔日一次共给 5 次,从月经第 16 天开始注射,也可以于经前 14 天开始每日口服炔诺酮 5mg 或甲地孕酮 5mg。雄激素有直接抗雌激素作用或因雄激素可抑制促性腺激素分泌,间接达到降低雌激素的水平,故在月经第 15 天开始,每日口服甲基睾丸素 5～10mg,连服 10～14 天。

抗焦虑及忧郁药:适用于有明显焦虑的患者,阿普唑仑经前用药,起始可用 0.25mg,每日 2～3 次,逐渐增量,最大剂量为每日 4mg,一直用至月经来潮的第 2～3 天。

维生素 B_6:维生素 B_6 属吡哆醇,可以调节自主神经系统与下丘脑-垂体卵巢的功能;还可抑制催乳素。经前期紧张症严重者常表现缺乏维生素 B_6,如从月经第 10 天开始口服维生素 B_6 20～40mg,每日 3 次,常与谷维素联合应用。

第八节　围绝经期综合征

一、围绝经期综合征认知

围绝经期综合征又称更年期综合征(MPS),指妇女绝经前后出现性激素波动或减少所致的一系列以自主神经系统功能紊乱为主,伴有神经心理症状的一组症候群。"绝经"分为自然绝经和人工绝经两种。自然绝经指卵巢内卵泡用尽,或剩余的卵泡对促性腺激素丧失了反应,卵泡不再发育和分泌雌激素,不能刺激子宫内膜生长,导致绝经。人工绝经是指手术切除双侧卵巢或用其他方法停止卵巢功能,如放射治疗和化疗等。更年期综合征多发生于 45-55 岁,90％的妇女可出现轻重不等的症状,有人在绝经过渡期症状已开始出现,持续到绝经后 2～3 年,少数人可持续到绝经后 5～10 年症状才有所减轻或消失。人工绝经者往往在手术后 2 周即可出现更年期综合征,术后 2 个月达高峰,持续 2 年之久。围绝经期综合征原因与下列因素有关。

1. **卵巢功能衰竭**　更年期综合征是由于生理性或病理性或手术而引起的卵巢功能衰竭。女性特征和生理功能都与卵巢所分泌的雌激素有密切关系,卵巢功能一旦衰竭或被切除和破坏,卵巢分泌的雌激素就会显著减少,引发器官和组织的退行性变化,出现一系列的症状。

2. **神经递质水平下降**　神经内分泌的有关研究表明:下丘脑神经递质阿片肽(EOP)、肾上腺素(NE)和多巴胺(DA)等与潮热的发生有明显的相关性,5-羟色胺(5-HT)对内分泌,心血管,情感和性生活等均有调节功能。已有报道围绝经期综合征患者的自主神经功能障碍与血中 5-HT 明显降低有关,动物实验进一步证明下丘脑的 5-HT 水平在卵巢切除后明显降低,用雌激素后可发生明显逆转,故认为围绝经期综合征所表现的功能紊乱症状,可能与随年龄的增长 5-HT 下降有关。研究发现,绝经后妇女血中β内啡肽(β-EP)及其抗体明显低于生殖期妇女,而 β-EP 抗体的下降表示免疫系统调节神经内分泌的功能发生紊乱而出现各种神经精神症状。

3. **遗传因素**　有报道 11 对孪生姐妹围绝经期综合征开始时间完全相同,症状和持续时间也极相近。

4. **个体因素**　个体人格特征,神经类型,文化水平,职业,社会关系,家庭背景等与围绝经期综合征发病及症状严重程度有关。临床观察到:性格开朗,神经类型稳定,从事体力劳动者发生围绝经期综合征者较少或症状较轻,而且症状消失较快;性格孤僻,神经类型不稳定,有精神压抑或精神上受过较强刺激,文化层次较高,社会地位与生活条件优越的妇女症状较重,提示该病的发生与高级神经活动有关。

二、诊断提示

1. 临床表现

(1)月经改变:月经周期改变是围绝经期出现最早的临床症

状。大致分为 3 种类型:①月经周期延长,经量减少,最后绝经。②月经周期不规则,经期延长,经量增多,甚至大出血或出血淋漓不断,然后逐渐减少而停止。③月经突然停止,较少见。由于卵巢无排卵,雌激素水平波动,易发生子宫内膜癌。对于异常出血者,应行诊断性刮宫排除恶变。

(2)血管舒缩症状:主要表现为潮热、出汗等血管舒缩功能不稳定的表现,是绝经期综合征最突出的特征性症状。约 3/4 的自然绝经或人工绝经妇女可以出现。潮热起自前胸,涌向头颈部,然后波及全身,少数妇女仅局限在头、颈和乳房。在潮红的区域患者感到灼热,皮肤发红,紧接着爆发性出汗。持续数秒至数分钟不等,发作频率每天数次至 30～50 次。夜间或应激状态易促发。此种血管功能不稳定可历时 1 年,有时长达 5 年或更长。

(3)精神、神经症状:表现为情绪激动易怒,焦虑多疑,自信心降低,记忆力减退及认知能力下降,使生活质量及工作效率降低。近年来研究发现,雌激素缺乏对阿尔茨海默病的发生可能有潜在风险。

2. 常用检查

(1)实验室检查:促卵泡生成激素(FSH)升高。雌二醇(E_2)与孕酮水平下降。促黄体生成或激素(LH)绝经期可无变化,绝经后可升高。

(2)其他辅助检查:诊断性刮宫及子宫内膜病理检查可以排除子宫内膜肿瘤。盆腔超声、CT、磁共振检查:可显示子宫和卵巢全貌以排除妇科其他器质性疾病。B 超检查可排除子宫、卵巢肿瘤,了解子宫内膜厚度。骨密度测定:了解有无骨质疏松及程度。

三、防治措施

1. 预防措施

(1)适度参加体育锻炼及娱乐活动,保持心情舒畅。

（2）积极主动了解围绝经期生理知识。更年期妇女应掌握必要的医学科普知识，消除恐惧与疑虑，以乐观和积极的态度对待更年期。更年期妇女的家人，尤其是她们的丈夫也要学习卫生保健知识，了解妇女更年期可能出现的症状，一旦出现某些神经功能失调症状，应给予关怀、安慰、鼓励和同情。

（3）更年期妇女最好半年至 1 年进行 1 次体格检查，包括妇科检查和防癌检查，有选择地做内分泌检查。

2. 精神心理治疗　心理治疗是围绝经期治疗的重要组成部分，了解围绝经期是自然的生理过程，以积极的心态适应这一变化。医生应与病人进行个别交谈，给病人以精神鼓励，解释科学道理，帮助病人解除疑虑，建立信心，促使健康的恢复。

3. 药物治疗

（1）激素类药物：主要为雌激素，种类有天然甾体类雌激素制剂如雌二醇、戊酸雌二醇、结合雌激素、雌三醇、雌酮；部分合成雌激素如炔雌醇、炔雌醇三甲醚；合成雌激素如尼尔雌醇。

（2）非激素类药物：对于围绝经期和绝经后妇女，可选用以下非激素类药物防治骨质疏松、调节自主神经功能。

钙剂：只有轻微的骨吸收抑制作用，通常作为各种药物治疗的辅助或基础用药。绝经后妇女的适当钙摄入量为 1000mg/d（应用雌激素者）和 1500mg/d（不用雌激素者），65 岁以后应为 1500mg/d。补钙方法首先是饮食补充，不能补足的部分以钙剂补充，临床应用的钙剂有碳酸钙、磷酸钙、氯酸钙、枸橼酸钙等制剂。

维生素 D：适用于围绝经期妇女缺少户外活动者，每天口服 400～500U，与钙剂合用有利于钙的吸收。

降钙素：是作用很强的骨吸收抑制药，用于骨质疏松症。制剂为鲑降钙素，100U 肌内或皮下注射，每天或隔天 1 次，2 周后改为 50U，皮下注射，每月 2～3 次。

双膦酸盐类：可抑制破骨细胞，有较强的抗骨吸收作用，用于骨质疏松症。常用氨基双膦酸盐，每天口服 10mg，必须空腹用白开水送服，服药后至少 30 分钟再进食。

谷维素 20mg 口服，每日 3 次。地西泮(安定)5mg 睡前服用，有助于调节自主神经功能。此外，还可服用维生素 B_6、复合维生素 B、维生素 E 及维生素 A 等。

4. 中医治疗　中医疗法，如针灸、耳穴压豆及中药等法，来养阴清热、滋补肝肾、养心安神等。

5. 饮食调养

(1)多吃一些含蛋白质和糖类丰富的食物。例如：牛奶、豆浆、蛋类、肉类等。

(2)多饮水，多吃新鲜的水果和蔬菜，如苹果、梨、香蕉、草莓、猕猴桃、白菜、油菜、香菇、紫菜、海带等。

(3)少食或禁食发物，如鱼类、虾、蟹、鸡头、猪头肉、鹅肉、鸡翅、鸡爪等，食后会加重阴部的瘙痒和炎症。

(4)酸涩收敛之品，易导致瘀气滞血，应予避免。辛温发散，利于行通，可食但不宜过多，因辛辣刺激过甚，疼痛亦会加重。

(5)少吃或不吃菠菜。若非吃不可的话，可先将菠菜在热水里焯一下，使部分草酸溶于水里，然后再捞出食用。

(6)少吃或忌吃油腻熏炸之物，公鸡、羊肉等温热发病之物。

(7)尽量减少和避免油炸、油腻的食物，如油条、奶油、黄油、巧克力等，这些食物有助湿增热的作用，会增加白带的分泌量，不利于病情的恢复。

(8)戒烟戒酒。烟酒刺激性很强，会加重炎症。

第 11 章　容易忽视的疾病

一、"胃病"

(一)"胃病"认知

临床上常常遇到病人因"胃病"反复就医,由于未作详细检查未能确诊而失去宝贵的早期治疗时机,给予一般"胃病"治疗,忽视了明确诊断对治疗的必要性。

"胃病"原因复杂且有多种因素作用,分类繁多,治疗方法有很大差异。如急性胃炎分为急性单纯性胃炎和急性糜烂性胃炎,前者多因生冷刺激饮食、细菌病毒感染、某些药物作用所致,病理改变以胃黏膜轻微损伤为主,容易治愈;后者表现的是胃黏膜出血性改变,可伴胃出血。消化性溃疡通常分为胃溃疡和十二指肠球部溃疡,系心身疾病范畴,具有反复发作特点。慢性胃炎发病与自身免疫反应有关,病理变化主要是胃黏膜慢性炎症改变,病史长,症状变化多,根据症状表现、检查结果、病理特点分为浅表性胃炎、萎缩性胃炎、肥厚性胃炎,分型对治疗有指导作用。

"胃病",尤其是慢性胃炎的临床表现主要是上腹胀痛、隐痛不适、食欲不振、纳差、消瘦、乏力等消化系统症状,呈慢性过程,多无特异性。胃肠钡餐透视、纤维胃镜检查、黏膜病理检查等常有特征性改变,用于指导分类和治疗药物选择。胃病的治疗措施,按轻重缓急、分类、症状表现和病人年龄、体质选择。

(二)"胃病"报警信号

患了胃病,不能只关注胃炎、胃溃疡而要警惕其他疾病早期表现,借此早诊断、早治疗。

1. 萎缩性胃炎　此病是消化系统常见疾病,中老年人发病率很高,为慢性胃炎中最为严重的一种,且治愈困难。胃黏膜萎缩,胃分泌液明显减少,消化不良,胃脘部胀满不适和堵塞感,胸肋隐痛,上腹部闷胀痛,消瘦乏力,精神萎靡,便秘腹泻交替,贫血是常见症状,纤维胃镜和病理切片检查有特殊表现。

2. 功能性消化不良　此病常常是消化道症状明显,但无脏器损伤客观证据,起因于胃和十二指肠调节功能紊乱。常常伴有精神不集中,注意力涣散,记忆力下降,焦虑抑郁,失眠,难以入睡等症状。

3. 幽门梗阻　病因是胃幽门部发生溃疡或肿瘤,致使局部充血水肿,自由基增加,导致胃液和食物难以通过引发梗阻。早期多是不完全梗阻,表现的是比较轻微的消化道症状,如腹胀、腹部不适、食欲减退等;出现完全性梗阻时,症状加重,常频繁呕吐,高度腹胀,尿少,四肢抽搐,肌肉酸软无力,嗜睡等症状。肾功能等实验室检查可有肾功能损害及水电酸碱失衡改变。

4. 肝硬化　肝硬化是慢性进行性肝病的中晚期常见改变,肝功能减退,门脉高压,低蛋白血症是主要临床表现,可累及多个脏器,病因多,以各种类型病毒性肝炎(甲、乙、丙、戊型)最多见,起病隐匿,潜伏期长,早期症状轻,晚期门脉高压症是其特点。肝硬化期乏力、消瘦、食欲低下、腹胀、腹水、牙龈出血、水肿、腹壁静脉曲张等症状和体征常见。血常规、肝肾功能、B 超检查等常见特异性改变。

还有一种未被引起广泛注意的是胃轻瘫综合征,病理变化是因胃动力不足致使胃排空时间极度延缓(>6h),以容易饱胀、餐后胃脘部不适,反复恶心,发作性干呕和频繁呕吐为主要临床表现。分为原发性胃轻瘫(原因不明)和继发性胃轻瘫(与糖尿病、胸腹部大手术、系统性红斑狼疮、神经性厌食症、酗酒、甲状腺功能减退及应用某些药物有关)。原发性胃轻瘫综合征预后较好。继发性胃轻瘫常随着原发疾病恢复,胃轻瘫症状改善或消失。

(三)防治措施

1. 治疗原发病,如溃疡病、各种胃炎、肝炎等。

2. 饮食治疗,包括清淡饮食,少盐饮食,少食或不食干硬、难消化和辛辣刺激、过冷、过热食物,吃饭定时定量,避免暴饮暴食,避免长期应用解热镇痛和抗生素类药物,戒烟戒酒等。

3. 运动锻炼,坚持一项或数项自己喜欢的运动。

4. 保持心身放松和足够睡眠。

5. 用药禁忌。

(1)急慢性胃黏膜疾病,如急性单纯性胃炎、急性糜烂性胃炎、各种类型慢性胃炎,一经诊断明确要尽早彻底治疗。慢性胃炎因胃黏膜破损性改变,且发病率高,复发率高,治愈困难,要坚持长期治疗。特别注意少用或不用对胃黏膜有刺激性的药物,如激素类、抗风湿类、解热镇痛类药物,酌情用胃黏膜保护药。

(2)合理时间服药:消化性溃疡,各类慢性胃炎治疗用药应选择饭后,一般不影响疗效。抗幽门螺杆菌药物更应如此。而促进胃动力药,则需要饭前30分钟服用,进食时可帮助胃排空和增加胃动力。必要时先服用胃黏膜保护药,10~20分钟后服用对胃黏膜有刺激性的药物。

(3)重视阿司匹林对胃黏膜的伤害:心脑血管病人增加,阿司匹林应用普遍,对胃肠道的不良反应也很明显,即使需要也应在晚饭后服用。

(4)查幽门螺杆菌:此菌是"胃病"的重要原因,结果阳性要先用药治疗1~2周,可以缓解阿司匹林引起的黏膜损伤和胃出血。

(5)慎用抗生素:抗生素尤其是广谱抗生素不良反应如恶心、呕吐、食欲不振、影响肝肾和造血功能、药源性腹泻、菌群失调和二重感染、细菌耐药性等危害为临床医生熟知,对胃黏膜的损伤并未引起广泛重视。需要时也不宜长期、大量使用,并要注意观察、了解适应证、禁忌证和必要检测。

二、泪囊炎与泪溢症

(一)认识泪囊炎与泪溢症

泪囊炎是一种常见的外眼病,以"迎风流泪"为重要表现,因各种原因引起的泪囊黏膜及周围组织炎症致使鼻泪管阻塞,微生物感染,解剖部位变异是主要病理生理变化。此病可发生于各年龄段,中老年人更为多见。冷风、强光均可加重溢泪症状。泪液浸渍,内眦附近的皮肤、黏膜逐渐出现湿润、潮红、糜烂甚或大小不一的皮疹,结膜囊内可见黏液脓性分泌物,久治不愈者可引发视力障碍。泪囊炎与泪溢症诊断区别在于有无感染征象,泪囊炎急性期表现多因慢性泪囊炎急性发作,局部表现为红、肿、热、痛及全身性感染症状。

(二)防治措施

泪囊炎急性期主要是控制炎症,脓肿形成切开引流,但需禁忌泪道探通和泪道冲洗。慢性期或单纯性阻塞,除点眼措施外,采用泪道扩张,泪道冲洗,经鼻腔泪囊造口,以恢复鼻泪管畅通,建立泪液排出的替代通道。

三、过敏性结膜炎

(一)认识过敏性结膜炎

眼睛红、肿、痒,点抗生素眼药水也不见症状减轻,甚至加重,常常源于过敏性结膜炎。由于接触抗原物质(外源性)引起眼结膜过敏反应,常伴有过敏性皮炎等其他过敏症状。临床表现为眼痒、充血、眼睑水肿、流泪、有水样分泌物。眼痒为最重要症状,温度越高痒症状越重,抓挠刺激症状加重。几种常见眼病鉴别方法主要是"眼痒"多为过敏,有"眼干""灼热感"多为眼干燥症,"眼发黏"红肿重则多为细菌性结膜炎。

(二)防治措施

平时要避免直接接触眼部,尽量不揉眼,讲究面部卫生,改变不良生活习惯,从而减少过敏原进入眼内。治疗方法主要是抗胆碱药、糖皮质激素、非甾体类抗炎药、免疫抑制药等点眼药水和内服药,如果诊断不明确,不要自行用抗生素眼药水,应在医生指导下选用治疗方法。

四、表层巩膜炎与巩膜炎

(一)认识巩膜炎

习惯上,巩膜炎分为表层巩膜炎和巩膜炎,前者是一种复发性、暂时性、自限性的巩膜表层组织非特异性炎症,多发生于角膜缘附着线至眼直肌区域内,分为水肿性、充血性、结节性表层巩膜炎三类,与外源性抗原抗体过敏反应、多种全身性疾病有关,如结核病、麻风病、梅毒、结节病有关,还与病灶感染引起的过敏反应与内分泌因素有关。表现为结节为暗红色,周围结膜充血水肿,常合并轻度虹膜炎,视力多不受影响。

巩膜炎是巩膜基质组织的炎性病变,对视力影响较大,属于自身免疫性疾病。分为前巩膜炎与后巩膜炎,为全身性结缔组织病的眼部表现,有明显的疼痛及眼部刺激症状,易合并葡萄膜炎、玻璃体炎、视神经炎、巩膜外层血管闭塞性脉管炎等病变。坏死性前巩膜炎发病后进展快视力下降速度也较快。

(二)防治措施

1. 表层巩膜炎一般无须治疗,多数日自愈。症状重时可局部湿热敷,点 0.5%可的松眼药水。

2. 巩膜炎治疗困难需查明病因,针对病因治疗,也可选用湿热敷、点激素眼药水及止痛对症治疗,如选用水杨酸钠、吲哚美辛、布洛芬等,局部及全身应用皮质类固醇,根据病情选用环磷酰胺、硫唑嘌呤。

3. 中药治疗,治则凉血散结、泻火解毒等。

4.顽固病例选用局部放射治疗、自血疗法、散瞳治疗、巩膜移植术等治疗方法。（由眼科专业医生施治）

五、干眼症与泪溢症

（一）认识干眼症与泪溢症

干眼症是指由于眼泪减少或泪液质量改变引起眼睛表层（结膜与角膜）微小损害的疾病；而泪溢症是指因泪道排出泪液受阻引起泪液不能进入鼻腔流出眼睑外的疾病，泪道 X 线碘油造影或荧光素检查可显示阻塞部位及程度。两病发病原因与治疗方法完全不同。

（二）防治措施

1.干眼症防治方法

（1）多眨眼：每隔 10～15 秒要有意识地眨一下眼，以促进泪液分泌。

（2）眼睛休息：读书、看报、写作、电脑使用等用眼时每隔 40～60 分钟闭眼休息或远视一会儿以减轻和避免眼疲劳。

（3）枸杞菊花茶：常饮此茶可明目、清脑、养肝和改善干眼症状。

（4）人工泪液眼药水：在医生指导下使用以代替泪液。

2.泪溢症防治方法　多采用选择性泪小点扩张术，泪道探针探通术，泪道穿线插管术，结膜—泪囊鼻腔吻合术等手术方法。合并炎症者先治愈炎症。

六、玻璃体混浊

（一）认识玻璃体混浊

玻璃体位于眼球内，正常情况下，玻璃体腔内充满无色透明的胶冻样液体，作用是维持眼的正常形态和生理功能。随着年龄增长玻璃体代谢发生变性和水分损失，残余的蛋白质变成半透明或不透明的条状物，并随眼球运动来回飘动，致光线不能到达视网膜,可以出现眼前不痛不痒的黑影飘动。极度疲劳、睡眠不足、用眼过度、一些代谢性疾病也会引起"黑影飘动"现象,此种现象有"飞蚊症"之称。一般不影响视力,外眼及眼底检查多无异常。

玻璃体混浊分为生理性与病理性两种,前者为胚胎残余细胞或视网膜血管细胞的投影折射引起;病理性玻璃体混浊为炎症性产物出血、渗出、异物残留、纤维素增生、寄生虫、退行性病变所引起。

(二)防治措施

1. 若有症状尽快去眼科行裂隙灯、眼底镜、眼科 B 超检查,确定有无其他病变,生理性者不需治疗。

2. 服用含碘丰富的食物,如海带、紫菜等。可用卵磷脂络合碘片,300~600μg/日,分 2 次或 3 次口服,多食用含维生素 B、维生素 C 的蔬菜。

3. 严重者行玻璃体切割术。

七、酒糟鼻

(一)认识酒糟鼻

酒糟鼻发生于面部中央以"鼻"为中心的皮肤深红斑和毛细血管扩张的慢性炎症性皮肤病,确切原因尚未完全明了。临床观察到,此病与局部皮脂溢出,体内外各种有害因子刺激与毒害,患部血管舒缩功能失调,毛细血管长期扩张有密切关系。毛囊虫及局部反复感染、嗜酒吸烟,辛辣等刺激性食物,消化和内分泌功能紊乱,精神紧张,其他病灶感染,冷热反复刺激等原因均可诱发和加重本病。

鼻红,鼻部油腻性分泌物,小脓肿破溃,鼻尖及周围毛细血管扩张、反复发作是本病特点。

(二)防治措施

1. 对症治疗　包括避免诱发和加重本病的因素,调节内分泌,治疗胃肠功能紊乱,禁烟禁酒,避免咖啡及刺激性食物,保持大便通畅,不用碱性肥皂、酒精、洗涤剂、染色剂等清洁皮肤;生活规律,避免精神紧张和焦虑以及过冷过热的刺激。

2. 局部治疗　可选用含抗生素的软膏、凝胶剂如克林霉素凝胶、甲硝唑与替硝唑凝胶等,以杀菌消炎,促使红斑、脓疱消退,减少复发。

3. 系统治疗　选用克拉霉素、甲硝唑口服。更年期患病者可加用雌激素治疗。

八、口臭

(一)认识口臭

有些人口腔中有一种很难闻的酸臭或难以言表的特殊气味,俗称口臭,既让人厌烦,自己也感到不适,这种口腔与呼吸异味主要与牙周组织萎缩,牙龈疾病尤其是慢性牙周疾病,形成牙袋并溢脓有直接关系,牙缝、龋齿、残冠、残根等因进食食物存留,在口腔细菌作用下,食物残渣发酵,消化不良、消化道反流性疾病,肝胆疾病产生的气味可以从口中呼出,也是口臭的重要原因。

(二)防治措施

1. 保持口腔卫生　饭后、吃东西后及时漱口清洁,晨起,睡前各刷一次牙,要认真,彻底。清除食物残渣可用牙线、牙签等。

2. 治疗相关疾病　包括牙周病、龋齿、残冠以及消化系统疾病。

九、口干症

(一)认识口干症

口干症发生率很高,近一半的老年人患有不同度的口干症。原因是饮水过少,进食过咸,剧烈运动,出汗太多等自主神经功能紊乱,部分人与更年期紧张有关,健康老年人如果口腔黏膜内腺体萎缩,唾液分泌减少也可引起不同程度口干,此为生理性口干症。病理性口干症由多种疾病引起,如哮喘、糖尿病、垂体腺瘤、干燥综合征等。

（二）防治措施

生理性口干通过多饮水、多食酸味水果蔬菜，进食稀干结合，咸淡相宜，加强咀嚼等，可选用中药麦冬 30g，桔梗 20g，甘草 6g，浸泡代茶饮。咀嚼口香糖也是常用方法。

病理性口干需去医院全面检查早期治疗。

十、中耳炎与鼓膜穿孔

（一）认识中耳炎与鼓膜穿孔

中耳炎是耳鼻喉科常见疾病，急性期治疗不彻底，很容易由急性中耳炎转化为慢性中耳炎引起鼓膜穿孔。病理变化是细菌入侵鼓室致室内黏膜、骨膜炎性变化。上呼吸道感染、鼓膜外伤或某些急性传染病等化脓性细菌引起的鼓膜穿孔，外耳道流脓是常见原因，耳根痛、听力下降是主要表现。鼓膜是中耳门户，把外耳与中耳隔开，借此保护中耳腔，中耳炎症和外伤引起穿孔保护作用减弱和鼓膜损害，致使细菌、异物、污水经穿孔处进入中耳引起中耳感染、化脓；听力下降是因穿孔后有效鼓膜振动面积减少，传入内耳的声波能量减弱所致。鼓膜穿孔是中耳炎常见并发症。

（二）防治措施

1. 急性中耳炎与慢性化脓性中耳炎病原菌主要是肺炎链球菌和溶血性链球菌，治疗方法是选用强效、针对性强的抗生素，包括全身用药和局部用药，疗程要足够，以彻底治愈，减少鼓膜穿孔概率。

2. 外伤引起的鼓膜穿孔无感染者用无菌干棉球堵塞外耳道，应用抗生素预防感染。

3. 治疗 2～3 个月，穿孔鼓膜仍未愈合，行鼓膜修补术。外伤致鼓膜穿孔多可自行愈合，1～2 个月不自愈手术治疗。

十一、皮痛症

(一)认识皮痛症

皮痛症为皮肤性神经痛,表现为皮肤局限性疼痛而无皮肤损伤为特征的神经功能障碍性皮肤病,多在精神受到刺激后发病,也可能是一种皮肤神经官能症,中年女性多见。疼痛呈点、线性分布,为阵发性,有灼热感、冷冻感、刺痛、摩擦痛、割裂痛、异物刺激感、触电感、撞击感等不同表现,程度不一,皮肤无客观损害是其特征。多见于头皮、掌跖腕部、脊背等部位。

中枢和周围神经的某些疾病、神经梅毒、运动性共济失调、风湿病、消化系统病、糖尿病、顿挫型带状疱疹等也可无皮肤损害,但有皮痛现象。

(二)防治措施

1. 选用镇静安定药,维生素 B_1 及维生素 B_{12}、冷冻疗法、水杨酸盐及暗示疗法。

2. 寻找病因,治疗原发疾病。

十二、雷诺病

(一)认识雷诺病

雷诺病也有称为雷诺综合征之说,常因寒冷、精神高度紧张发病。这种功能性疾病主要是自主神经功能紊乱引起肢体小动脉阵发性收缩,局部皮肤(指、趾部)苍白,发绀,潮红,呈间歇性改变,原发性病者无其他疾病引起损害的相关证据。患肢浸泡冷水或热水中诱发皮肤症状是重要诊断依据。

发病与寒冷刺激、中枢神经功能紊乱、交感神经功能亢进、内分泌失调等因素有关。长期操作振动性机械、冷热交替工作者发病率高。

全身性动脉硬化病,多发性肌炎,血管闭塞性脉管炎,硬皮病等可有皮肤局部表现,此称为雷诺现象。雷诺病与雷诺现象合称雷诺综合征。

(二)防治措施

1. 保暖、保持手足温度,禁烟禁酒(刺激交感神经),避免精神紧张,情绪激动。

2. 选用血管扩张药,如盐酸妥拉苏林,利血平等;钙离子拮抗药如硝苯地平;还可选用烟酸、地巴唑、复方丹参制剂、维生素 B_1、维生素 B_6 等。配合针灸,活血通络,温经回阳中药如当归、四逆汤等治疗方法。

3. 长期内科治疗无效者,行交感神经节切除术。

十三、带状疱疹遗留神经痛

(一)认识带状疱疹

带状疱疹俗名缠腰龙、缠腰火丹,系嗜神经性水痘-带状疱疹病毒急性感染,侵犯神经的感染性疾病。多发生于肋间神经、三叉神经分布区,但可以发生在神经分布区任何部位如臀部、下腰部。皮肤表现是在红斑基础上出现簇集性粟粒大小的丘疹并迅速演变成小水疱;皮肤改变多沿外周神经呈单侧带状分布(病名由此而来),疼痛是主要特征,年龄愈大,疼痛反应愈强烈,时间愈长。疱疹皮损消退后遗留受累区皮肤持续性、阵发性灼烫或深在性跳痛、自发性刀割样疼痛、异常性疼痛或痛觉过敏遗留神经痛,可持续 3 个月以上。

(二)防治措施

1. 皮肤科医生多有成熟经验,常选用阿昔洛韦、维生素 B_{12}、加巴喷丁、普瑞巴林、镇痛药、镇静药及辣椒素贴剂等。

2. 神经痛治疗方法:包括射频温控热凝术(神经毁损)、感觉神经阻滞疗法和鞘内注射皮质激素与利多卡因等可以缓解和彻底解决疼痛。离子渗透疗法、高频电疗法、中医药、针灸以及一些镇痛药都可选用。

十四、脂溢性皮炎与脂溢性脱发

(一)认识脂溢性皮炎与脂溢性脱发

脂溢性脱发是脂溢性皮炎的脱发型表现。脂溢性皮炎也称脂溢性湿疹,多发生于头面、胸背、腋窝、会阴等皮脂腺丰富的部位,重者延及全身,是在皮脂溢出基础上因各种刺激造成的炎症性反应,分干性和湿性两种类型,与遗传、内分泌功能失调、感染病灶、自身免疫功能、营养状况、精神因素等有密切关系。这二种疾病,在高油腻性食物者血脂紊乱与肥胖者中较为常见。

临床表现为头皮略带黄色的斑丘疹、干性糠皮状鳞屑斑片,抓挠有"麸皮"飘落,有时成大片状,痒的程度轻重不一,此为干性脂溢性皮炎与脱发表现;湿性者表现为以毛囊为中心的小丘疹,逐渐形成油腻性鳞屑斑片,常伴渗出和厚痂,是脂溢性脱发的主要原因。

(二)防治措施

此病原因多,应采取综合性治疗方法。包括:

1. 饮食疗法。少食油腻、糖类等热量多的食物,多食蔬菜、水果,忌食辛辣等刺激性食物。

2. 治疗感染病灶、调理血脂、纠正内分泌失调。

3. 服用 B 族维生素及龙胆泻肝丸、逍遥丸、牛黄解毒片等中药制剂。外擦复方硫黄洗剂、1.5%氯霉素乙醇等。

4. 经常梳理头发,用硫黄皂洗头,洗头时水温不宜过高,洗发、烫发不宜过勤。

5. 药用发乳或生发水也可选用。

6. 保持精神愉快,坚定治疗信心,症状重者选用镇静、脱敏药物。合并感染时用抗生素。

十五、寿斑与黑痣

(一)认识寿斑与黑痣

1. 寿斑　不少老年人皮肤上,尤其是脸上和手背上出现一些棕褐色斑块,医学上称为脂褐质色素斑。这种色素不仅聚集于体表细胞膜上也侵犯体内器官。聚集于血管壁上会发生血管纤维性病变,引起和加重高血压、动脉硬化,也与心肌梗死有关;聚集于脑细胞上,会导致记忆力减退、智力障碍、抑郁症、痴呆症。寿斑随年龄增长而不断增加,是人体衰老的重要信号。

2. 黑痣　是一种良性皮肤肿瘤,发生率很高,无年龄和性别差异,通常无害。黑痣癌变发生率 10 万分之一,虽发病率极低,但黑痣癌变引起的黑色素瘤是恶性程度高、转移早、部位多、危害大的肿瘤,应及时治疗。

(1)交界痣:位于表皮和真皮交界处,多见于手掌、足跖、口唇及外生殖器部位,表面平坦或高出皮面,大小不一,多 1～2mm,呈淡棕、淡黑、蓝黑色,边缘模糊,生长快者有癌变可能,可发展成黑色素瘤。

(2)皮内痣:生长于真皮层内,表面光滑,痣周界线清楚,多大于 1mm,呈片状生长多不隆起;颜色深而均匀,呈浅褐、深褐或墨黑色,为良性皮肤肿瘤,不易癌变。

(3)混合痣:具有交界痣和皮肤痣特点,有癌变可能。

(4)蓝痣:因存在于色素细胞表面的胶原蛋白束反射呈蓝色获名。较少见,多发生于儿童时期,如臀部、手背、足背,多为良性,偶有癌变。

黑色素瘤特点是痣周围边缘不规则,呈放射、纡回和扭曲状;并非全黑色,多呈杂色或相互交错,很难与正常皮肤截然分开;初起很小,不易觉察呈进行性生长态势。

(二)防治措施

1. 寿斑与良性黑痣通常不需治疗。充足的水分,含硒食品,含维生素 C 多的食物,维生素 A、维生素 E 等可以抑制和延缓寿斑的发生、发展。

2. 交界痣、蓝痣。老年人突然出现大量寿斑可能提示体内隐藏着恶性肿瘤,应及时去医院诊治。

十六、汗疱疹与湿疹

(一)认识汗疱疹与湿疹

汗疱疹也称做出汗不良性湿疹,容易发生于手掌、足跖部位的水疱性疾病,多发生于春末夏初,夏季加重,冬天可自愈。病因很多,可能与精神因素,局部刺激有关。湿疹多为对称性发生,是与变态反应、遗传因素、某些全身性疾病密切相关的瘙痒性皮肤病。根据病程和皮肤表现分为急性、亚急性和慢性三种类型。

湿疹急性期皮肤损害特点为多形性红斑、丘疹和小水疱组成,边缘不清,常糜烂、渗出与结痂交替发生,细菌感染时渗出增加;亚急性期炎性渗出减轻,有少许脱屑及结痂;慢性期皮肤色素沉着、皮肤粗糙、肥厚及苔藓样变;痒感持续存在或加重。

(二)防治措施

1. 激素治疗。急性期选用泼尼松治疗,伴精神紧张者加用镇静安神药。亚急性、慢性期可选用全身性药物治疗,如多抗(甘露聚糖肽胶囊)、西替利嗪、消银颗粒等。

2. 局部治疗。皮肤无破溃、无糜烂、无渗出者以干燥止痒为主,可用1%酚炉甘石洗剂外擦,开始脱皮用糖皮质激素霜或软膏,反复脱皮、干燥疼痛者可用2%～5%水杨酸软膏、尿素软膏、醋酸曲安奈德尿素软膏、多磺酸黏多糖乳膏等。急性期湿疹用生理盐水、呋喃西林盐溶液或3%硼酸液湿敷后用霜剂。

3. 慢性期出现局限性皮炎表现可用曲安奈德新霉素贴膏、皮炎宁贴等抗炎、抗毒、抗过敏贴膏。皮损面积大、皮肤粗糙变厚者可用放射性核素照射治疗。

4. 中药选用健脾利湿的汤剂和丸剂。

十七、汗管疣与传染性软疣

(一)认识汗管疣与传染性软疣

汗管疣也称汗管瘤,是一种汗腺错构瘤,多不痛不痒,无自觉症状,下眼睑多见,泛发者累及全身各部。皮损为粟粒大小的扁平丘疹,呈皮色或淡黄色,散在密集而不融合,无自觉症状但难以自行消退,属良性皮肤肿瘤,对健康无影响。

传染性软疣是传染性软疣病毒所引起的皮肤病,多呈慢性过程,皮疹为高粱粒至黄豆粒大小的半球形丘疹,表面有蜡样光泽,中央凹陷,可挤出乳酪样物质(软疣小体)。四肢躯干均可发生,青少年多见,搔抓可自身接种。

(二)防治措施

汗管瘤一般无须治疗,美容需要可应用电解、浅层电凝固,二氧化碳激光治疗。祛斑液或20%尿素霜外用可缓解症状。

传染性软疣常采用挑破疣体顶端挤出内容物,涂2%碘酊。根据创面情况纱布包盖,注意需无菌操作。局部可选用苯酚、斑螯素、3%酚丁胺膏。液氮冷冻、二氧化碳激光也可选用。

十八、外阴白斑

(一)认识外阴白斑

外阴白斑统称为外阴白色病变,表现为外阴皮肤和黏膜发生不同程度的变白和(或)粗糙,病理为萎缩性改变。引起皮肤白色损害的疾病很多,如白癜风、慢性皮炎过度角化、原发性外阴萎缩、萎缩性硬化性苔藓和外阴白斑病等。长期以来,外阴白斑病被认为是癌变前期,大量调查和研究发现,本病癌变率并不高,仅2%左右。

外阴白色病变也称慢性外阴营养不良,根据组织病理变化的不同,分为增生型营养不良、硬化苔藓型营养不良和混合型营养不良三种类型。对增生型营养不良伴有破溃、硬结者应引起重视(有癌变可能)。

(二)防治措施

本病癌变率并不像人们想象的那么高,因此无需紧张、焦虑、恐惧,若无症状可不行治疗,一经治疗应定期随访。伴有破溃、硬结者应去皮肤科治疗。为其他疾病的局部表现者重点治疗原发疾病。

十九、甲沟炎与嵌甲

(一)认识甲沟炎与嵌甲

甲沟炎是甲沟及甲沟周围组织感染,引起趾甲一侧或两侧组织红肿、疼痛及压痛的常见疾病,多因局部微小刺伤、挫伤、修剪趾甲引起。致病菌多为金黄色葡萄球菌。严重者形成甲下脓肿,甲床与甲分离疼痛加重,可出现全身感染症状。甲沟炎常见于踇趾。

嵌甲是趾甲生长过程中深入甲下组织,刺激引起疼痛,与甲沟炎常互为因果。

(二)防治措施

甲沟炎轻者局部热敷、理疗、涂 2% 碘酊,伴全身反应者应用青霉素类抗生素。形成脓肿,在甲沟处纵行切开引流,积脓多者拔出指甲,注意保护甲床。嵌甲引起疼痛不伴炎症时,修脚改善症状,长期、反复嵌甲疼痛,修脚无效时可手术切除部分嵌甲(甲床修复)。

二十、下肢静脉曲张

(一)认识下肢静脉曲张

下肢静脉曲张多见于久立、久坐、不经常运动的中老年人,多在小腿后侧显现盘状、纡曲、充盈之静脉血管,充盈程度不一,破溃者可出血和形成溃疡。

(二)防治措施

1. 针对原因预防,如尽量减少久坐、久立、适量运动等。

2. 保守治疗方法包括:躺卧时抬高下肢(15°～30°),穿戴有压力梯度的弹力袜等。

3. 手术治疗包括微创、静脉剥脱等方法。

二十一、男性乳腺发育

(一)认识男性乳腺发育

男性乳腺发育是因雌激素与雄激素比例失调引起的病症,乳房组织异常发育和乳腺结缔组织异常增生是男性乳腺发育的病理基础,某国"人妖"属于人为乳腺发育(主要是应用雌激素)。

生理性男性乳房肥大多见于青春期和儿童,系内分泌生理性失调,血浆雌二醇含量比睾酮高,出现一过性雌/雄激素失常;有的男性乳房发育是因乳腺组织对雌激素敏感性增高引起,大多数青少年乳腺发育症随年龄增长和雌/雄激素恢复常态,致使乳腺组织停止发育或逐步恢复正常。

病理性男性乳腺发育症可见于任何年龄,与内分泌疾病,肾上腺疾病,甲状腺疾病,肝脏疾病,某些恶性腺体肿瘤有关,药物性乳房肥大不属于病理性乳腺发育病。老年男性乳腺发育症多因睾丸功能下降,体内雌性激素相对增高引起。

(二)防治措施

生理性乳腺发育症一般无须治疗,病理性者查明原因,针对原发病治疗。

二十二、肩周炎

(一)认识肩周炎

平素看似健康的人,50岁左右时出现肩部酸楚疼痛,活动不便甚至肩臂不能用力上伸,为生活带来诸多不便。这种表现常是中老年人的慢性疾病——肩周炎。尽管此病是一种自限性疾病,但疼痛酸楚,活动不便也常致寝食难安。单纯应用止痛药物和按摩治疗方法,若不配合运动疗法,恢复肩关节运动功能十分困难,运动方法可以促进肩部血液循环,改善营养供给,缓解挛缩肌肉,逐渐恢复肩关节功能。

(二)防治措施

具体防治措施参阅本书第 7 章退变性疾病章节。在此,重点介绍运动疗法,使肩关节动起来,通过"动起来"防治肩周炎,方法如下。

1. **转动手臂**　取站立位,双足与肩同宽,前举双手与肩平,双手臂交替翻动,逐渐增加转动力度。

2. **甩手运动**　取站立位,双足与肩同宽,双手臂前后摆动,逐渐增加摆动幅度。

3. **划圈运动**　取站立位,双足与肩同宽,双手臂分别向前后划圈。

上述运动方法,早晚各进行一次,每次 50～100 下。

4. **摸高爬墙**　站在墙根或大树旁,双手扶墙壁或树由低向高处摸,逐步摸到最高点,然后放下重新开始。

5. **握拳举臂**　立位或坐位,双手握拳置于头顶,然后向上方伸展至最大限度。

6. **摸颈扩胸**　取站立位,双足与肩同宽,双臂向前伸直,然后向两侧抬起(呈外展姿势),停 5～10 秒左右手交替摸颈后部。

7. **扩胸运动**　取站立位,双足与肩同宽,双臂做扩胸运动,逐渐加大力度。

8.6、7 锻炼方法早晚各一次,每次 30～60 下。

运动方法贵在坚持,多种练法结合起来进行,动作徐缓到位,逐渐增加力度,不可操之过急。

二十三、微血管性心绞痛

(一)认识微血管性心绞痛

冠心病、心绞痛人们比较熟悉,有些患者并没有冠心病确切依据,但存在着心绞痛、胸痛症状,心电图、冠状动脉造影检查并无特殊异常改变,这种病因未明的类似心绞痛,也有"X-综合征"之称。此病 40-50 岁女性多见,引起的胸痛也是心肌缺血之故,病因是心肌微血管血栓或舒缩功能障碍。

(二)防治措施

微血管性心绞痛特点:①胸痛持续时间较长,可达数十分钟至数小时,有的持续数天,心绞痛程度与心电图变化不相一致;②胸痛会因工作负荷增加、心情不好、情绪恶化诱发,安静或休息状态下发病者较少;③硝酸甘油类、钙离子拮抗药等治疗效果不理想,β受体阻滞药如美托洛尔、普萘洛尔等仅对部分病人有效,腺苷拮抗药氨茶碱可缓解某些病人症状。

本病预后良好,不少病人自行缓解,一般不会发生心肌梗死,消除紧张情绪,避免大怒大喜大悲和焦虑情绪可缓解"心绞痛"发作。需要时,可选用活血化瘀,疏肝理气中成药,适时治疗其他疾病。

二十四、肠中风

(一)认识肠中风

肠中风是急性缺血性肠疾病的俗称,是动脉粥样硬化肠内血管功能性改变的表现,尤其是肠系膜上、下动脉血管硬化和血栓阻塞,严重者可引起肠道血液灌注不足致使肠管溃烂、坏死、出血。

(二)防治措施

1. 预防措施　如同其他动脉粥样硬化性疾病(如脑梗死、冠心病)一样,采取综合性措施防治动脉硬化。近期经常饭后饱胀、隐痛、助消化药物无效,且反复发生,应及时诊治,根据查体结果防治血脂紊乱,血黏度升高和血栓形成。

2. 治疗措施　包括治疗动脉硬化。突然出现剧烈腹痛、血便及时去医院诊治。

二十五、胃、肠息肉

(一)认识胃、肠息肉

胃息肉是一种上皮性良性肿瘤,专业称为胃腺瘤。内镜表现为高出胃黏膜表面的隆起,呈圆形或半球形,表面黏膜光滑,按照息肉形态分为窄基、宽基和带蒂三种类型。胃窦部多发,多为单发。胃息肉虽是良性病变,但因不断刺激恶化率高达 25%～50%,有人说是癌变前期。肠息肉可以发生在结肠的任何部位,以降结肠多见。出血、恶性变概率较高。

(二)防治措施

胃、肠息肉恶变率高,早期发现,用激光、微波、切除等摘除息肉后生存率与正常人无差异。恶变者需胃、肠病变广泛切除,辅以化疗、放疗等。

二十六、肛门疾病

(一)认识肛门疾病

肛门疾病包括痔疮(内痔、外痔、混合痔),肛裂、肛瘘、脱肛,可致肛门失禁;坐骨肛管窝脓肿,肛旁皮下脓肿,骨盆直肠间隙脓肿也可发生肛门失禁。这些疾病诊断并不困难,肛门直接检查,肛门镜检查多可明确诊断。

(二)防治措施

1. 预防措施　包括多食用含纤维素多的食物,少食辛辣刺激性食物,晨起空腹饮水或蜂蜜水、淡盐水;养成每日一次排便习惯,排尽即起,避免久坐。有些人排便时读报纸、看小说、玩游戏长达 30 分钟以上大大不利于肛门健康。保持肛门清洁,便后及时擦净,温热水清洗,但不用强碱性肥皂。做肛门保健操,方法是肛门清洗后示指带指套,涂少许凡士林或红霉素膏在肛门口按摩 10～20 下,然后插入肛门内前后左右四个方向扩张肛管 2～3 分钟,用力适度。毕,起身用力提缩肛门 10～20 次。

2. 治疗方法　炎症性肛门疾病需辅以抗生素治疗,痔疮轻中度者可用洗必泰(氯己定)膏、九华膏、麝香化痔膏局部涂擦及栓剂塞入肛门内。手术治疗由医生根据病变性质采取何种手术方法。

二十七、脑萎缩

(一)认识脑萎缩

脑萎缩是老年人高发自然衰老性疾病,大多数老年人都有不同程度的脑萎缩,这是随着年龄增长和机体整体衰退的一种脑改变。这种生理性脑萎缩尽管存在着记忆力减退、行动迟缓,但往往程度较轻,不影响正常生活,进展缓慢。病理性脑萎缩是由多种原因引起的脑组织缩小的衰退性疾病,发展较快。常见原因是血管性疾病(如脑动脉硬化、脑梗死、脑出血、高血压病、冠心病、帕金森病、肝豆状核变性等)、中毒、脑内感染、脑外伤等引起脑实质损伤和神经细胞变性、变形、缩小,血管性疾病引起者最为常见,部分可发展为老年性痴呆症。

(二)防治措施

1. 生理性脑萎缩一般不需特殊治疗,重点是治疗原发疾病。

2. 养成良好的生活习惯,多锻炼,限酒戒烟,多吃一些有益于大脑保健的食物,如核桃、芝麻、蔬菜、水果等,或者在医生指导下用一些药物。

二十八、短暂性遗忘症

(一)认识短暂性遗忘症

短暂性遗忘症也有称短暂性失忆症、短暂性全面性遗忘症,表现是短期内突然不能接受新的信息,常于 24 小时内缓解或完全恢复,远期记忆不受影响,多数认为为血管机制造成,并且不是癫痫病表现。此症与前脉络膜动脉或大脑后动脉一过性缺血导致颞叶中央部位边缘系统及丘脑的血管性缺血有关。特征性表现是无先兆的突然记忆力丧失,感到大脑一片空白,不能获得新知识,但即刻记忆、远记忆力保持良好,可正确计算,对答功能不受影响。也可以出现定向功能障碍,有时不能记住家庭地址,数小时不能返家而常被认为是"失踪"。不仅仅是老年人,有的青壮年也有类似表现,但时间更短,仅几秒钟完全恢复。

(二)防治措施

此病多是良性病程,发生于中老年人时应追踪病史,详尽查体,有效治疗原发疾病。

二十九、三叉神经痛

(一)认识三叉神经痛

三叉神经痛发病率高,痛苦大,治愈困难,说话、刷牙、洗脸甚至微风拂面都会成为"扳机点"引起阵发性剧烈疼痛,呈放电样、刀割样疼痛,这种神经性疾病,疼痛呈周期性发作,间歇期与常人无异,多为原发性神经痛,原因尚不清楚。继发性三叉神经痛常起因于局部感染、外伤、三叉神经孔狭窄、肿瘤、血管畸形、血液循环障碍等。常随原发疾病好转,三叉神经痛症状缓解或消失。

(二)防治措施

原发性三叉神经痛治疗选用卡马西平、苯妥英钠常有良效,但因有恶心、乏力、肝肾功能损害等副作用,有些病人难以接受。封闭疗法、经皮射频术疗法、神经根部分离断术、微血管减压术等,可选择采用。

继发性三叉神经根痛,治疗原发病为主,辅助止痛药物治疗。

三十、痛风与假痛风

(一)认识痛风与假痛风

痛风和假痛风通常不列为单独疾病,仅作为一种症状或并发症。其实痛风是很常见的疾病,很多人饱受其苦痛,并且很难治愈。

痛风的发生、发展与高尿酸血症紧密相关,是嘌呤代谢障碍引起的代谢性疾病,痛风性关节炎,痛风性肾病,痛风石,后者更常见。这种难以根治的疾病,人们认识上有一些误区,包括①控制饮食后症状就会消失。一些人认为,调整饮食结构、改变饮食习惯能够治愈。痛风的治疗如同慢性病、衰老性疾病一样,长期坚持改变饮食结构、适当锻炼、配合药物治疗,才能把病情消减到最低程度。②用药后症状立即停止发作。抑制尿酸合成药物别嘌醇不能在发作期应用,这是因为突然降低血尿酸反而会加重疼痛。不少人尿酸下降后停药为"治法有误",不发作时用药治疗是恰当选择。③不食海鲜和啤酒痛风会消失。不可否认,海鲜、啤酒、含嘌呤类物质高的食物是制造高尿酸的主要原因,但痛风是代谢性疾病,与自身代谢有很大关系,失去了适当享受海鲜美味,对精神愉悦和补充营养不利。④完全戒酒,普遍认为,烈性酒加重痛风,而葡萄酒有一定减少痛风风险作用,嗜酒者每天不宜超过 10g 葡萄酒。

假痛风为一种晶体性关节炎,因人体体液中的微晶体物质双水焦磷酸的浓度过高,沉积于滑膜组织引起的一种无菌性炎症,也称为关节软骨钙质沉着症。假痛风常继发于某些代谢性疾病、内分泌疾病,如糖尿病、甲亢等,多起病骤烈,单发。可发生于任何大关节,手足小关节很少受累。

(二)防治措施

1. 痛风的预防　除前面提到的外,常喝点苏打水、少食酸性食物也很有帮助,间歇期、慢性期及急性发作期的治疗方法参阅第 3 章中"高尿酸血症"一节。

2. 假痛风　明确诊断主要靠抽取滑膜液检查焦磷酸盐结晶。治疗方法,急性期内服非甾体类抗炎药,关节腔抽液减压,注射泼尼松龙等,也可选择小剂量泼尼松口服治疗。有效治疗原发病。

三十一、足跟痛

(一)认识足跟痛

足跟痛多见于中老年人,表现为是两侧或一侧不红不肿及无外伤原因的疼痛。起因于足跟的骨质、关节、滑膜、滑囊、筋膜等处的病变,部分病人伴有根骨骨刺。骨科医生根据有关检查和经验常诊断为跟跖膜炎、跖腱膜炎、跟骨滑膜炎、跖筋膜炎、跟骨骨质增生症(跟骨刺)。久立长走、慢性轻伤更容易发病。不同的诊断名词,治疗方法大致相同。

(二)防治措施

1. 去正规医院骨伤骨病科诊治。

2. 日常生活中尽量避免穿软薄底鞋,经常做足底蹬踏动作,以增加跖腱膜张力和抗劳损能力,缓解局部炎症性改变;经常热水泡脚以改善血液循环,缓解疼痛。

3. 急性期。跟跖充分休息,服用芬必得等非甾体抗炎镇痛药,还可选用膏药、理疗、局部封闭治疗及中医辨证治疗。

4. 骨刺若无症状不需治疗。轻微症状者可少走路,多休息,贴敷消肿化瘀膏药。跟骨刺者可试用铁锤敲打足后跟痛处,由轻到重再由重到轻,以能够忍受为度,可每日敲打 50～100 次。半月至 1 个月症状无改善去医院骨科诊治。

三十二、前列腺结石

(一)认识前列腺结石

老年人前列腺结石很常见,分真性与假性两类。真性前列腺结石是前列腺本身形成的,假性前列腺结石是泌尿系结石在前列腺段的停留或结石进入与尿道相通或因感染扩张的前列腺管内形成的。

前列腺真性结石可能是钙性物质沉积在前列腺之故,是一种淀粉样物质(由脱落的上皮细胞和前列腺分泌物组成)阻塞前列腺管致腺泡扩张形成闭塞腔。前列腺急慢性炎症、淀粉样物质增多,钙类物质如磷酸钙、碳酸钙等沉积、附着于淀粉样体上形成真性结石。前列腺 B 超常有结石、钙化报告,多无自觉症状。

(二)防治措施

体检发现的结石一般不影响正常生活,当结石较大或较多时可出现尿频、尿急、尿痛、血尿、排尿困难等症状时需手术取石治疗。有些小的结石可随尿流排出。

三十三、子宫肌瘤与子宫脱垂

(一)认识子宫肌瘤与子宫脱垂

子宫肌瘤是子宫腺肌病的一种,表现的是子宫内膜腺体和间质之间肌肉层代偿性增生肥大,妇科 B 超检查可见大小不一的透光暗区。40 岁以上,经产妇发生率很高,其中 $15\%\sim20\%$ 合并子宫内膜移位症,发病可能与遗传、子宫损伤、高雌激素血症或病毒感染有关。

子宫脱垂诊断标准是子宫从正常位置沿阴道下降、子宫外口达坐骨棘以下或全部脱出阴道口,常合并阴道前壁和后壁脱出(即膀胱与直肠膨出)。根据脱垂程度分为三度。分娩造成的宫颈、宫颈主韧带、子宫骶韧带损伤和长期腹压增加以及分娩后子宫支持组织未能恢复正常或盆底组织发育不良是子宫脱垂的主要原因。

(二)防治措施

子宫肌瘤轻者,若无自觉症状不需治疗。生育期女性可去妇科咨询。瘤大、有症状、年龄偏大、无生育要求者可行子宫切除术,肌瘤摘除术等。

轻度、无自觉症状的子宫脱垂的治疗可采取提肛肌训练,补中益气汤,雌激素替代疗法,子宫托等治疗方法。中、重度脱垂可手术治疗。具体方法参阅本书第 10 章。

第 12 章　感染性与性传播疾病

一、感染性疾病

(一)认识感染性疾病

感染性疾病是近些年来由传染性疾病改称,如医院的传染病科多改为感染病科。此是由多种病原体或致病性微生物感染引起的具有传染性一大组多发病、常见病。传播特点为造成爆发和流行,病情的严重程度差异大是感染性疾病的特点。特异的病原体具有传播性、流行性、季节性基本特征,为防控措施制定提供了依据。本手册将传染性疾病列为感染性疾病,一则降低人们的"传染"恐慌,再则,有的传染性疾病不具传染性或传染机会很少,概率较低。

随着医学科技的进步发展,对感染性疾病的病因和发生、发展、转归的深入研究探索和临床实践,此类疾病的防治方法不断提高,大多数传染病可防可治,有效控制和大面积流行传播,传染病大规模发生和流行的概率越来越低。中国曾经发生的"非典"(传染性非典型性肺炎)的成功防、控、治经验说明:重大传染病可防、可控、可治。更多的人认识到,传染源、传播途径、易感人群三个基本环节当中,仅仅一个环节打断就会有效控制传播。

国家层面的减少大气污染,管理水源,创造蓝天白云青山绿水,改善环境和个人卫生,爱国卫生运动,创建卫生城市以及广泛的计划免疫等重大举措是根本性保证。如计划疫苗普遍接种,即使像乙型肝炎这种严重肝病发病率也大大下降。各级医疗单位和个人采取的保护易感人群的方法,消毒隔离技术和《健康中国2030 纲要》的全面实施,感染性疾病的发病率也会大幅降低。

引起感染性疾病的病原体,如病毒、细菌、衣原体、支原体、螺旋体、原虫和寄生虫等,这些引发疾病的病原体涉及临床每一个科室,也是每一个人都会遇到的问题。数百种感染性疾病,其中列为甲类传染病 2 种,乙类传染病 25 种,丙类传染病 10 种,均为法定传染病。传染性疾病多病情严重,发病快,易流行,大多要专业人员与专业机构救治。

(二)防治措施

感染性疾病的全面防、控、治需要国家、社会、个人和家庭三个层面的共同努力方能达到预期目标,对个人和家庭来说,保持个人卫生,提高免疫力,积极防范传染是重中之重。以常见的"感冒"和腹泻为例,发病早期可在家中治疗,中晚期需医院治疗。

1. 普通感冒与流行性感冒

(1)认识:引起"感冒"的病毒种类繁多,几乎到了让人防不胜防的地步,"谁没有感冒过",几乎没有。"普通感冒"可以喝点红糖姜水自愈,流行性感冒则严重得多,人群普遍易感,可有区域性流行趋势,不仅仅是所居社区。潜伏期短(1~3 天),高热,全身酸痛,极度乏力等症状是其特点。另一方面,病毒细菌的耐药和变异,新病毒和新细菌感染机体免疫力低,对健康影响大,治疗难度也随之加大。

流行性感冒分类包括典型流感、轻型流感、中毒型流感、肺炎型流感以及膀胱炎型、心肌炎型、肌炎型等,各型症状表现严重程度不同,预后也有较大差异,即使"普通感冒"(非流行性)也可以发展成严重"感冒"累及全身脏器。

(2)防治措施:普通感冒和轻型流感只要注意多饮水,休息,服用中药抗病毒(清热解毒)药物,如清热感冒颗粒、清开灵等可以治愈。合并细菌感染时选用抗生素,化痰止咳药治疗,重者需住院治疗。

2. 细菌性痢疾与胃肠型感冒

(1)认识:细菌性痢疾(简称菌痢)和胃肠型感冒早期临床表现相似,主要区别在于菌痢发病是具有明显的季节性(夏秋季),由菌痢杆菌引起,以黏液脓血便、腹痛、里急后重为主,而胃肠型感冒无季节性发病特性,由多种感冒病毒引起。以腹痛(无脓血)为主。

细菌性痢疾发病始于 5～6 月份,7～9 月份为高峰期,常有不洁饮食史,与带菌者接触史,潜伏期数小时至 7 天,多 1～2d。分为急性痢疾和慢性痢疾。根据症状分为急性典型痢疾(普通型)、急性非典型痢疾(轻型)和中毒性痢疾,后者根据表现还分为休克型、脑型和混合型,此与流行性感冒分型类似。

(2)防治措施:菌痢与流感急性期卧床休息、隔离、补充维生素和能量,脱水者纠正水电失衡,止痛退热等综合治疗措施。轻型者选用病原治疗药物,如诺氟沙星、环丙沙星、呋喃唑酮(痢特灵)、黄连素、抗病毒药物等。重型和慢性痢疾应去专科医院诊治。

二、性传播疾病

(一)认识性传播疾病

性传播疾病曾经在我国销声匿迹,近些年来呈死灰复燃的蔓延趋势,发病率明显上升,对个人身心健康,家庭幸福美满,社会稳定发展构成了严重威胁。这种以性活动混乱、多性伴侣为主要病源的传播性、流行性、多种病原体引起的一大组传染性疾病不能不引起重视。

引起"性病"的病原体多种多样,包括细菌、病毒、衣原体、螺旋体、真菌、阴道毛滴虫及寄生虫(阴虱、疥螨)传染源是现症患者,病原体携带者,血源及被病原体污染的物品。目前,已知有 20 多种不同类型的疾病,其中淋病、非淋菌性尿道炎、尖锐湿疣是目前最常见的性病。而梅毒新发病较少,但后果严重;艾滋病发病率明显上升,但治愈率低,侵袭脏器多,治愈困难。

(二)防治措施

性病的发生主要起因于不洁性行为,尽管有一些血源性,病原体污染的原因,毕竟为少数。绝大多数患病原因和难以治愈的原因缘于对性病的无知和不能及时有效治疗。预防措施到位,诊断治疗及时,用药足量足疗程,大多数性病治愈机会几乎 100%。只有梅毒、艾滋病等严重疾病治愈困难。

1. 淋病　由淋球菌感染引起的泌尿生殖系统化脓性性传播疾病,临床上最常见。根据表现分为无症状性、单纯性、播散性等多种类型。尿道口瘙痒、刺痛、红肿、流脓、尿痛、尿急、尿频、排尿终末痛是常见早期表现;炎症发展病情加重,可引起前列腺炎、附睾炎、输卵管炎、盆腔炎、肛门直肠炎等多种并发症。根据病史症状表现和实验室检查诊断并无困难。此病可选用青霉素等多种抗生素,可单用,可联合,需足量、规则、足疗程,治疗后定期复查。局部治疗选用高锰酸钾(PP 粉)、洁尔阴、生理盐水、溶菌酶等局部清洗或塞入治疗。

2. 非淋菌性尿道炎　由多种病原体引起的尿道炎,不包括结核杆菌、金黄色葡萄球菌、变形杆菌等引起的尿道炎。临床症状与淋病大致相同,但无淋病证据(查不到淋病双球菌)。传染性强,流行广泛是其特点,部分患者无症状,其临床表现、并发症同淋病。潜伏期长(1~3 周),尿痛或排尿困难症状轻,尿道分泌物少,无全身症状,检查淋病球菌是与淋菌性尿道炎的主要鉴别点。

治疗可以选用四环素类、大环内酯类、利福霉素类、磺胺类等抗生素。

3. 尖锐湿疣　由人乳头瘤病毒引起的增殖性疾病,好发于外生殖器、会阴、肛门部位,也称为生殖器疣或性病疣,发病高发年龄 20－25 岁,与肛门生殖器癌有一定关系,发病率为性病第 2位。主要表现为发病部位淡红色丘疹、进行性增大,增多,融合成乳头状、菜花状或鸡冠状增生物,损害形态多种多样,疣体大小不一;疣根部可有蒂,多无自觉症状。巨大损害者为乳头状瘤,似癌变,但病理组织为良性病变。

治疗选用二氧化碳激光、冷冻、电灼电凝、结扎、剔除、切除等治疗方法。局部和全身用药治疗由专科施行。

4.肛门、生殖器疱疹　　此病由单纯疱疹Ⅱ型病毒引起,特点是肛门、生殖器部位出现群集水疱,发病率及复发率高,传染性强,需与Ⅰ期梅毒疹、软下疳、外生殖器溃疡、生殖部位接触性皮炎、固定性药疹相鉴别。

治疗包括保持局部卫生,治疗合并感染,局部止痛,孕妇终止妊娠,选用抗病毒药物等。

性传播疾病这类世界性传染病流行范围广、传播速度快、青壮年发病率高、健康危害大,主要由不洁性行为引起的一大组性病,其中艾滋病、梅毒引起广泛重视,而淋病、生殖器疱疹、非淋菌性尿道炎、尖锐湿疣等往往被忽视。还有一些性病如软下疳、性病性淋巴肉芽肿、阴虱等较少见。

需要特别注意的是应把预防放在第一位,包括预防宣传教育,充分认识性病的传播方式及对个人、家庭、社会的严重危害;提倡人人洁身自爱,杜绝不洁性生活方式,正确使用"安全套",加强个人防护措施,不用公共浴盆或浴池及洗漱用具;严格管理和使用血液和血液制品;打击、禁止卖淫嫖娼,婚外性行为及各种方式的吸毒活动;感觉或发现性病可疑症状及时到正规医疗机构检查以期彻底治愈,做到早诊断、早治疗、规范治疗,不接受非正规医疗机构的诊治。

第 13 章　亚健康状态

一、健康状态

健康的基本范畴包括躯体健康(不患疾病)、心理健康(思维健全,行为得当)、社会适应性良好(社会关系,人际关系处理适当,各种环境能顺应和调适)。近些年有人增加了道德健康(社会公德、风俗习惯遵从等)。只有这四个方面都健康的人们才是真正的健康。健康特征表现在:①良好的睡眠(入睡快<30分钟,质量高,每天保证6~8小时);②患病次数少(每年<1次,包括感冒、腹泻);③心态积极(长期快乐,陷入困境能及时排解);④食欲好(饮食清淡,菜蔬水果多);⑤生活规律,与大自然接触多。

躯体健康具体指标包括血压、脉搏、心律、心率、呼吸、大小便等在正常范围,没有什么痛苦和不适,能正常生活、工作和学习,或者说没有患疾病的客观证据。心理健康是指精神状态正常,处事理性客观,温怒有度,能拿得起放得下,即使有点"心理问题"也能及时调适和化解,不长期积累怒气、怨气和不满情绪,表现宽容、大度、忍让、从容等。社会适应性良好方面主要包括能对家庭、亲朋、同学、同事、上下级关系等的尽快适应和不断调适,从而保持较为稳定和融洽的关系。还应包括对社会环境、自然环境、人文环境的适应和顺从;道德健康主要指遵循大众认同的道德规范、价值取向、家庭伦理、传统风俗,心理和行为不偏离社会普遍的认知方式和行为规范。

二、亚健康状态

医学思维观念认为:亚健康的概念定位是介于健康与疾病之间的动态的、可以变化的、呈双向转变的"第三状态",也称人体的"灰色状态"。现代生活,亚健康发病率不断上升,并且青壮年(20—50 岁)高发。中央电视台曾调查发生率 80％以上,调查结果只是把有些亚健康症状而非亚健康疾病,此报道容易产生恐慌。另一方面,一些中老年人常患各种慢性病,所谓的"亚健康症状"常常是疾病的一些表现。亚健康表现不具特异性,对老年人不宜做出亚健康诊断。

亚健康的表现形式主要是全身性生理功能减退,各种适应能力降低,生存活力减弱,脏器功能失调,精力体力透支,极易疲劳。亚健康状态可以是许多疾病的先兆表现,也可以通过有效干预,恢复健康状态。亚健康的诊断需要排除客观疾病的存在,即是说不能盲目、过早的做出亚健康的诊断,可以从以下几个方面认识。

1. 一般表现　医学范畴的亚健康指的是没有明确和有据可查的病理性改变与阳性体征,也没有实验室检查的阳性结果。"基因检测"可能会有预示性结果,但有一定局限性和不确定性。主观感觉的不适感和轻微的亚健康症状一般不会严重影响机体的整体生理功能,只是伴随着自主功能某些紊乱和本能行为的协调性障碍,症状程度差异大,可以是阶段性表现,也可以不同症状交替出现,客观体征极少或缺如。

2. 生物钟节律失调表现　失眠、嗜睡、焦虑、困惑、精神紧张、精力不足、食欲低下、全身性疲倦感是常见表现,易误诊为神经衰弱、失眠症、疲劳综合征等非器质性改变。

3. 健忘　中青年人提笔忘字,近记忆力下降,甚至下午忘了午餐吃的什么饭菜,但远时记忆一般没有什么影响。许多人认为这是中老年衰老过程的自然规律,或者因其他疾病存在而忽视了亚健康的客观存在,也许是二者并存,需要采取亚健康干预措施。

4. 消化系统表现　最常见的是缺乏食欲,美味饭菜却难以下咽,甚至见到饭菜就心烦意乱,常误为胃肠肝胆疾病而反复就诊,却不能查出胃肠肝胆病的阳性结果。

5. 性生活冷淡　正值青壮年阶段(20－50岁),因受到某些精神、心理方面的压力而焦虑过度,出现性生活冷淡,没有性唤起,缺乏性冲动和性兴趣,重者伴有阳痿、早泄、阴冷、射精不能、性高潮缺失;女性可有月经紊乱,如提前、推后、过多、过少或无性欲和性拒绝等表现。此类情况易误为生殖系统病变。

6. 精神性反应　精神性反应一般分为两种类型,即兴奋型和抑制型,前者主要是情绪不稳定,心情烦躁,喜怒无常,难以控制情感发作,有极端化思维模式或不计后果的行为表现,部分有精神崩溃感甚至自杀倾向,易误诊为精神分裂症早期;后者主要表现为情绪低落,精神抑郁,缺乏兴趣、好奇心和新鲜感,孤独、无助、无望,在日常行为上不愿与人交往,不愿参加集体性行动,没有什么朋友,甚至曾经的闺蜜、挚友也渐渐淡忘,嗜睡与失眠并存,食欲不振,性欲低下或性无能,易误诊为抑郁性精神病。还有一种为焦虑型,表现为经常性坐卧不宁、忧心忡忡,感到即将大难临头,大祸将至或总是担心某人某事会伤害自己却又无法摆脱等心理障碍。上述亚健康的精神性反应的各种类型很少单独存在,可交替出现或以某个方面为主,既是亚健康的表现也是精神性疾病的先兆或实际上就是精神性疾病,需要详尽调查研究,系统检查。

7. 心脑血管性反应　胸闷、心悸、气短、头晕、乏力、疲惫、周身酸痛等是亚健康(中度以上)常见的心脑血管性反应,程度上有诸多差异,区别在于有无心脑血管病的客观依据。

8. 泌尿系统反应　重症亚健康者可有尿急、尿频、排尿困难甚或尿痛表现,但缺乏尿路感染、泌尿系结石、前列腺炎的检查阳性结果。小便发黄、泡沫尿也不鲜见,但却无肝功能、血糖、尿糖等的异常。

9. 内分泌、免疫系统改变　病理基础是免疫功能低下,表现为经常性感冒或持续性感冒症状。全身酸软无力,易劳累、流涕、打喷嚏、咽喉部不适、口腔黏膜溃疡、干咳,也可出现皮肤感染但无明确细菌、病毒感染和过敏原的客观证据。亚健康的本质是机体处于病理平衡状态,是一种可以累及全身各系统、各器官的常见病、多发病,并非完全是一种持续性的"灰色状态",有两极化倾向。干预、处理得当,恢复健康;反之,演变成器质性疾病。

三、亚健康产生的原因

1. "心"太累　人从出生那天起,生存需求,动物本能,争胜心理,利己思维等造成了异常激烈的矛盾冲突和迫切愿望;懂事后的各种关系处理和适应不足;成年后面对更多的功利、名誉、地位、金钱、需求、得失、婚恋等的巨大压力,难免不能静心,思虑过度。在充满竞争甚至你死我活的大环境、大气候下,"心"太累不可避免。这种累导致的睡眠质量低、精神衰退、疲惫无力、全身不适等亚健康症状不断出现和加重,时间稍长,精神、神经体液和内分泌调节失衡相继或同时出现,免疫功能进行性下降,进而影响各系统,各器官乃至细胞的正常生理功能,疾病不期而至。避免"心"太累是维护健康,防治亚健康的重要手段。

2. 营养失衡　食物热量高,养殖和种植的动植物生长周期短,添加剂多,细胞发育不健全,有效营养成分(营养素)不可避免地会缺失和不足,加上人们饮食的不同偏好,致使机体营养素不均衡,导致机体代谢、调节、修复、分解、合成、排泄等重要生命功能紊乱而引起一系列亚健康症状。

3. 环境影响　后工业化和信息化时代,热兵器的发展和使用,天空、海洋、地面、地下、各类水资源等的生态环境受到破坏,人类生存生活环境不断恶化,大自然的自然净化能力大为降低,治理和改善的速度赶不上污染的不断加重。随处可见的各种噪声、汽车尾气、电离辐射、空气雾霾;高楼林立的狭小居住空间……的严重影响,常常引起和加重人的烦躁不安、焦虑郁闷等亚健康症状,还会对心脑血管病、神经细胞变性性疾病、内分泌系统疾病的发生、发展和转归产生重大影响。

4. 室内活动多　室内与户外的自然环境有巨大差异,前者负离子和氧含量浓度较低,会引起机体氧含量降低,负离子减少,器官、组织、细胞对氧离子吸收利用率降低,直接、间接的影响细胞的正常生理功能(主要是维持功能活动的新陈代谢)。另一方面,室内的各种电器的辐射污染,长期生活在这个狭小空间里,更容易让人心身受到伤害,尤其是对中枢神经系统——脑细胞慢性损伤,引起中枢性神经反应,出现亚健康症状。

5. 生物钟紊乱　人类长期生活实践形成的生命运动规律——生物钟支配着人们的生存方式,如人们所熟知的日出而做,日落而息;白天兴奋,夜晚抑制;一日三餐,有张有弛……维持着健康生命过程,保障着机体气血运行和新陈代谢比较恒定的规律。高度紧张的现代生活和工作,以及人们有意无意地破坏生物钟自然规律,忽视了张弛有度的科学程序,必然会影响新陈代谢和气血运行,再加上动静失调、失衡、不当而损害健康机体。这些伤害早期为功能性,中晚期会引起器质性改变。

6. 滥用保健品、药品　保健品、药品无论是进口的还是国产的,哪怕是毒副作用较小的中草药制剂也只是适用于特定人群。滥用保健品、药品不仅仅是不良反应问题,还会不同程度地破坏免疫系统、内分泌系统、神经系统等而造成严重后果。即使是普通感冒,若乱用抗病毒、抗细菌药物,轻则引起菌群失调和机体耐药性,致使机体免疫能力下降,代谢功能紊乱,重者还会发生白细胞减少、骨髓抑制等严重疾病。病急乱投医,总是给自己当医生不完全是好事。哪怕是营养性保健品,如多种维生素、微量元素、钙锌制剂、鱼油、硒制剂等也只是适合于特定人群。

7. 慢性伤病　颈椎病、腰椎病、疲劳综合征、退行性骨关节病变以及许多心身疾病常常伴有亚健康症状,这类疾病多起源于慢性损伤,生活工作无序,过多思虑,高度紧张,重大压力。保持心理平衡,合理安排工作和生活,适度体育运动,避免和减少慢性伤病会大大有助于缓解亚健康症状。

8. 应激反应不良　"应激反应",每个人都有过经历,通常分为应激适应和应激过度。前者对心理生理功能影响较小;后者产生强烈的心理生理反应,且持续时间较长,必然对心身造成伤害。

应激反应分为,第一阶段(警觉阶段、警戒期),持续数秒至数分钟。此阶段生理表现激素分泌增加,血压上升,周围血管收缩,心搏加快,面色由红变白,出现比较激烈的心理反应;第二阶段(对抗阶段、抵抗期),持续数分钟乃至数小时。此阶段机体自动地采取一些防御性措施,有时可能是极端方式,目的是让机体适应发生了改变的内外环境,避免遭受进一步伤害。此期有二种表现形式,一种是"应激适应",防御机制逐渐协调和心情平静;二是"应激过度",出现强烈的心理生理应答反应而进入第三阶段。多数情况下,第一、二阶段很难截然分开;第三阶段(耗竭期、末期),为应激过度所致,由于强烈的心理生理反应,能量消耗殆尽,机体处于严重的生理功能失衡,自我保护和防御机制十分脆弱,容易受到伤害和出现全身性衰竭。大多数人的应激反应止于第一、二阶段而不会出现诸葛亮三气死周瑜的悲剧。应激反应由于心理特征和应激源强度而个体差异很大,后果也不尽相同,心理素质好、调适能力强的人可以大大降低"应激过度"引起的损伤,有可能成为改变人生巨大动力。

四、亚健康自我检测

亚健康早期也有一些"蛛丝马迹"会让你引起警觉,把"症状表现"控制在萌芽状态而不会出现亚健康。

1. 精神心理层面

(1)情绪比较压抑,有焦虑和紧张感,不由自主的"发呆、木讷",并非完全理性的"深思熟虑",可以是不着边际的浮想联翩,也可以是异想天开的梦想。

（2）前一天计划好的事情,怎么也记不起来,并且一段时间经常出现此类情况。有时候中午的饭菜晚上就忘记了。

（3）不愿意面对同事、老板,甚至对至爱亲朋也漠然视之,有时认为是"自闭症"或抑郁症什么的。

（4）工作和学习热情进行性降低,甚至不愿走进办公室;工作和学习效率下降,领导或同事曾表达过不满。

（5）工作时不能全身心地投入,还会无缘无故的冲动、发火;即使情绪发泄也缺乏精力体力,周围的人对此种行为不能理解。

（6）家人、朋友、同学聚会虽然参加了但没有激情,打不起精神,仅仅是应酬,感觉很无奈无聊,有时无缘无故离席。

（7）喜静不喜动,渴望幽静环境,但静起来也心烦;不愿被人打搅,还想与人交流;对污染和噪声十分敏感,却不愿去环境优美处旅游,经常处在自相矛盾中。

（8）尽管没有性功能下降的病理性基础,却疲惫感强烈,缺乏性兴趣,厌烦对方性要求,经常怀疑对方有外遇。

2. 生活习惯层面

（1）早上起床发现掉了几根头发也会心神不宁,感到将大祸临头,或者出现经常性头发脱落。

（2）进食减少,美味饭菜也无食欲冲动,哪怕是既往喜欢的饭菜也味同嚼蜡难以下咽。

（3）已经养成的大便习惯发生改变,或一日数次或数日一次,干稀无常,把解大便当成了一种精神负担。

（4）晚上入睡困难,睡着了也梦多易醒,晨起疲倦无力,一天都无精打采。

（5）平常喜欢和养成的生活习惯,如读书、听音乐、各项运动都变得十分懒动、厌烦,甚至不屑一顾。

（6）有烟酒嗜好的在不知不觉中感到毫无乐趣,想戒烟却戒不掉,继续烟酒也感到无聊。

3. 生理、躯体层面　心理、精神和生活习惯方面的改变,反映的是一些表面现象或者说是功能性变化,不具有疾病的客观依据。普遍意义上的亚健康的发病率并不像有些调查的那么高(超过 50％～80％),往往合并于器质性疾病之中或者本身就是疾病表现,这需要深入临床和特殊检查。以下几个方面应特别注意并去正规医院诊治。

(1)体力下降明显:表现的不仅是精力不足,体力也大不如以前,一般活动后都感到全身酸软无力,且进行性下降。

(2)体重较快下降:1～2 个月内体重不明原因的下降 2～5kg(非减肥原因),常有面容消瘦,下巴突出,眼球深陷等表现。

(3)免疫力下降:很容易出现"感冒"症状且不易痊愈,流感季节很难幸免。

(4)胸闷气短:稍事劳作会感到胸部不适,感觉气不够用,即使休息后也难以完全缓解。

(5)反酸嗝气:没有重要的胃肠方面的疾病检查依据,但反酸嗝气,口苦口臭,腹胀便稀等症状明显。

(6)泌尿系症状:较为严重的尿滴漓,尿不尽,尿无力,尿痛,尿频,尿急等症状但无尿路感染、结石、前列腺炎证据。

(7)脏器功能失代偿:包括全身各系统,各器官功能失调,表现的是全方位的衰弱现象。

(8)神经系统和内分泌调节失衡:虽源于心理失衡,但很容易引起和加重脏器功能失代偿。

亚健康症状既有普遍性也有其特殊性,因年龄、心理类型、心理禀质、生活环境和社会背景的不同而有不同的表现。防治亚健康不能千篇一律,要针对不同个体采取个性化干预措施。应当注意:亚健康往往是某些器质性疾病的前奏,少年儿童(<16 岁)和老年人(>60 岁)不宜单独做出亚健康的诊断。处于人生黄金时期(20-50 岁)群体虽然是亚健康的高发年龄段,但免疫能力和适应能力也处于巅峰阶段,一旦出现亚健康症状通过各方面的干预措施,完全可以治愈。

五、亚健康防治措施

医学界普遍认知亚健康起源于心理失衡,营养素不均衡,环境影响,生物钟紊乱,运动不足,室内生活过多,滥用药品和保健品,慢性伤病,应激不良等原因。预防和干预这种处于"灰色状态"的全身性疾病需要在保持心理健康,坚持平衡膳食,改善生活环境,调节生物钟,避免慢性伤害,改变不良生活方式,坚持动静结合和合理用药等方面的综合性措施,需要全社会的共同努力和每个人的有效"自我管理",落实预防和干预措施,以下几个方面是具体措施。

1. **心理学措施** 心理健康是躯体健康的保证和基础。异常激烈的各方面竞争,错综复杂的社会关系,以及日常生活、家庭、工作、婚恋、亲朋等的认知差异和矛盾冲突引起的思虑过度,忧郁焦虑等的"心太累",必然会出现睡眠障碍,神经体液和内分泌失调,传出和传入神经失控等病理生理变化引起亚健康症状。

2. **家庭措施** 家庭是社会的细胞,具有很多社会功能,反映的往往是社会心态,还有很多无可替代的社会功能。血缘关系,家庭成员的亲疏程度,和谐与否与亚健康的发生、发展和防治效果有直接关系。价值观念,行为模式,认知态度,从事职业乃至亲朋关系等都会直接,间接的影响个体成员的心理和生理健康。

现实生活中的家庭成员不和睦,闹纠纷,以及情感、婚恋、上学、就业、下岗、受社会制裁和惩罚等都可以引起和加重亚健康,而充满爱心、亲情、温馨的一家人,彼此不歧视,不推诿,不过分指责的行为方式,准确、适当、合情合理的慰藉和告诫是良方妙药。需要注意的是:过分热情,过分关注,百般溺爱,是非不分等很可能适得其反,加重心理负荷,引起不必要的猜测臆想而不利于病情康复。

3. **生物学措施** 亚健康在许多时候并没有机体的器质性明

显改变,本质上表现的是不同程度的生理和功能性变化,往往是某些疾病的先兆临床表现(早期症状),仅仅采取心理学措施难能完全奏效,配合生物学措施效果会更好。如失眠者用点镇静安神药,疼痛者用镇痛药,合并感染用抗生素,抗病毒药,免疫调节药,以及胃动力药,神经调节药,维生素,微量元素等。药物治疗需在医生指导下并严密观察药物反应和疗效,一般应疗程短,剂量小以避免药物依赖。

4. 个体调适措施 轻、中、重度亚健康者,完全可以通过自身的"努力"和掌握知识的灵活运用,达到心理、生理的动态平衡。防治亚健康要:养心气思虑节制,养肾气多动少欲;养骨气动静结合,养肝气别生闷气;养胃气少荤少盐,养神气少语少言;养志气读书看报,养元气顺应四季。下面几条具体措施会给你一些有益的启示和领悟。

(1)学点心理学知识:心理、生理功能之间有着不可分割的密切联系,互相影响互为因果,还与智商、情商有关。先祖有"病由心生,祸从口出"之说,不无道理。亚健康所表现的心理生理改变,如疲乏无力,肌肉酸痛,视力下降,睡眠障碍,颈肩背僵硬,腰膝酸软,手足凉麻,食欲不振,胸闷不适,心悸气短以及精神不集中,忧郁烦躁,焦虑紧张,情绪情感失常等,如果具备了一定的心理学知识和调适能力,许多"问题"和症状就会迎刃而解。

(2)降低目标,不苛求自己:有些人制订的人生目标过高,穷一生努力也不可能实现。五音不全,先天嗓音缺陷,非要梦想去当歌唱家;矮短身材,肌肉不发达,也要去做运动员,至于说一定要当多大官,存多少钱,多么出名,多么受人重视……有些是根本实现不了的。如果为不能实现的目标而郁郁寡欢,竭尽思虑是自寻烦恼,怨天尤人也于事无补。过分苛求,自责,更容易伤害心灵,引起和加重亚健康。制定人生目标所需要的是"量体裁衣",顺其自然,量力而行,不要那么多的"挑战不可能"。通常情况下,只要懂得欣赏自己,我并不比别人差,做自己喜欢的事,不过分看重得失成败,"因地制宜"走自己的路,就容易保持健康。

(3)"抓大放小",不苛求亲朋:家人、好友都有自己的生活理念和行为方式,不会事事处处都顺着你的思路,客观存在的"千人千思想,万人万模样"谈何完全一样。尽管人们都有往"高处走"的欲望,但社会地位,历史背景,经济状况,思维方式,处世方法等会千差万别。如果过多的寄望别人多么重视自己,迎合自己,不可避免地会让自己不快,甚或怨声载道,迁怒于人,更增加心理负担。要在大方向一致的情况下,求同存异,具有心胸开阔和大爱气质。

(4)不占高枝,减少争斗:"与人斗,其乐无穷"有其片面性,不适合大多数人。"与天斗,与地斗"也要量力而行。生活,工作,家庭在"与人斗"过程中气氛紧张,心理生理失衡,导致"两败俱伤"的案例比比皆是,引起和加重疾病的例子,人们都耳熟能详。

(5)生活、工作中和睦相处,相敬如宾,尊重别人,理解别人,宽容别人,你这样做了别人也很难与你为敌。既无深仇大恨,何必激烈争斗,相逢一笑可免怨仇,从而也维护自己的健康。

(6)多点善心,善意,善行为:与人为善,乐于助人是人生美德也是保护自己的生存方式。对人有戒心,别人也会对你有戒心,害人之心不可有,防人之心也不可多。需要的是表达诚意,减少隔阂,广交朋友。多爱心少爱财身健体壮,少私欲补气血百病难生;适寒热调虚实滋补法则,寡酒色行善事人生态度;情与理福与祸相辅相成,得与失,成与败顺其自然。

(7)忍让,大度:退一步海阔天空,忍一下化干戈为玉帛。出现一些争吵,不必过分坚持己见,退让一步,容忍一下,看起来丢了面子,其实得了"里子",会减少许多不必要的烦恼和沮丧。

(8)不惹是生非,适当躲避:有人蓄意给你羞辱和制造困境,当"无计可施"时,不妨暂时避开,做你喜欢做的事,听音乐,读书,运动,与朋友聊天,赏田园风光,听大海涛声,到河边垂钓……等到心境平和,思路厘清后再面对"难题",说不定会"茅塞顿开""柳暗花明""别有天地"。

(9)深交朋友,倾诉衷肠:苦闷、烦恼、不快、焦虑的存在,久之会思虑成疾,适时与亲朋好友倾诉会心情舒畅,一身轻松,也可能从中悟出一些指导人生的有益启示。

(10)助人为乐,知足常乐:任何善举都可以助人悦己,在实现自我价值中忘掉烦恼,得到宽慰,大善小善,不带功利都会充实自我、完善自我。衣食无忧温饱有余的人应深刻体验"知足常乐"的确切含义,在友谊和快乐中会心身康健。

(11)荣辱不惊,得失相宜:得失、荣辱、成败、升降……是生活常态,"塞翁失马"看似有失,得而复失也非完全是福,重要的是你怎么看,弱肉强食的丛林法则掩盖了高级动物的人性光辉,多点人性,人类会变得更加美好,况且,动物也有"善性"的一面。"虎毒不食子","兔子不吃窝边草"谚语能说明一些人性缺陷。传统的中庸之道对健康有益。

5. 饮食调适措施　科学合理饮食不仅是生长、发育、成长的基本保证,也是预防和干预亚健康的重要措施。反之,不健康、不合理、不正确的饮食习惯和生活方式会让你的健康大打折扣,引起和加重亚健康或其他疾病。平衡膳食可以把疾病"吃出来",重新恢复健康。饮食的基本要素是水、蛋白质、淀粉、脂肪、矿物质、维生素、纤维素和微量元素,其中大多数微量元素尽管含量很少但生理作用巨大。任何单一食物都不能完全满足机体所需的营养素,这是平衡膳食重要性的理论依据。

人类因种族、地区、习惯及生存环境等差异,饮食结构也有诸多不同。《中国居民平衡膳食宝塔》适合于中国人的身体需求,只是不同地区的生存环境(如寒冷、高原、干旱、潮湿等)而有所侧重。五层的膳食宝塔基本结构大致如下,是需遵循的基本原则。

第一层(底层):谷类食物,包括米、面、土豆等植物性食物(基础食物,主食),成人每人每天基本需要量 250～400g;此类食物具有促进生长发育、维持正常生理功能、预防心脑血管病、糖尿病、癌症等作用。

第二层:蔬菜、水果类食物,其中前者350~500g,后者200~500g;此类食物是免疫调节剂、天然抗氧化剂,含植物纤维素,可保持肠道正常功能,增强免疫功能,降低肥胖、癌症、冠心病、糖尿病、高血压等发病率。

第三层:动物性食物,包括肉、蛋、鱼、禽等,需要量为125~225g,其中肉类50~75g,鱼虾类50~100g,蛋类25~50g;此类食物系优质蛋白,还含有脂类和脂溶性维生素、B族维生素和矿物质,脂肪含量较低,其中鱼虾类含较多不饱和脂肪酸,具有预防和治疗血脂异常、动脉硬化、心脑血管病作用。

第四层:奶类和豆类食物,鲜奶或奶制品300g,豆类及干果类30~50g;此类食品容易消化吸收利用,含有丰富的蛋白质,维生素A、B族维生素和钙质等,具有促进生长发育,增强骨密度,促进骨健康作用。

第五层(顶层):油盐类食品,需要量最少,包括各种油类和食盐,混合油富含ω-3、ω-6的油类为好,宜<30g;盐<6g,特殊需要者<2.5g。少食用油盐可以预防血脂异常,高血压,动脉硬化,降低冠心病、脑卒中、高血压病、胆囊炎、胰腺炎等急性发作风险。长期无油、无盐有损健康。

另外,水、微量元素和矿物质也是人体必需物质,是膳食结构中重要组成部分,不可或缺。以水为例,轻体力活动者,除正常三餐饮食外,每天至少补充1500~2000ml水。有人说喝水是为了活着,喝茶是为了更好的活着,茶水可以替代部分白开水。饮水宜少量多次,不宜暴饮;要主动饮水,一旦感到口渴,提示细胞缺水,此时饮水不利于细胞功能恢复。

人们注意到了:贪吃兼贪睡,易病又减岁;甜语和甜食,丧志坏牙齿;晚餐有节制,不瘦也不肥;生活循规律,少病增年岁。

食物是最好的药物和保健品,坚持平衡膳食,合理选择食品,就会有效预防和治疗亚健康病。

6. 运动措施　亚健康人群不少人是体型肥胖,肌肉无力,心肺功能衰弱,精神萎靡,体力下降,主要原因是长期坐卧多,缺乏运动,而适度运动是最好的预防和干预措施。至于体型消瘦者患亚健康,也需要采取适合自己的运动干预措施。

(1)肥胖者运动方法:肥胖者和体重在标准范围内[身高(cm)－105＝体重(kg)±5kg],但臂、臀、腰、大腿部皮下脂肪量超过标准,脏器(如脂肪肝)有多余脂肪积蓄,只要没有特殊疾病禁忌者,需要采取各种形式的运动,如球类、慢跑、游泳、爬山等有氧运动,一般不宜做极限运动。注意运动前做好准备活动。运动可以消耗体内脂肪,强化肌肉、骨骼力量,协调各脏器功能。

(2)瘦弱者运动方法:全身脂肪少,肌力弱,体质不佳者,宜先做基本体力训练,动静结合,逐渐强化肌肉力量,持久力(耐力)和身体灵活性,然后再逐渐增加运动量。

(3)健身房运动:有教练指导,效果可能会更好。尤其是专业指导的改变臂、腰、臀、腿等的肌肉力量训练方法适合各类人群。

(4)走路、慢跑:普遍认为这是适合大众的最好运动方法,坚持下去受益匪浅。在运动中你可以体验人生乐趣,心身愉悦。选择你喜欢和适合自己的运动方法,长期坚持,但要量力而行,勿需攀比,不要挑战极限,选择好运动环境和时间,及时调整运动方法、运动时机和运动量。

7. 改变不良生活方式　不良生活方式会引起"生活方式病"和"富贵病",过分饥饱、过度咸甜、过分劳累、长期思虑、嗜好烟酒、房事过度等都是引起亚健康的原因,改变了会造福自己。下面重点讨论烟酒之害。

(1)戒烟:人们广泛认可,吸烟有百害而无一利,害己伤人。尽管公共场合有众多禁烟限制,减少了吸烟空间,不少人戒掉烟瘾或加入戒烟大军,享受着戒烟后的乐趣但不能不看到有的人正在加入这个行列,也有不少人难下决心,缺乏毅力,仍在吞云吐雾,无所顾忌。有报道,中国每年有超过 100 万人死于吸烟引起的疾病,病死率超过肺结核,艾滋病和疟疾死亡人数的总和。调查资料显示,长期吸烟肺癌发病率高于不吸烟者 10～20 倍,喉癌6～10 倍,冠心病 2～3 倍,脑卒中 3 倍,慢阻肺 2～8 倍。被动吸烟者也深受其害。

烟草中含焦油、尼古丁、烟碱、悬浮颗粒、PM2.5 等有机化合物 4000 余种,多数为有毒有害和致癌物质。这些物质结构复杂,进入组织细胞后,分解、清除、排出困难,容易在体内长期积蓄。研究还发现,烟草中 69 种化合物有较强的致癌作用。16 岁以下儿童因免疫防御机制尚未发育完善,更容易引起呼吸道疾病,如慢性支气管炎,哮喘等引起肺功能下降的疾病。对女性来说,自己吸烟或长期吸二手烟会引起皮肤粗糙、骨质疏松、衰老加快、不孕不育、流产、早产和宫外孕;易患乳腺癌和宫颈癌;增加和加重心脑血管病和下肢静脉血栓概率;孕妇吸烟和被动吸烟易引起胎儿畸形发育,体重不足和早产。吸烟害人害己,早戒早受益,晚戒晚受益,不戒害处多。

(2)限酒:一般认为,少量饮酒无多大危害,可能会有一些益处,酗酒有害无益。研究和临床观察显示:适量饮酒可以降低心肌梗死和脑梗死的发病率。每次饮酒量应＜25g,女性应＜15g。其中葡萄酒为优选,含有天然抗氧化剂,有较强的清除自由基作用。

第14章 心身疾病

一、心身疾病认知

许多人都体验过患病后会产生不同的"心理问题",只不过多种心理问题常常会随着疾病的痊愈而逐渐"烟消云散",并不因为"心理问题"而影响个体健康。而心身疾病则不然,"心与身"的影响互为因果,这是有一些疾病患者久治不愈的重要原因。诊断清楚后,二者结合起来治疗会事半功倍。心身疾病又称心理生理疾病,是一组既是心理疾病又是躯体疾病的临床综合征。这类疾病的发生、发展、转归、预防和治疗,都与心理因素密切相关。

心身相关是心身疾病机制的基本依据。人的健康应是躯体健康和心理健康的统一,亦即心身健康。躯体健康与心理健康二者缺一不可。躯体健康是心理健康的基础和保证,心理健康是躯体健康的动力和标志。心理因素从广义上来说,是一切影响机体精神活动的心理过程,包括人的心理矛盾、心理冲突,如精神刺激、精神创伤、情绪压抑、精神紧张、不良心理因素等。从狭义来说,是指个人的愿望、需求受到阻抑而引起的情绪紧张和情绪压抑。这种精神心理上紧张和压抑达到一定严重程度,就会引起疾病。

许多学者认为,社会-生物学因素是心身疾病的外部原因(外因),基因缺陷、心理发育不健全、不会有效调适等易患素质是致病的内部基础(内因)。心理因素与躯体因素相互影响,互为因果。躯体器官因各种原因而产生的生理、病理变化,与心理因素交互作用,导致心理生理疾病。这种致病因素需具备下述条件:①生活中存在个体难以耐受的、具有严重状况的客观事件;②患者本人存在某些易患素质(主要是指基因和性格缺陷);③个体认知方面的局限性。了解和掌握心身疾病的基本理论对心身疾病的预防、诊断和治疗具有重要指导意义。

心理-社会因素的致病作用,已引起医学界的高度重视。从流行病学的调查结果看,心身疾病的发病率呈上升趋势。生活条件较好的人群比生活条件较差的人群发病率高。

二、已经认知的心身疾病

1. 循环系统 一般认为,比较明确的循环系统(心血管系统)心身疾病有:原发性高血压、原发性低血压或低血压综合征、心脏神经症、神经性心绞痛、冠心病(心绞痛和心肌梗死)、阵发性室上性心动过速、功能性早搏或其他心律失常、血管神经症、雷诺病等。从心身医学角度看,循环系统的心身疾病都具备:不良因素的致病性;性格缺陷的易患性;情绪障碍的客观性等三大心身疾病典型的临床特征。本系统的代表性心身疾病是原发性高血压和心脏神经症。

(1)原发性高血压(高血压病):此病的确切病因尚不十分清楚(虽然遗传因素很重要),而血压增高可能是其唯一早期临床表现。导致原发性高血压的因素很多,其中与社会因素有关的有:①职业与环境,注意力高度集中、精神紧张、体力活动较少的职业以及对视觉、听觉形成慢性刺激的环境。②个性特征,大多是争强好胜,易于激动,或性格内向,不易暴露自己的思想和情感,以及敏感多疑,对环境适应较困难的人。③婚姻状况,寡妇、鳏夫和婚姻不和谐者的高血压高于配偶健康和婚姻美满的人。④应激性情境,因突发事件而产生忧虑、恐惧、愤怒、敌视情绪的人。本病确诊须排除其他继发性高血压病因,同时伴有引致血压升高的社会心理因素。

高血压病仅依靠药物治疗难以收到预期效果,必须结合心身综合治疗。在降压、镇静、抗抑郁、抗焦虑药物治疗的基础上进行心理治疗,采用自律训练法、气功、太极拳、暗示疗法及生物反馈等方法调适紧张情绪,缓解心理压力,促使肌肉和血管平滑肌松弛,让血压平稳下降至正常水平,从而获得持久的降压效果。

(2)心脏神经症:心脏神经症又称心脏神经官能症,是指具有多种心脏病症状,但无明确器质性心脏病的客观依据和病理基础,并且是常常伴有其他神经官能症表现的一种疾病。本症的特点是大多发生在青年或壮年,以 20－40 岁间为最多,且女性多于男性,老年人常合并其他心脏病疾病,而难以单独做出此病诊断。本症的心理因素一般是具有明确的性格缺陷和气质倾向的内在致病条件,如多思多虑、小心谨慎、胆小、爱钻牛角尖、敏感多疑、暗示性强、有疑病倾向等。

本病诊断时应全面考虑,首先要排除器质性心脏病,并根据心血管系统功能失调的症状,以及全身性神经官能症的表现,同时考虑到心理社会因素便可明确诊断。治疗一般可用抗焦虑药和抗抑郁药,结合心理治疗和暗示疗法。通过建立良好的咨询和被咨询以及医患关系,正确解释病情,有针对性的逐步消除致病的社会、家庭、工作、恋爱、婚姻、就业等不良心理因素。

2. 消化系统　常见消化系统心身疾病有:消化性溃疡(胃溃疡、十二指肠球部溃疡)、慢性胃炎、胃下垂、神经性呕吐、过敏性结肠炎、溃疡性结肠炎、神经性厌食症、神经性贪食症、食管痉挛、贲门和(或)幽门痉挛、胃肠神经官能症等。此类心身疾病情绪障碍表现为焦虑状态、抑郁状态、疑病状态、强迫状态、癔症状态、失现实感状态等。但以焦虑、抑郁、疑病、癔症等四种类型临床表现较为常见。本组疾病的代表性疾病是消化性溃疡。

消化性溃疡(包括胃溃疡和十二指肠溃疡)的发病虽然与幽门螺杆菌有关,但其发展、恶化、复发、迁延化和防治效果与心理矛盾、精神应激有密切关系,大量的临床调查资料证实,不良的生活方式和心理社会因素是溃疡病致病和久治不愈的重要因素。现代医学认为,溃疡病发病病理基础是体质因素、幽门螺杆菌作用、饮食结构、胃酸过多、黏膜屏障作用等躯体因素在心理矛盾、应激反应和性格缺陷等易患素质的不良作用下,通过心身相关机制引起的,并且还是造成症状恶化、复发和慢性化的重要原因。

诊断本病的基本方法:①了解病史与症状;②进行胃液分析、钡餐透视或胃镜检查;③探寻发病的心理社会因素。

消化性溃疡单纯用药物治疗效果较差,复发率高,且易形成慢性化,必须强调采用心理治疗和躯体治疗相结合的综合治疗方案。要及时消除患者的不良心理因素,降低精神负荷,建立良性情绪,并同时采用自律训练法、行为疗法和艺术疗法(音乐疗法)等提高治愈率、减少复发率。

3. **呼吸系统** 呼吸系统心身疾病主要有:支气管哮喘、神经性呼吸困难(包括过度换气综合征、空气饥饿症、喘息样呼吸综合征)、神经性咳嗽、喉头痉挛等。呼吸系统心身疾病呼吸困难时,伴发的以情绪障碍为中心的精神神经改变主要是:①焦虑状态;②癔症状态;③强迫和疑病状态;④抑郁状态;⑤失现实感状态。

呼吸系统的心身疾病的代表性疾病是支气管哮喘。该病是一种呼吸系统免疫变态反应引起的常见病和多发病(与遗传有关),患者以儿童和青少年发病率为高,中老年者多为青少年期的延续。心理因素在本病发生、发展和防治上有重要作用。情绪安定和心情愉快对疾病有良性影响。笔者有过数例先用肾上腺素穴位注射,后用维生素 B_1、生理盐水治疗,哮喘症状同样消除的体验。

此病常常是终生性疾病,诊断的依据是病者所表现的气急、哮鸣音和咳嗽,并反复发作。部分患者具有过敏体质。大部分患者可由上呼吸道感染引起和加重;大多数患者精神紧张、情绪易激动。

治疗本病,在去除病因、解痉、抗感染的基础上,同时应特别加强心理护理,解除患者对病因、转归和预后的过分担忧,减轻心理负担,使患者积极配合治疗,还可采用催眠、暗示、松弛训练和行为矫正疗法等综合治疗措施。

4. 内分泌与代谢系统　内分泌与代谢系统心身疾病主要有:肥胖症、糖尿病、甲状腺功能亢进、尿崩症、肾性糖尿、心因性多饮、高尿酸血症、痛风等。内分泌与代谢系统心身疾病多是在心理因素作用下发病或者体质因素加上精神因素而发病。本系统心身疾病同样具有心理因素、基因缺陷和情绪障碍心身疾病的三大病理特征。

其诊断要点首先是躯体方面排除性诊断,其次是进行积极性诊断,第三是进行性格气质的心理测定。上述三点结合进行即可做出符合实际的诊断。

基于本系统疾病多数都有明确的生化、病理和器质性变化,因此在治疗上必须强调躯体治疗措施同时辅之心理治疗,如自律训练法、短程心理治疗和安定类药物治疗,对有的病者还可应用行为疗法、交流分析疗法等。

本组疾病较为典型的是甲状腺功能亢进(甲亢)。甲状腺功能亢进的患者几乎都伴有不同程度的精神变化。表现为好动、活跃、急躁、敏感、易兴奋、外向、神经类型强而不稳定。

诊断本病首先要详细分析具有诊断意义的上述临床表现,其次是进行甲状腺功能试验(参阅有关疾病诊治),第三是了解发病和病理过程的相关心理社会因素。

本病应用抗甲状腺药物,大多数兴奋精神状态会逐渐缓解。心理治疗推荐自律训练法、自然疗法、短程心理疗法或者精神分析疗法。只有在药物和心理治疗难以控制时考虑手术治疗。

5. 神经系统　种类很多,大致分为如下两类。

(1)与随意性神经系统有关的心身疾病,如脑血管功能障碍及其后遗症、心因性知觉障碍、心因性运动障碍、癫痫大发作、痉挛性斜颈、面肌痉挛、失立症、失行症等。

（2）与自主神经系统有关的心身疾病，如自主神经功能紊乱、偏头痛、肌紧张性头痛、眩晕症（非器质性病变引起者）等。

神经系统心身疾病的精神症状表现为癔症状态、焦虑状态和抑郁状态。癔症状态表现为痉挛、抽搐、失语、感觉消失等躯体症状。焦虑状态表现为眩晕、手足麻木、震颤等躯体症状。抑郁状态表现为耳鸣、易疲劳感、感知觉敏感、情绪低沉等。

本系统疾病的诊断应由专业医生进行神经病学的检查和分型，同时做相应的辅助检查，在此基础上通过精神检查确定精神状态，如进行精神测定、心理测定、基因测定和性格倾向判别，从而做出与心身疾病相关的诊断。

神经系统心身疾病的治疗首先是药物治疗。心理治疗主要是短程心理疗法，具体可采用自律训练疗法、催眠疗法、暗示疗法、行为疗法及生物反馈疗法。把药物疗法和心理疗法结合起来运用。

（3）神经系统心身疾病的代表性疾病是头痛症。头痛症还分为如下。

①偏头痛：多出现头痛、恶心、呕吐。大多数患者在青春期发病，女性多见，有遗传倾向，大部分病例，中老年后症状消失。性格上有好攻击、自尊心强、任性固执的倾向。本病的心理治疗可试用自律训练法，也可进行催眠疗法。

②肌紧张性头痛：多是因颈部乃至肩部的肌肉异常紧张而引起的头痛。此病与心理应激密切相关，患者具有紧张的性格倾向。除药物治疗外，心理治疗可用自律训练法、催眠疗法、生物反馈疗法，在有心理矛盾的情况下，可试用交流分析法。缓解局部肌肉紧张，如热敷、推拿按摩，针灸拔罐也不失为一种治疗方法。肌紧张性头痛也与颈椎病所致颈背肌痉挛有关。

6. 皮肤科　皮肤科心身疾病常见的有：神经性皮炎、皮肤瘙痒症、湿疹、过敏性皮炎、斑秃、慢性荨麻疹等。

临床上,大多数皮肤疾病患者与精神因素有密切关系,不良的社会心理因素和个体心理问题是皮肤科心身疾病的重要致病和加重因素。许多皮肤病患者常常在情绪焦虑精神紧张,忧郁烦躁后症状明显加重。而情绪平稳、神态安定,或者应用镇静药物后症状得到缓解或明显减轻。本系统疾病较为典型的是神经性皮炎和斑秃。

(1)神经性皮炎:此病发病常有焦虑不安、恐惧、忧虑、激动或精神过度紧张之诱因,其性格特征常为精力充沛、办事过分认真、情绪不易流露等。

诊断本病时,要特别注意皮肤损害特点及部位,询问病期和治疗经过,了解发病前患者的生活工作情况、精神状态和饮食、睡眠情况,经过综合分析后做出明确的诊断。

本病的治疗除对症给药外(脱敏、提高免疫力药物及中药,外用或内服),同时要消除患者的不良情绪,分散患者对皮肤的注意力,采用催眠疗法、生物反馈疗法等。

(2)斑秃:本病是典型的精神性脱发症,多发生于中青年。精神高度紧张、情绪深层压抑、过分抑郁、持续焦虑可引起斑秃,并使其加重、复杂化、迁延不愈。斑秃患者的疾病心理非常强烈,心因与体因相结合形成恶性循环,使疾病难以治愈。斑秃患者的性格倾向为自尊、内向、心胸狭隘、多思多虑,遇到不平心情久久不能平静,以致通宵难眠。

本病应在依据脱发特征及了解发病前的精神状况和性格特征的基础上做出诊断。在治疗方面,应除去可能的心理和精神病因,根据情况给予药物治疗。包括镇静、抗脱发、再生发等药物的内服和外擦。同时可采用气功疗法、生物反馈疗法达到消除精神紧张提高治疗效果的目的。

7.癌症　癌症这种常见的心身疾病,可发生于任何年龄段,累及各系统、各组织、各器官,医学科技和心理免疫学的发展为之提供了科学的诊断依据。

目前,对癌症的致病原因还没有完全揭示清楚,但越来越多的人重视心理因素在致癌中的作用,许多资料反复论证癌症的发生和癌症患者的存活时间与心理因素密切相关。癌症的发生、发展中的心理、社会因素主要有两个方面:①癌症与个性因素有关,癌症患者的个性特征一般是忧虑重重,情感压抑是致癌的因素之一;②癌症与生活事件有关,心理、社会、家庭紧张刺激引起的恶劣情绪,种种不良情绪可以降低和抑制机体免疫能力,从而使细胞得以突变和增殖。许多临床医师发现,癌症发生前,患者大都有极度的伤心事件发生。

各系统的癌症均有相应的不同症状,应用现代化医疗技术手段一般都能做出明确诊断。许多检查可以做出早期或疑似诊断,常用的癌症早期实验检查主要是:甲胎蛋白(AFP)、癌胚抗原(CEA)、糖链抗原125(CA125)、糖原抗原199(CA199)、糖原抗原153(CA153),肿瘤相关物质等。基因检测有警示性作用,发现越早,治疗效果越好。有调查显示,大多数癌症者可以自愈和治愈,只有少数人难以治愈,发生不良后果。

明确诊断后,应区别不同情况实施手术、介入、靶向治疗、中医药治疗、放射性治疗。肿瘤的近现代研究和治疗方法的进展,让人们看到了治愈癌症的希望,同时应高度重视心理治疗,通过医务人员和患者的亲属,采用有目的的、科学的、直接或间接的心理学手段影响患者的心理状态,使之善于调适自己,改善和消除不良情绪,采取否认、转化、补偿、鼓励等心理应对形式,增强对刺激和压力的耐受力以及对各种挫折的容忍力,把躯体治疗和心理治疗结合起来可以大大增强治疗效果。

第 15 章　家庭安全用药

一、用药基本知识

1.“双跨药品”　世界卫生组织指出,全球约有 1/3 的患者死于不合理用药,我国因药物不良反应住院者每年高达 250 万人,其中 20 万人死于药物反应,还有继续上升趋势,“药害”触目惊心。用药安全应是家庭医生和家庭成员的必修课,要做足功课。数万种药品中,属于“双跨药品”2300 多个品种,中药 2000 多种,化学药物 300 余种,此类药介于处方药和非处方药之间。有些人习惯为自己和家人当医生,还没弄清情况就盲目用药,很容易出错,甚至酿成大祸。下面一些用药注意事项供您参考。

2. 如何识别药品批准文号　药品的批准文号是每一种药品在研制并经过临床试用后,由国家组织审评批准时给予的文号。任何药品必须有批准文号,这样才表示是经过正式批准的药品,方可销售和使用。根据药品批准文号可以识别其标准性质。

(1)在 1998 年前经卫生部批准的文号都标明卫药准字 X(或 Z)号(其中 X 为西药,Z 为中药)。

(2)若为已经国家批准而尚需试用一段时间的药品,则用“卫药试字”。而保健品则为“卫药健字”。

(3)1999 年起由国家药品监督管理局批准的文号则为国药准字(年份)X 或 Z 号。

(4)进口药品则写为(进口注册许可证号)。

3. **什么是处方药和非处方药**　处方药是必须凭执业医师或执业助理医师处方才可调配、购买和使用的药品;非处方药是不需要凭医师处方即可自行判断、购买和使用的药品。处方药英语称 Prescription Drug,Ethical Drug,非处方药英语称 Nonprescription Drug,在国外又称之为"可在柜台上买到的药物"(Over The Counter,OTC),此已成为全球通用的俗语。

处方药和非处方药不是药品本质的属性,而是管理上的界定。无论是处方药,还是非处方药都是经过国家药品监督管理部门批准的,其安全性和有效性是有保证的。其中,非处方药主要是用于治疗各种消费者容易自我诊断、自我治疗的常见轻微疾病。

4. **怎样识别处方药**　《处方药与非处方药流通管理暂行规定》(试行)第七条指出:进入药品流通领域的处方药,其相应的警示语应由生产企业醒目地印制在药品包装或使用说明书上。具体内容为:处方药凭医师处方销售、购买和使用,此外,它们无"OTC"标识。

5. **正确使用非处方药**　俗话说"是药三分毒",非处方药虽然是经过医药学专家的严格遴选,并经国家食品药品监督管理局批准,但它们仍然是药品,因此,在使用时同样要十分谨慎,切实注意下述几点。

(1)通过各种渠道,充实、提高个人的用药知识,作为自我药疗的基础,便于小病的自我判断。

(2)正确选用有国家统一标识的非处方药。

(3)仔细阅读标签、说明书,了解其适应证、注意事项及不良反应。

(4)认真检查所选药品有无批准文号及非处方药"登记证书编号"。

(5)注意药品的内外包装是否有破损及有效期。

(6)严格按说明书用药,不得擅自超量、超时使用,若有疑问要向医师或药师咨询。

　　(7)按要求贮藏药品,放置于小儿不可触及处。

　　6. 慎用与禁用的区别　药物说明书经常注明某某药在什么情况下需慎用、禁用字样,应该如何掌握呢?"慎用"是指谨慎应用,并非绝对不能用,这种药可能会引起不良反应,通常是在小儿、老人、孕妇、哺乳期妇女以及心、肝、肾功能不全的患者。因为这些人由于生理上的特点或病理上的原因,体内解毒、排毒的功能低下,或某些重要脏器功能低下,在使用某种药物时,容易出现不良反应,因此用药应格外小心谨慎,一旦出现问题应及时停止并向医师咨询。"禁用"即禁止使用,因为用后会发生严重不良反应或中毒,如有消化性溃疡的患者应禁用阿司匹林;又如对那些正从事机械操纵、驾车船或高空作业者应禁用马来酸氯苯那敏(扑尔敏)。

　　7. 最佳给药时间　要注意最佳给药时间,也就是将服药时间的安排与人体生物节律(即生物钟)相吻合,以减少不良反应,使药物的作用发挥到最佳。

　　降血压药:宜分别于早上 7 时,下午 2 时和晚上 7 时,早晚两次的用药量应适当比下午少。晚上临睡前不得服用降血压药。

　　降血糖药:糖尿病病人在凌晨对胰岛素最敏感,此时注射胰岛素用量小,效果好。甲糖宁(D860)上午 8 时口服,作用强而且持久,下午服用需要大剂量才能获得相同的效果。

　　强心药:心脏病病人对洋地黄、地高辛和毛花苷 C,在凌晨时最为敏感,其作用比其他时间约高 40 倍。

　　抗哮喘药:如氨茶碱宜在早上 7 时左右服用,效果最佳。

　　抗过敏药:如赛庚啶于早上 7 时左右服用,能使药效维持15～17 个小时,而晚上 7 时服用,只能维持 6～8 小时。

　　激素类药:由于人体的肾上腺皮质激素在午夜零点至上午 9时的分泌量约占 24h 分泌总量的 70%,因此,宜在上午 9 时以前服用,且分泌高峰在上午 7 时左右,故在每天上午 7 时一次性给药疗效最好。

抗感冒药:宜在上午和晚上症状重时服用。

解热镇痛药:如阿司匹林,在早上 7 时左右(餐后)服用,可使疗效好而持久,若在下午 6 时和晚上 10 时服用,则效果较差。

降胆固醇药:由于人体内的胆固醇和其他血脂的产生在晚上增加,因此,病人宜在吃晚饭时服用降胆固醇的药物。

抗溃疡病药:由于人的胃酸分泌在晚上达到高峰,因此,每日剂量宜分早晚两次服用。

抗关节炎药:对类风湿性关节炎病人的每天 1 次缓解疼痛和炎症的缓释药物,应在晚上服用为宜。而骨关节炎病人宜在早上或中午服药。

铁剂:贫血病人补充铁剂宜在晚上 7 时左右服用。

由于药物在不同时间的疗效不一样,而按照人体的昼夜节律变化选用药物,可减少用量、降低不良反应、提高疗效,故传统的每天服药 3～4 次和使用剂量。在家庭治疗中,许多药物的使用,还应在医生指导下服用。

8. 遵医嘱 临床医生通常经多年的医学教育、毕业实习、轮科教学等,经审核合格方能取得"处方权"。工作中还有上级医生"把关"三级医师负责制,可以说,医嘱(处方)用药可靠实用。家庭中用药不论处方药还是非处方药征询医生意见很重要。

9. 服药方法与剂量

(1)服药时宜取站位,多数药物应多饮水送下,每次至少 200ml。服药后不宜立即卧床,以免引起药物性食管溃疡。

(2)儿童用药,不宜强制性灌药,不宜在儿童哭闹时服用,以免药液误入气管。

(3)肠溶片、缓释片、控释片不能掰开服用。如果掰开服用,肠溶片就可能在胃中受到破坏,或对胃产生一定的刺激;缓释片就不能维持足够的有效时间;控释片就不会在病症部位达到最佳的有效浓度。黄连素片、穿心莲片、某些抗生素,药味极苦,这类药多是糖衣片,为掩盖难以接受的味觉,一般也不宜掰开服用。口腔黏膜或舌下含化时,应将药品放在齿颊之间或舌下,不要咽下,不可饮水,要任其自然溶解。很多药品服用期间不宜饮用白酒、啤酒、葡萄酒,尤其是抗感冒药、降压药、助眠药、甲硝唑片。

(4)使用眼药水应半躺在靠椅上,滴入 1～2 滴眼药水后,要半闭双眼 5 分钟左右,使药物充分吸收。

(5)量取液体药物时,应准确。片剂要注意剂量准确,例如需服半片时,可从压迹中间分开,无压迹的或不足半片者,可将全片压碎为粉末后再均匀分开。

(6)老人和儿童,剂量应按说明书中成人量来折算,60 岁以上老人采用成人量 3/4,6 个月幼儿采用 1/8～1/6,1 岁左右采用 1/6～1/4,4 岁左右采用 1/3,8 岁左右采用 1/2,12 岁左右采用 2/3。

10. 服药时间与给药间隔　助消化药如多酶片、酵母片,饭前 10 分钟服用,以增强胃液分泌,增加食欲。食物可以影响药物的吸收利用,止泻药、部分保护胃黏膜的药物及抗菌药物,如思密达、硫糖铝片、头孢氨苄胶囊、阿莫西林胶囊、诺氟沙星胶囊、环丙沙星片,要在饭前 1h 或两餐之间即空腹时服用。对胃有刺激性的药品,如琥乙红霉素片、罗红霉素片,可以在餐后 0.5～1 小时服用。甲硝唑片、施尔康片可与饭同服或饭后即服,以减轻胃肠道反应。

通便药如果导片,睡前 15～30 分钟服用,服后 8～12 小时见效,即第 2 天上午排便,使用者较为方便。助眠药要在睡前半小时服用。防晕药要在乘车前 1h 服用。

服药间隔以说明书为准,一般 1 天量平分 2～4 次给予,以往的"白天给药,晚间停用"是不科学的。如果每天 2 次则晨 8 时、晚 8 时各给 1 次,如果每天 3 次,则晨 6 时、下午 2 时、晚 10 时各给 1 次。

处方药物和非处方药物都有规定的用药时间和剂量,要按时按量服用。发现漏服一次药,下次服药不可加倍,如解热镇痛药常 6 小时 1 次,漏服 3h 内在需要时可补服一次,也可不补服,以后各次按时服就可以了;泻药漏服超过 2 小时,勿须再服;化痰止咳药漏服超过 3 小时可以补服;抗生素类漏服发现后立即补上,二次服药间需超过 2～3 小时。有些药物,如氯丙嗪,奋乃静,酚妥拉明、妥拉唑林、双氢麦角碱、硝酸甘油、氢氯噻嗪等服用后要躺下休息一会(30 分钟～1 小时)以减少不良反应。"二套"处方药合并应用应作为禁忌,因容易导致药物中毒,加重肝功能损害。

11. 用药小建议　有些疾病是自限性的,可以自愈,如普通感冒,轻微腹泻,可通过调理饮食,多饮水,适当休息"不治而愈"。翻药箱、药柜找药,去药店购药,要医生开处方,未必是好事。

有些人认为,打针、输液后"病"一定好得快,其实有些抗生素如阿莫西林、氯霉素等,口服吸收比较完全,比注射安全,效果也不逊色;地西泮、可的松、氯喹、苯妥英钠等,经注射溶解、吸收慢,治疗效果可能不如口服。

胶囊制剂药物目的在于减少食道和胃黏膜刺激,保持药效,用明胶制成可溶于消化液,对人体无害。

化痰止咳类药物,消化酶类药物如胃蛋白酶合剂,胰酶片、多酶片、酵母、乳酶生、维生素 C 等药物,不宜热水冲或热水送服,且不宜多饮水(热水破坏酶活性,多饮水稀释,影响吸收、利用)。

抗生素类药物,用于防治感染时,剂量要充足,疗程要适当,除特殊需要应避免长期用药。不可剂量太小,血中抗菌浓度不足影响抑菌、杀菌作用,产生耐药菌株,也不可剂量太大,易增加毒副作用。

中药汤剂以温服为宜。热天可偏凉些,冷天偏暖些;解毒药(如甘草滑石汤),清凉药(清暑益气汤)、止吐药可以冷服以增强疗效。咽喉及呕吐疾病者可多次频饮,缓慢下咽,以最大程度发挥药效;清热解毒、生津止渴中药,煎熬或水冲剂,水可多一些,200～300ml;健胃、滋补药宜饭前服用;对胃有刺激散风祛寒,解痉止痛、消炎解毒药宜饭后服用;镇静催眠、药酒等应晚睡前服;急性病则不分时间随时服用。

12. 认准药名,避免误服　家庭用药中"一字之差"的一些药物,药名相近,作用可能大不相同,若误服,轻者贻误治疗,重者危及生命。笔者也经历过,地巴唑取药为他巴唑,5%氯化钙取为15%氯化钾的先例,几欲酿成大祸,因此。用药前需认真核对名称和剂量,保证用药安全。

地巴唑和他巴唑(甲硫咪唑):前者是高血压辅助用药;后者用于甲状腺功能亢进症。

小檗碱和小檗胺(粉防己碱):前者用于肠道感染性疾病,是一种生物碱;后者能促进白细胞增生,用于白细胞减少症,放疗化疗后的白细胞减少。

优降糖(格列本脲)和优降宁(帕吉林):前者用于轻中度 2 型糖尿病,刺激胰岛素分泌;后者用于重度高血压。

青霉素和青霉胺:前者用于细菌感染性疾病,抑制繁殖期细菌细胞壁合成发挥抑菌、杀菌作用;后者为青霉素分解产物,对重金属离子有较强的络合作用,用于汞、铅、砷等重金属离子中毒的解毒。

利血平和利血生:前者是降压药,用于高血压患者,是常用的复方降压片主要成分之一;后者促进白细胞再生,用于白细胞减少,再生障碍性贫血的治疗。

氟胞嘧啶和氟尿嘧啶:前者为抗真菌药,用于各种真菌感染;后者是抗癌药,用于乳腺癌、胃癌、宫颈癌的治疗。

罗红霉素和柔红霉素:前者是广谱抗生素,适用于各种细菌感染性疾病;后者为抗癌药,用于各种类型急慢性白血病、恶性淋巴瘤等。

氟哌酸(诺氟沙星)和氟哌醇(氟哌啶醇):前者具有抗菌谱广作用强特点,用于多种感染性疾病的治疗;后者具有抗焦虑、抗精神障碍作用,用于精神疾病的治疗。

异丙嗪和氯丙嗪:前者为抗组胺药,用于过敏性疾病,也可用于止吐和镇静催眠;后者主要用于精神性疾病,也是低温麻醉、人工冬眠的重要组成部分。

宁嗽丸和宁坤丸:前者具有清热化痰、健脾益气、止咳平喘功效;后者主要是补气养血、调经止痛,用于血瘀气滞引起的月经不调,经前经后的膝痛腰痛。

另外,各种维生素仅一个字母差别,作用不同,用药范围不同,服用前也要认真识别。

二、家庭药箱的配备

随着医保政策的调整,自我保健需要的提高,社会老年化的进程加快和家庭对独生子女生长发育的日益重视,家庭药箱、家庭药柜已成为居家必备。家庭配备药品主要是防治感冒、发热、牙痛、腹泻等常见疾病。一般选用价格适中、疗效确切、安全性高,非医务人员易于掌握、易于服用或者未曾用完的药品。

比较完备的小药箱内容可包括如下几项。

1. 配备物品

(1)表式血压计一套(包括听诊器一副),对高血压及心血管病人群必不可少。

(2)体温计一支。

(3)压舌板一根(两头呈圆形,表面光滑的竹片或木板制成)。在咽喉肿痛时可以让你对自己的病情了解得更加清楚。

(4)牙垫子一根(在相当手指粗细的胶皮管内塞进适当小木棍,切成5cm长备用)。

(5)止血带二根(胶皮管,长50～60cm)。使用时可别忘了记止血时间,要定时放松,以防肢体远端坏死。

(6)用胶合板制成的固定夹板2～3块。当碰上骨折的病人,它对于固定患肢,缓解患者的疼痛可是很管用的。

(7)镊子二把(其中一把最好为尖头镊子),小搪瓷碗两只。

(8)输液器及注射器等。若是你家里有医护人员当然可以准备一下。

(9)脱脂棉花、纱布各若干，绷带 3 卷，三角巾 2～3 块，胶布一小盒，碘伏一瓶，棉棒等。

2. 一般配备的药品

(1)常用抗菌消炎药：没有过敏史的家庭可以配备如青霉素类如青霉素 V 钾片、阿莫西林胶囊；头孢菌素类如头孢氨苄胶囊、头孢克洛冲剂；大环内酯类如琥乙红霉素片（利君沙）、罗红霉素片；喹诺酮类如诺氟沙星胶囊、环丙沙星片；抗厌氧菌药如甲硝唑片。

(2)常用抗感冒药：如利巴韦林含片、板蓝根冲剂、克感敏片、美息伪麻片（白加黑）、复方酚咖伪麻胶囊（力克舒）、复方盐酸伪麻黄碱胶囊（康太克）、三九感冒灵、VC 银翘片。常用退热、止痛药如对乙酰氨基酚片（必理通、泰诺、百服宁）、布洛芬片、索米痛片（去痛片）。儿童用药如对乙酰氨基酚（百服宁滴剂、泰诺果味滴剂）、小儿速效感冒颗粒。

(3)常用止咳、化痰药：西瓜霜含片、健民咽喉片、西地碘片（华素片）、复方甘草片、盐酸溴己新片（必嗽平）、止咳糖浆、急支糖浆；常用平喘药硫酸特布他林气雾剂（喘康速）。

(4)常用降压药：如复方罗布麻片、复方卡托普利片（开富特）、拉西地平片（三精司乐平）、珍菊降压片等；常用防治心绞痛的药如硝酸甘油片、消心痛片、硝苯地平片（心痛定）。年轻人家庭可以不配备。

(5)常用止泻药：如黄连素片、蒙脱石散剂（思密达）；助消化药如多酶片、酵母片；缓解胃部受凉引起的疼痛药品如山莨菪碱片（654-2 片）、藿香正气片；通便药如开塞露、果导片。

(6)常用皮肤病药：如无极膏、皮炎平软膏、莫匹罗星软膏（百多邦）、脚癣一次净洗剂、盐酸特比萘芬乳膏（兰美抒）；妇科疾病常用药如洁尔阴洗液。

(7)其他常用药:如诺氟沙星眼药水,利巴韦林眼药水。创可贴、风油精、红花油、关节止痛膏、追风膏等。

3.**常备药品配备原则** 根据家庭成员的年龄、健康状况、季节来配备。家有儿童的要备一些退热、止咳、止泻、补钙药。家有老人的,要备一些助消化、补钙、抗菌药物。哮喘病人要配备一些化痰药、平喘药。高血压病人要配备一些降压药。春天要备一些抗过敏药品,夏季要考虑备中暑、预防蚊虫叮咬的药品,秋天要备一些止泻药品,冬季要考虑备防治感冒、哮喘、胃病的药品。小药箱、药柜备药尽可能少而精,同类药一种即可,避免"大而全",并要3~6个月清理一次,以免在应用时过期、失效。

4.**贮存方法**

(1)选择性配备:每个家庭可根据自家成员年龄、健康状况,有选择性地配备几类药品,每类选择性配备1~2个品种。如果住家远离医院、诊所,家有老人、幼儿,适当多备一些。某一疾病流行期间,可针对性地配备几种预防性药品。

(2)注意配备量:每种药品一般备1~2盒(瓶、袋)即可,慢性病治疗期间,可适当备3~4盒(瓶、袋)。不宜过多,以免变质、失效。

(3)注意贮存温度与湿度:一般药品要放置在干燥、阴凉处,避免阳光照射。

(4)注意保留药品说明书:说明书是用药的依据。对不熟悉的药品、不良反应多的药品,服用前要仔细阅读说明书或请医师、药师指导。零装药品应注明药名、服法、用量、失效日期等。

(5)注意失效日期:药品过期后可能表现为疗效减弱、毒副反应增加,所以对过期药品要坚决扔掉,千万不可服用。药品贮藏不当,未到失效日期也可能出现变色、浑浊、沉淀、裂片等现象,如糖衣片、胶囊剂容易受潮而变色、软化,这样的药品也不能再用。

家庭药箱不应上锁,但要放在孩子拿不到的地方,以免误服。孕妇、哺乳妇女、婴幼儿用药要特别慎重,一定要在医生、药师指导下,服用安全性高的药品。

三、中药知识简介

(一)中药的性能

中医学认为任何疾病的发生发展过程都是致病因素(邪气)作用于人体,引起机体正邪斗争,从而导致阴阳气血偏盛偏衰或脏腑经络功能活动失常的结果。因此,药物治病的基本作用是扶正祛邪,消除病因,恢复脏腑的正常生理功能;纠正阴阳气血偏盛偏衰的病理现象,使之最大程度上恢复到正常状态,达到治愈疾病,恢复健康的目的。药物之所以能够针对病情,发挥上述基本作用,是由于各种药物本身各自具有若干特性和作用,前人将之称为药物的偏性,意思是说以药物的偏性来纠正疾病所表现出来的阴阳偏盛偏衰。把药物与疗效有关的性质和性能统称为药性,它包括药物发挥疗效的物质基础和治疗过程中所体现出来的作用,是药物性质与功能的高度概括。研究药性形成的机制及其运用规律的理论称为药性理论,其基本内容包括四气五味、升降浮沉、归经、有毒无毒、配伍、禁忌等。

(二)中药的毒性

1. 正确认识中药的毒性　历代本草书籍中,常在每一味药物的性味之下,标明其"有毒""无毒"。"有毒、无毒"也是药物性能的重要标志之一,它是掌握药性必须注意的问题。

毒性的概念:古代常常把毒药看作是一切药物的总称,而把药物的毒性看作是药物的偏性。古代药物毒性的含义较广,既认为毒药是药物的总称,毒性是药物的偏性,又认为毒性是药物毒副作用大小的标志。后世本草书籍在其药物性味下标明"有毒""大毒""小毒"等记载,则大都指药物的毒副作用的大小。现代药物毒性的概念:随着科学的发展,医学的进步,人们对毒性的认识逐步加深。所谓毒性一般系指药物对机体所产生的不良影响及损害性。包括有急性毒性、亚急性毒性、亚慢性毒性、慢性毒性和特殊毒性如致癌、致突变、致畸胎、成瘾等。所谓毒药一般系指对机体发生化学或物理作用,能损害机体引起功能障碍疾病甚至死亡的物质。剧毒药系指中毒剂量与治疗剂量比较接近,或某些治疗量已达到中毒剂量的范围,因此治疗用药时安全系数小;一是指毒性对机体组织器官损害剧烈,可产生严重或不可逆的后果。

中药的不良反应有别于化学药品的毒性作用。不良反应是指在常用剂量时出现与治疗需要无关的不适反应,一般比较轻微,对机体危害不大,停药后可自行消失。如临床常见服用某些中药可引起恶心、呕吐、胃痛、腹泻或皮肤瘙痒等不适反应。用药不良反应的产生与药物自身特性、炮制、配伍、制剂等多种因素有关。通过医药人员努力可以尽量减少不良反应的发生。过敏反应也属于不良反应范围,其症状轻者可见瘙痒、皮疹、胸闷、气急,重者可引起过敏性休克,除药物因素外,多与患者体质有关。此外,由于中药常见一药多效能,如常山既可截疟,又可催吐,若用治疟疾,则催吐就是不良反应,可见中药不良反应还有一定的相对性。

2. 正确对待中药的毒性 《中华人民共和国药典》采用大毒、有毒、小毒三类分类方法,是目前通行的分类方法。

正确对待中药毒性,还要重视中药中毒的临床报道:文献报道的中药中毒报道,仅单味药引起中毒就达上百种之多,其中植物药九十多种,如关木通、苍耳子、苦楝根皮、昆明山海棠、狼毒、萱草、附子、乌头、夹竹桃、雪上一枝蒿、福寿草、槟榔、乌桕、巴豆、半夏、牵牛子、山豆根、艾叶、白附子、瓜蒂、马钱子、黄药子、杏仁、桃仁、枇杷仁及曼陀罗花、莨菪等;动物药及矿物药各十多种,如斑蝥、蟾蜍、鱼胆、芫青、蜂蛹及砒霜、升药、胆矾、铅丹、密陀僧、皂矾、雄黄、降药等。由此可见,文献中认为大毒、剧毒的固然有中毒致死的,小毒、微毒,甚至无毒的同样也有中毒病例发生,临床应用有毒中草药要慎重,就是"无毒"的,也不可忽视。认真总结经验,既要尊重文献记载,更要重视临床观察结果,相互借鉴,全面深刻准确地理解掌握中药的毒性,这对保证安全用药是十分必要的。

正确对待中药毒性,还要加强对有毒中药的使用管理:上述所称的有毒中药,系指列入国务院《医疗用毒性药品管理办法》的中药品种,即砒石、砒霜、水银、生马钱子、生川乌、生草乌、生白附子、生附子、生半夏、生南星、生巴豆、斑蝥、青娘虫、红娘虫、生甘遂、生狼毒、生藤黄、生千金子、生天仙子、闹羊花、雪上一枝蒿、红升丹、白降丹、蟾酥、洋金花、红粉、轻粉、雄黄。

3. 中毒表现与原因

(1)中毒常见的临床表现:有毒中药所含毒性成分有生物碱类、毒苷类、毒性蛋白类、萜与内酯类等的不同,作用于人体不同的系统或器官组织如神经系统、心血管系统、呼吸系统、消化道等,而引起不同的症状。

(2)产生中药中毒的主要原因:一是剂量过大,如砒霜、胆矾、斑蝥、蟾酥、马钱子、附子、乌头等毒性较大的药物,用量过大,或时间过长可导致中毒,二是误服伪品,如误以华山参、商陆代人参,独角莲代天麻使用;三是炮制不当,如使用未经炮制的生附子、生乌头;四是制剂服法不当,如乌头、附子中毒,多因煎煮时间太短,或服后受寒、进食生冷;五是配伍不当,如甘遂与甘草同用,乌头与瓜蒌同用而致中毒。此外,还有药不对证、自行服药、乳母用药及个体差异也是引起中毒的原因。

掌握药物的毒性及其中毒后的临床表现,便于诊断中毒原因,以便及时采取合理、有效的抢救治疗手段,对于搞好中药中毒抢救工作具有十分重要的意义。

(三)用药禁忌

1. 十八反与十九畏　为了确保疗效、安全用药、避免毒副作用的产生,必须重视用药禁忌。中药的用药禁忌主要包括配伍禁忌、证候禁忌、妊娠禁忌和服药的饮食禁忌四个方面。

"十八反歌"最早见于张子和《儒门事亲》:"本草明言十八反,

半蒌贝蔹芨攻乌,藻戟遂芫俱战草,诸参辛芍叛藜芦。"共载相反中药十八种,即:乌头反贝母、瓜蒌、半夏、白及、白蔹;甘草反甘遂、大戟、海藻、芫花;藜芦反人参、丹参、玄参、沙参、细辛、芍药。

"十九畏"歌诀首见于明·刘纯《医经小学》:"硫黄原是火中精,朴硝一见便相争,水银莫与砒霜见,狼毒最怕密陀僧,巴豆性烈最为上,偏与牵牛不顺情,丁香莫与郁金见,牙硝难合京三棱,川乌、草乌不顺犀,人参最怕五灵脂,官桂善能调冷气,若逢石脂便相欺,大凡修合看顺逆,炮爁炙煿莫相依。"指出了共19个相畏(反)的药物:硫黄畏朴硝,狼毒畏密陀僧,巴豆畏牵牛,丁香畏郁金,川乌、草乌畏犀角,牙硝畏三棱,官桂畏赤石脂,人参畏五灵脂。《中国药典》1963年版"凡例"中明确规定:"注明畏、恶、反,系指一般情况下不宜同用。"一般药物都有证候用药禁忌。

2.妊娠用药禁忌　是指妇女妊娠期治疗用药的禁忌。某些药物具有损害胎儿元气以致堕胎的不良反应,所以应作为妊娠禁忌的药物。根据药物对于胎儿元气损害程度的不同,分为慎用与禁用二大类。慎用的药物包括通经去瘀,行气破滞及辛热滑利之品,如桃仁、红花、牛膝、大黄、枳实,附子、肉桂、干姜、木通、冬葵子、瞿麦等;而禁用的药物是指毒性较强或药性猛烈的药物,如巴豆、牵牛、大戟、商陆、麝香、三棱、莪术、水蛭、斑蝥、雄黄、砒霜等。凡禁用的药物绝对不能使用、慎用的药物可以根据病情的需要,斟酌使用。必须强调指出,除非必用时,一般应尽量避免使用。

3.服药饮食禁忌　指服药期间对某些食物的禁忌,又简称食忌,也就是通常所说的忌口。在服药期间,一般应忌食生冷、油腻、腥膻、有刺激性的食物。根据病情的不同,饮食禁忌也有区别。如热性病,应忌食辛辣、油腻、煎炸性食物;寒性病,应忌食生冷食物、清凉饮料等;胸痹患者应忌食肥肉、脂肪、动物内脏及烟、酒等;肝阳上亢头晕目眩,烦躁易怒等应忌食胡椒、辣椒、大蒜、白酒等辛热助阳之品;黄疸胁痛应忌食动物脂肪及辛辣烟酒刺激物品;脾胃虚弱者应忌食油炸黏腻、寒冷固硬、不易消化的食物;肾病水肿应忌食盐、碱过多的和酸辣太过的刺激食品;疮疡、皮肤病患者,应忌食鱼、虾、蟹等腥膻发物及辛辣刺激性食品。此外,古代文献记载:甘草、黄连、桔梗、乌梅忌猪肉;鳖甲忌苋菜;常山忌葱;地黄、何首乌忌葱、蒜、萝卜;丹参、茯苓、茯神忌醋;土茯苓、使君子忌茶;薄荷忌蟹肉以及蜜反生葱、柿反蟹等,也应作为服药禁忌的参考。

(四)常见百种病证用药简介

1. 气分实热证常用药　石膏、知母、寒水石、栀子、黄芩、黄连、黄柏、竹叶、芦根、天花粉、鸭跖草。

2. 营分血分实热证常用药(包括热入心包证)　水牛角、生地黄、玄参、金银花、黄连、连翘、赤芍、丹皮、丹参、莲子心、连翘心、麦冬、竹叶卷心。

3. 温毒发斑证常用药　水牛角、玄参、生地黄、赤芍、丹皮、大青叶、板蓝根、青黛、羚羊角、升麻、紫草、番红花。

4. 湿温暑温证常用药　白豆蔻、薏苡仁、杏仁、藿香、佩兰、青蒿、黄芩、滑石、通草、香薷、茵陈、厚朴、清水豆卷、黄连、金银花露、绿豆、荷叶。

5. 温邪发热、骨蒸劳热证常用药　青蒿、白薇、地骨皮、银柴胡、胡黄连、秦艽、龟甲、鳖甲、女贞子、牡蛎、玄参、泽泻、丹皮、熟地黄、生地黄、知母、黄柏。

6. 咳嗽常用药

(1)寒痰阻肺证:白芥子、苏子、莱菔子、生姜、皂角子、半夏、天南星、白果。

(2)湿痰阻肺证:半夏、天南星、白前、旋覆花、橘皮、枳壳、茯苓、苍术、厚朴、白术、香橼、佛手、桔梗。

(3)热痰阻肺证:瓜蒌、贝母、知母、青黛、海蛤壳、胆南星、竹茹、竹沥、瓦楞子、海浮石、车前子、石韦、冬瓜子、芦根、天花粉、前胡、四季青、鸡矢藤。

(4)燥痰阻肺证:知母、贝母、桑叶、沙参、杏仁、天花粉、阿胶、百合、麦冬、天冬、玉竹、百部、紫菀、款冬花、梨皮、荸荠。

7. **肺痨常用药** 百合、地黄、天冬、麦冬、阿胶、西洋参、知母、五味子、川贝、百部、沙参、紫菀、款冬花、冬虫夏草、枸杞子、黄柏、龟甲、鳖甲、仙鹤草、白及、三七、丹皮、山栀、紫珠、血余炭、花蕊石、郁金。

8. **喘证常用药**

(1)肺热壅遏证：石膏、麻黄、杏仁、黄芩、桑白皮、地骨皮、葶苈子、牛蒡子、前胡、地龙、鱼腥草、马兜铃、枇杷叶、金荞麦、瓜蒌、海蛤壳、旋覆花、白前、羚羊角。

(2)寒饮涉肺证：麻黄、干姜、细辛、桂枝、苏子、沉香、五味子、厚朴、肉桂、磁石。

(3)痰浊阻肺证：陈皮、半夏、茯苓、苏子、白芥子、莱菔子、旋覆花、皂荚。

(4)肺肾虚喘证：人参、蛤蚧、冬虫夏草、胡桃仁、五味子、补骨脂、紫河车、山萸肉、沉香、磁石、钟乳石、诃子、硫黄、黑锡。

9. **痞证常用药**

(1)脾胃气滞证：橘皮、枳实、枳壳、木香、苏梗、乌药、砂仁、白豆蔻、厚朴、沉香、檀香、降香、柿蒂、大腹皮、槟榔、甘松、薤白。

(2)湿滞伤中证：藿香、佩兰、苍术、厚朴、白豆蔻、砂仁、白扁豆、草豆蔻、香薷、陈皮、大腹皮。

10. **胃脘痛常用药**

(1)寒邪客胃证：高良姜、干姜、吴茱萸、生姜、小茴香、胡椒、乌药、丁香、砂仁、荜拨、荜澄茄、白豆蔻。

(2)脾胃虚寒证：黄芪、党参、茯苓、白术、山药、白扁豆、干姜、桂枝、蜂蜜、大枣、饴糖。

(3)肝胃气滞证：香附、青木香、半夏、吴茱萸、佛手、香橼、木香、乌药。

11. **呕吐常用药**

(1)胃寒呕吐证：半夏、生姜、吴茱萸、砂仁、木香、丁香、橘皮、柿蒂、刀豆、灶心土、旋覆花、藿香、佩兰、代赭石。

（2）胃热呕吐证：竹茹、黄连、芦根、枇杷叶、黄芩、生石膏、栀子。

12. 呃逆常用药　丁香、柿蒂、刀豆、沉香、荜拨、荜澄茄。

13. 腹痛常用药

（1）寒邪内阻证：高良姜、吴茱萸、荜拨、荜澄茄、乌药、丁香、小茴香、花椒、胡椒、白芷、檀香、草豆蔻。

（2）脾肾虚寒证：黄芪、干姜、桂枝、芍药、益智仁、乌头、附子、肉桂、蜂蜜、饴糖。

14. 便秘常用药

（1）热结肠燥证：大黄、芒硝、番泻叶、芦荟、牵牛子、枳实。

（2）津枯肠燥证：火麻仁、郁李仁、蜂蜜、杏仁、桃仁、柏子仁、松子仁、瓜蒌仁、决明子、冬葵子、苏子、知母、天冬、麦冬、玄参。

（3）血虚肠燥证：桑椹、黑芝麻、当归、生首乌、核桃肉、锁阳、肉苁蓉。

（4）气滞肠燥证：槟榔、枳实、木香、厚朴、郁李仁。

（5）阳虚寒凝证：巴豆、干姜、硫黄、半夏、肉苁蓉、锁阳。

15. 泄泻常用药

（1）暑湿蕴结证：葛根、黄芩、黄连、茯苓、木通、车前子、藿香、香薷、白扁豆、荷叶、穿心莲、地锦草、拳参、鸡矢藤。

（2）食滞肠胃证：山楂、神曲、莱菔子、鸡矢藤、枳实、青皮、槟榔。

（3）脾胃虚弱证：党参、茯苓、白术、白扁豆、山药、莲子、芡实、薏苡仁、砂仁、苍术、厚朴。

（4）脾肾阳虚证：补骨脂、五味子、肉豆蔻、吴茱萸、干姜、白术、菟丝子、仙茅、益智仁、附子、肉桂、胡芦巴。

16. 痢疾常用药

（1）湿热壅滞证：黄连、黄芩、黄柏、苦参、胡黄连、马尾连、三颗针、拳参、鸡矢藤、马齿苋、椿根皮、穿心莲、地锦草。

（2）疫毒蕴结证：白头翁、秦皮、黄连、黄柏、地榆、马齿苋、鸦胆子、银花炭、山楂炭、鸡冠花。

17. 久泻久痢常用药　罂粟壳、乌梅、五倍子、诃子肉、赤石脂、禹余粮、肉豆蔻、菟丝子、金樱子、石榴皮、五味子、椿根皮、芡实、灶心土。

18. 蛔虫蛲虫病常用药　使君子、苦楝皮、苦楝子、鹤虱、芜荑、榧子、槟榔、雷丸、川椒、乌梅、牵牛子、萹蓄、石榴皮、百部。

19. 绦虫病常用药　槟榔、南瓜子、雷丸、鹤草芽、贯众、山楂、干漆、雄黄、穿山甲。

20. 钩虫病常用药　榧子、雷丸、槟榔、百部、鹤虱、贯仲、大蒜。

21. 胁痛常用药

（1）肝郁气滞证：柴胡、白芍、郁金、川芎、香附、乌药、青皮、青木香、白蒺藜、延胡索、佛手、香橼、枸橘、川楝子、荔枝核、娑罗子、八月札、玫瑰花、绿萼梅、九香虫、橘叶、橘核。

（2）肝胃气滞证：佛手、枳壳、香橼、青木香、甘松、娑罗子、八月札、玫瑰花、绿萼梅。

（3）瘀血阻滞证：延胡索、川芎、郁金、姜黄、五灵脂、三棱、莪术、丹参、红花、牡蛎、鳖甲。

22. 黄疸常用药

（1）湿热蕴蒸证（阳黄）：茵陈、栀子、黄柏、黄连、大黄、虎杖、金钱草、秦艽、苦参、白鲜皮、猪胆汁、大青叶、板蓝根、垂盆草、地耳草、龙胆草、蒲公英、柴胡、黄芩、郁金、珍珠草、水飞蓟、熊胆、半边莲。

（2）寒湿阻遏证（阴黄）：茵陈、茯苓、苍术、泽泻、桂枝、猪苓、附子、干姜、金钱草。

23. 癥瘕积聚常用药　丹参、红花、桃仁、郁金、乳香、没药、三棱、莪术、鳖甲、生牡蛎、昆布、鸡内金、山楂、干漆、穿山甲、大黄、土鳖虫、水蛭、虻虫、麝香、凌霄花、山慈菇、黄药子。

24. **梅核气常用药**　紫苏、半夏、厚朴、茯苓、柴胡、郁金、绿萼梅、旋覆花、八月札、全瓜蒌、大贝母。

25. **眩晕常用药**

(1)肝阳上亢证:羚羊角、钩藤、天麻、石决明、珍珠母、磁石、代赭石、白蒺藜、生龙骨、生牡蛎、罗布麻、紫石英、紫贝齿、菊花、桑叶、桑白皮、夏枯草、青葙子、白芍、玳瑁。

(2)肝肾阴虚证:龟甲、鳖甲、牛膝、杜仲、桑寄生、女贞子、枸杞子、沙苑子、菟丝子、玄参、生地黄、熟地黄、山茱萸。

(3)痰浊中阻证:半夏、白术、天麻、陈皮、茯苓、生姜、枳实、竹茹。

26. **痉证常用药**

(1)肝风实证:羚羊角、牛黄、钩藤、天麻、地龙、僵蚕、全蝎、蜈蚣、玳瑁、紫石英、菊花、青黛、蚤休、水牛角、龙胆草、熊胆。

(2)肝风虚证:龟甲、鳖甲、阿胶、牡蛎、白芍、生地黄、鸡子黄、麦冬、五味子、天麻。

27. **破伤风证常用药**　白附子、天麻、天南星、防风、蝉衣、白芷、拳参、僵蚕、全蝎、蜈蚣、守宫。

28. **中风中经络常用药**

(1)脉络空虚,风痰阻络证:羌活、秦艽、防风、川芎、当归、地龙、黄芪、全蝎、蜈蚣、白附子、半夏、天南星、皂荚、远志、菖蒲、生姜汁。

(2)肝阳化风,痰瘀阻络证:龙骨、牡蛎、龟甲、代赭石、天麻、钩藤、菊花、白芍、牛膝、石决明、羚羊角、牛黄、天竺黄、竹沥、竹茹、胆南星、猴枣、礞石、沉香、大黄、菖蒲、郁金。

29. **中脏腑闭证常用药**

(1)寒闭证:麝香、苏合香、安息香、皂荚、细辛、樟脑、菖蒲、生姜汁。

(2)热闭证:麝香、冰片、牛黄、羚羊角、竹沥、礞石、大黄、郁金、白矾、猴枣。

30. 中脏腑脱证常用药

（1）亡阳证：附子、人参、干姜、肉桂、甘草、葱白、山茱萸、龙骨、牡蛎。

（2）亡阴证：人参、麦冬、五味子、西洋参。

31. 郁证常用药

（1）肝气郁滞证：柴胡、枳壳、香附、川芎、白芍、青皮、郁金、合欢皮、合欢花、远志、菖蒲。

（2）气郁化火证：丹皮、栀子、赤芍、柴胡、当归、龙胆草、川楝子、延胡索、郁金、菖蒲、远志。

（3）心肝血虚证：酸枣仁、柏子仁、合欢皮、合欢花、龙眼肉、茯神、郁金、菖蒲、远志、小麦、大枣、甘草。

32. 痫证常用药

（1）风痰闭阻证：白附子、半夏、天南星、皂荚、远志、菖蒲、生姜汁、天麻、钩藤、全蝎、蜈蚣、僵蚕。

（2）痰火阻窍证：牛黄、天竺黄、竹沥、竹茹、枳实、胆南星、大贝母、猴枣、礞石、沉香、大黄、黄芩、菖蒲、郁金、白矾、天麻、钩藤、羚羊角、僵蚕、全蝎、蜈蚣、地龙。

33. 癫证常用药

痰气郁结证：半夏、陈皮、天南星、白附子、白芥子、皂荚、茯苓、厚朴、远志、菖蒲、郁金、木香、香附、檀香、沉香、苏合香、麝香、安息香。

34. 狂证常用药

痰火上扰证：牛黄、竹沥、天竺黄、大贝母、胆南星、郁金、白矾、茯神、远志、菖蒲、竹茹、礞石、丹参、朱砂、黄芩、黄连、冰片、麝香、珍珠、生铁落。

35. 自汗证常用药

（1）肺气不足证：生黄芪、白术、浮小麦、糯稻根须、人参、牡蛎、麻黄根、五味子、山萸肉、五倍子、冬虫夏草。

（2）营卫不和证：桂枝、白芍、生姜、大枣、龙骨、牡蛎。

36. 盗汗证常用药

阴虚火旺证:知母、黄柏、生地黄、熟地黄、五味子、五倍子、山萸肉、白芍、龟甲、鳖甲、天冬、酸枣仁、柏子仁、牡丹皮、地骨皮、牡蛎、龙骨、浮小麦、麻黄根、糯稻根须。

37. 鼻衄常用药

(1)邪热犯肺证:桑叶、菊花、薄荷、连翘、杏仁、白茅根、牡丹皮、侧柏叶、槐花、生地黄、大蓟、小蓟、藕节、鲜艾叶。

(2)胃火炽盛证:石膏、知母、黄连、栀子、黄芩、牡丹皮、牛膝、白茅根、侧柏叶、槐花、羊蹄、大蓟、小蓟、藕节、茜草、大黄。

(3)肝火上炎证:龙胆草、柴胡、栀子、桑白皮、黄芩、郁金、丹皮、赤芍、白茅根、侧柏叶、大蓟、小蓟、荷叶、藕节、茜草、蒲黄、槐花、旱莲草。

38. 齿衄常用药

(1)胃火炽盛证:黄连、大黄、黄芩、白茅根、大蓟、小蓟、侧柏叶、牡丹皮、赤芍、槐花、地榆、羊蹄、茜草、蒲黄、紫珠、仙鹤草。

(2)阴虚火旺证:生地黄、麦冬、玄参、知母、黄柏、牛膝、牡丹皮、赤芍、水牛角屑、大蓟、小蓟、侧柏叶、槐花、藕节、地榆、羊蹄、茜草、蒲黄、紫珠、仙鹤草、阿胶。

39. 咳血常用药

(1)燥热伤肺证:桑叶、沙参、杏仁、玉竹、麦冬、贝母、栀子、丹皮、黄芩、桑白皮、鱼腥草、白茅根、大蓟、小蓟、侧柏叶、槐花、藕节、茜草、仙鹤草、生地黄、阿胶。

(2)肝火犯肺证:青黛、海蛤壳、栀子、海浮石、桑白皮、地骨皮、黄芩、白茅根、大蓟、小蓟、侧柏叶、槐花、藕节、茜草、血余炭、蒲黄、仙鹤草、生地黄、紫珠草、阿胶、鳖甲、白薇。

40. 吐血常用药

(1)胃热壅盛证:黄芩、黄连、大黄、代赭石、竹茹、白茅根、侧柏叶、大蓟、小蓟、槐花、地榆、荷叶、羊蹄、三七、茜草、蒲黄、花蕊石、降香、白及、仙鹤草、紫珠、棕榈、血余炭、藕节。

（2）肝火犯胃证：龙胆草、栀子、柴胡、黄芩、郁金、川楝子、丹皮、赤芍、白茅根、侧柏叶、大蓟、小蓟、槐花、地榆、羊蹄、三七、茜草、蒲黄、花蕊石、降香、白及、仙鹤草、紫珠、棕榈、血余炭、藕节。

（3）气不摄血，阳虚失血证：人参、白术、黄芪、附子、灶心土、炮姜、鹿角胶、艾叶、阿胶、仙鹤草、棕榈炭、藕节。

41. 便血常用药

（1）大肠湿热证：地榆、槐花、槐角、黄芩、黄连、黄柏、防风炭、枳壳、赤石脂、三七、花蕊石、茜草、降香。

（2）脾胃虚寒证：灶心土、党参、白术、附子、炮姜、鹿角胶、艾叶、阿胶、白及、乌贼骨、棕榈炭、仙鹤草、三七、花蕊石。

42. 紫斑常用药

（1）血热妄行证：生地黄、水牛角、赤芍、牡丹皮、紫草、白茅根、侧柏叶、大蓟、小蓟、槐花、地榆、羊蹄、大黄、茜草。

（2）阴虚火旺证：生地黄、玄参、女贞子、旱莲草、棕榈炭、藕节、蒲黄、茜草、紫珠。

（3）气不摄血证：人参、白术、黄芪、仙鹤草、棕榈炭、藕节、茜草、紫珠。

43. 胸痹常用药

（1）瘀血痹阻证：丹参、川芎、桃仁、红花、苏木、降香、蒲黄、五灵脂、山楂、益母草、三七、郁金、羊红膻。

（2）气滞血瘀证：川芎、延胡索、郁金、姜黄、降香、檀香、丹参、红花、橘皮、青木香、莪术、三棱。

（3）痰浊痹阻证：瓜蒌、薤白、半夏、枳实、桂枝、橘皮、生姜。

（4）阴寒凝滞证：附子、乌头、干姜、桂枝、高良姜、荜拨、檀香、延胡索、苏合香、麝香、冰片。

（5）气阴两虚证：人参、黄芪、白术、茯苓、甘草、麦冬、五味子、地黄、当归、丹参、山楂、红花、降香、延胡索。

44. 心悸常用药

（1）心胆气虚证：人参、茯苓、白术、远志、菖蒲、五灵脂、磁石、朱砂、珍珠、珍珠母、龙齿、龙骨、牡蛎、紫贝齿。

（2）心脾两虚证：人参、黄芪、白术、茯苓、炙甘草、当归、龙眼肉、酸枣仁、柏子仁、灵芝、景天三七、五味子。

（3）阴虚火旺证：生地黄、玄参、麦冬、天冬、五味子、知母、黄柏、当归、酸枣仁、柏子仁、丹参、远志、朱砂、龙骨、牡蛎、珍珠母。

（4）心阳不振证：桂枝、甘草、人参、附子、龙骨、牡蛎、珍珠母、紫贝齿、琥珀。

（5）水气凌心证：茯苓、桂枝、白术、泽泻、甘草、附子、干姜、白芍、生姜、葶苈子、龙骨、牡蛎。

（6）心血瘀阻证：桃仁、红花、赤芍、川芎、延胡索、郁金、当归、桂枝、龙骨、牡蛎。

45. 不寐常用药

（1）肝郁化火证：龙胆草、柴胡、黄芩、栀子、郁金、赤芍、泽泻、车前子、朱砂、磁石、龙骨、牡蛎、珍珠母、合欢皮、合欢花、夜交藤。

（2）痰热内扰证：黄芩、黄连、栀子、郁金、胆南星、大贝母、茯苓、橘皮、竹茹、半夏、莪术、珍珠母、龙骨、牡蛎、朱砂、磁石。

（3）阴虚火旺证：生地黄、玄参、麦冬、五味子、阿胶、鸡子黄、当归、郁金、黄连、丹参、朱砂、牡蛎、龟甲、磁石、柏子仁、酸枣仁、合欢花、夜交藤。

（4）心脾两虚证：人参、黄芪、白术、甘草、当归、熟地黄、白芍、阿胶、五味子、柏子仁、酸枣仁、龙眼肉、合欢花、夜交藤、龙骨、牡蛎。

（5）心胆气虚证：人参、茯苓、茯神、菖蒲、远志、酸枣仁、龙骨、牡蛎。

46. 健忘常用药

（1）心脾两虚证：人参、黄芪、白术、茯苓、甘草、当归、龙眼肉、酸枣仁、柏子仁、远志、菖蒲、龟甲。

（2）肾精亏耗证：熟地黄、山芋肉、山药、枸杞子、黄精、补骨脂、阿胶、菟丝子、紫河车、鹿角胶、酸枣仁、五味子、远志、菖蒲、龟甲。

47. 水肿常用药

(1)肺失宣降证：麻黄、杏仁、浮萍、桑白皮、葶苈子、槟榔、生姜皮、桂枝、防己。

(2)脾虚湿盛证：茯苓、黄芪、党参、白术、薏苡仁、赤小豆、猪苓、泽泻、大腹皮、苍术、厚朴、葫芦、玉米须、泽漆、荠菜。

(3)脾肾阳虚证：附子、肉桂、干姜、桂枝、茯苓、黄芪、白术、泽泻、车前子。

(4)湿热壅遏证：车前子、滑石、泽泻、猪苓、木通、通草、防己、萆薢、冬瓜皮、葶苈子、桑白皮、椒目、大黄、灯心草、白茅根、半边莲、栀子、淡竹叶、益母草、泽漆、赤小豆、冬葵子。

(5)阳实水肿证：甘遂、大戟、芫花、葶苈子、番泻叶、商陆、乌桕根皮、牵牛子、千金子、巴豆。

48. 脚气常用药

(1)湿热下注证：黄柏、苍术、牛膝、防己、萆薢、滑石、薏苡仁、木瓜、槟榔、木通。

(2)寒湿下注证：薏苡仁、木瓜、赤小豆、蚕沙、吴茱萸、生姜、紫苏、胡芦巴、槟榔。

49. 淋证常用药

(1)热淋证：车前子、木通、萹蓄、萆薢、连翘、淡竹叶、灯心草、黄柏、栀子、土茯苓、地肤子、龙胆草、苦参、鸭跖草、瞿麦、石韦、大蓟、小蓟、四季青、旱莲草、白薇、琥珀、白茅根、蒲公英、滑石、海金沙、冬葵子、鸡内金、金钱草、苎麻根、穿心莲、白花蛇舌草、蝼蛄。

(2)血淋证：小蓟、藕节、蒲黄、石韦、瞿麦、木通、琥珀、旱莲草、白茅根、生地黄、牛膝、阿胶、侧柏叶、血余炭、茜草、白薇、地锦草。

(3)石淋证：滑石、海金沙、冬葵子、金钱草、鱼首石、鸡内金。

50. 尿浊证常用药　萆薢、芡实、莲子、白果、菖蒲、益智仁、桑螵蛸、菟丝子、土茯苓。

51. **遗精证常用药**　鹿茸、巴戟天、淫羊藿、锁阳、肉苁蓉、韭菜子、金樱子、菟丝子、山萸肉、沙苑子、五味子、龙骨、牡蛎、芡实、莲子肉、莲须、桑螵蛸、覆盆子、刺猬皮、山药、补骨脂。

52. **遗尿证常用药**　益智仁、补骨脂、菟丝子、鹿茸、巴戟天、淫羊藿、仙茅、山药、乌药、桑螵蛸、金樱子、覆盆子、山萸肉、龙骨、牡蛎、刺猬皮、鸡内金、白果。

53. **阳痿常用药**　鹿茸、海狗肾、黄狗肾、紫河车、淫羊藿、仙茅、巴戟天、肉苁蓉、锁阳、枸杞子、菟丝子、冬虫夏草、蛇床子、阳起石、九香虫、附子、肉桂、人参、丁香。

54. **痹证常用药**

(1) 风湿寒痹证：羌活、独活、防风、桂枝、麻黄、桑枝、细辛、藁本、海风藤、松节、川芎、当归、乳香、没药、姜黄、川乌、草乌、附子、肉桂、秦艽、木瓜、蚕沙、苍术、老鹳草、臭梧桐、钻地风、徐长卿、威灵仙、寻骨风、伸筋草、路路通、枫香脂、雪莲、雪上一枝蒿、丁公藤、雷公藤、蕲蛇、金钱白花蛇、乌梢蛇。

(2) 风湿热痹证：忍冬藤、络石藤、穿山龙、苍术、黄柏、牛膝、秦艽、防己、白鲜皮、桑枝、地龙、木瓜、薏苡仁、草薢、赤小豆、赤芍、丹皮、熟大黄、木通。

(3) 风湿顽痹证：白花蛇、乌梢蛇、全蝎、蜈蚣、地龙、穿山甲、川乌、草乌、威灵仙、乳香、没药、马钱子、丁公藤、雷公藤、昆明山海棠。

(4) 肝肾不足证：桑寄生、五加皮、千年健、鹿衔草、石楠叶、牛膝、杜仲、续断、狗脊、淫羊藿、仙茅、巴戟天、鹿茸、锁阳、肉苁蓉、附子、肉桂。

55. **痿证常用药**

(1) 湿热浸淫证：黄柏、苍术、草薢、防己、木通、薏苡仁、蚕沙、木瓜、北五加、知母、穿山龙、牛膝、白鲜皮。

(2) 肝肾亏损证：虎骨、牛膝、锁阳、当归、白芍、熟地黄、龟甲、枸杞子、鹿角胶、补骨脂、鸡血藤、巴戟天、淫羊藿、骨碎补。

56. **腰痛常用药**

(1)**肾虚腰痛证**:五加皮、桑寄生、狗脊、杜仲、续断、怀牛膝、菟丝子、锁阳、肉苁蓉、淫羊藿、补骨脂、鹿茸、巴戟天、仙茅、海狗肾、海马、沙苑子、韭子、阳起石、核桃仁、冬虫夏草、紫河车、黄精、枸杞子、墨旱莲、女贞子。

(2)**瘀血腰痛证**:川牛膝、桃仁、红花、川芎、当归、延胡索、姜黄、乳香、没药、五灵脂、鸡血藤、自然铜、莪术、骨碎补、血竭、刘寄奴。

(3)**寒湿腰痛证**:麻黄、桂枝、独活、羌活、白术、苍术、干姜、细辛、川乌、附子、肉桂、川芎、威灵仙。

(4)**湿热腰痛证**:黄柏、苍术、怀牛膝、川牛膝、薏苡仁、蚕沙、木瓜、秦艽、川木通、防己、白鲜皮。

57. **虚劳常用药**

(1)**肺气虚证**:人参、黄芪、党参、山药、太子参、西洋参。

(2)**脾气虚证**:人参、党参、黄芪、白术、茯苓、山药、黄精、扁豆、莲子肉、芡实、龙眼肉、薏苡仁、大枣、饴糖、甘草。

(3)**中气下陷证**:人参、黄芪、白术、升麻、柴胡、葛根、桔梗。

(4)**肾阳虚证**:附子、肉桂、鹿茸、鹿角胶、鹿角霜、淫羊藿、仙茅、补骨脂、益智仁、海狗肾、海马、肉苁蓉、锁阳、菟丝子、沙苑子、杜仲、续断、韭菜子、阳起石、胡芦巴、核桃仁、蛤蚧、冬虫夏草、紫河车。

(5)**心肝血虚证**:熟地黄、何首乌、当归、白芍、阿胶、桑椹、龙眼肉、大枣、鸡血藤、枸杞子、山萸肉、鹿角胶、紫河车、黑芝麻、党参、黄芪、人参、肉桂、皂矾。

(6)**肺胃阴虚证**:北沙参、南沙参、麦冬、天冬、石斛、玉竹、黄精、芦根、天花粉、知母、生地黄、太子参、西洋参、白茅根、五味子。

(7)**肝肾阴虚证**:熟地黄、白芍、何首乌、阿胶、天冬、玄参、石斛、枸杞子、墨旱莲、女贞子、桑椹、龟甲、鳖甲、知母、黄柏、山萸肉、菟丝子、沙苑子、杜仲、续断、桑寄生、五加皮、狗脊、千年健、石楠叶、鹿衔草。

（8）精血亏虚证：鹿茸、鹿角胶、淫羊藿、巴戟天、海狗肾、黄狗肾、海马、肉苁蓉、锁阳、蛤蚧、冬虫夏草、紫河车、熟地黄、何首乌、黄精、枸杞子、山茱萸。

58. 消渴常用药

（1）肺热津伤证：花粉、生地黄、藕汁、桑叶、麦冬、天冬、葛根、知母、黄芩、桑白皮、人参、五味子。

（2）胃热炽盛证：石膏、知母、麦冬、生地黄、石斛、牛膝、玄参、黄连、栀子、芒硝、大黄。

（3）气阴不足证：黄芪、人参、西洋参、太子参、黄精、玉竹、枸杞子、乌梅、熟地黄、山药、山茱萸、丹皮、泽泻、茯苓、知母、黄柏。

59. 疟疾常用药

（1）热疟证：常山、青蒿、柴胡、黄芩、知母、槟榔、仙鹤草、生何首乌、鸦胆子。

（2）寒疟证：常山、草果、胡椒、青皮、槟榔、仙鹤草、鸦胆子。

60. 头痛常用药

（1）风寒头痛证：防风、荆芥、白芷、细辛、羌活、苍耳子、辛夷、川芎、独活、川乌、吴茱萸、半夏、藁本。

（2）风热头痛证：薄荷、桑叶、菊花、蔓荆子、升麻、葛根、谷精草、白僵蚕、川芎、大青叶。

（3）寒湿头痛证：羌活、独活、半夏、藁本、蔓荆子、防风、苍术、白术、天麻、生姜。

（4）肝火头痛证：龙胆草、黄芩、柴胡、夏枯草、决明子、菊花、钩藤、牛膝、大青叶。

（5）肝风头痛证：石决明、珍珠母、罗布麻、羚羊角、钩藤、菊花、白芍、天麻、牛膝、全蝎、蜈蚣、僵蚕。

（6）痰浊头痛证：半夏、白术、天麻、茯苓、陈皮、生姜、天南星、白附子、川芎。

（7）瘀血头痛证：川芎、赤芍、当归、红花、桃仁、麝香、生姜、葱白、牛膝、延胡索、全蝎、蜈蚣、虻虫、水蛭。

附引经药：太阳头痛用羌活、藁本；阳明头痛用葛根、白芷；少阳头痛用柴胡、黄芩、川芎；厥阴头痛用吴茱萸；少阴头痛用细辛。

61. 月经不调常用药

（1）肝血不足证：当归、熟地黄、白芍、川芎、丹参、鸡血藤。

（2）气滞血瘀证：川芎、当归、益母草、泽兰、桃仁、红花、苏木、凌霄花、月季花、牛膝、刘寄奴、五灵脂、蒲黄、延胡索、乳香、没药、穿山甲、王不留行、马鞭草、赤芍、鸡血藤、茜草、香附、乌药、柴胡、玫瑰花、姜黄、郁金、山楂、干漆、三棱、莪术、水蛭、虻虫、土鳖虫。

（3）阴虚血热证：生地黄、熟地黄、地骨皮、玄参、麦冬、阿胶、牡丹皮、白芍、栀子、茜草、女贞子、旱莲草、椿根皮、川断、生牡蛎、乌贼骨。

（4）下焦虚寒证：肉桂、吴茱萸、小茴香、艾叶、乌药、川芎、当归、熟地黄、白芍。

62. 痛经常用药

（1）气滞血瘀证：当归、川芎、赤芍、桃仁、红花、枳壳、延胡索、五灵脂、牡丹皮、乌药、香附、甘草、益母草、川楝子、柴胡、三七、没药、苏木。

（2）阳虚内寒证：吴茱萸、乌药、当归、赤芍、川芎、人参、生姜、阿胶、附子、艾叶、小茴香。

（3）寒湿凝滞证：小茴香、干姜、延胡索、没药、当归、川芎、肉桂、附子、赤芍、蒲黄、灵脂、苍术、茯苓。

（4）湿热下注证：丹皮、黄连、生地黄、当归、赤芍、川芎、桃仁、红花、莪术、香附、延胡索、红藤、败酱草、白鲜皮、龙胆草、川楝子、赤芍、三七。

（5）气血虚弱证：人参、黄芪、当归、川芎、熟地黄、生地黄、白芍、香附、延胡索。

（6）肝肾虚损证：熟地黄、当归、白芍、山茱萸、阿胶、巴戟天、山药、枸杞子、龙眼肉、鸡血藤、延胡索、香附。

63. **闭经常用药**　川芎、丹参、益母草、泽兰、桃仁、红花、苏木、凌霄花、月季花、玫瑰花、牛膝、刘寄奴、五灵脂、蒲黄、延胡索、乳香、没药、穿山甲、王不留行、赤芍、山楂、鸡血藤、茜草、姜黄、郁金、干漆、三棱、莪术、水蛭、虻虫、土鳖虫、大黄。

64. **崩漏常用药**

(1)阴虚血热证：生地黄、熟地黄、白芍、山药、麦冬、五味子、女贞子、旱莲草、阿胶、黄芩、黄柏、牡丹皮、龟甲、大蓟、小蓟、地榆炭、苎麻根、羊蹄、荷叶。

(2)血热妄行证：黄芩、栀子、生地黄、地骨皮、地榆炭、阿胶、藕节、棕榈炭、龟甲、牡蛎、大蓟、小蓟、侧柏叶、地榆炭、苎麻根、羊蹄。

(3)心脾两虚证：人参、黄芪、熟地黄、白术、当归、龙眼肉、大枣、升麻、柴胡、炮姜炭、黑荆芥、仙鹤草、灶心土、紫珠。

(4)肾阳不足证：附子、肉桂、熟地黄、山药、山茱萸、枸杞子、菟丝子、杜仲、鹿角胶、紫河车、仙灵脾、艾叶、炮姜炭、阿胶。

(5)瘀血阻络证：熟地、当归、川芎、白芍、五灵脂、蒲黄、桃仁、红花、益母草、仙鹤草、地榆、茜草根、三七、血余炭。

65. **带下病常用药**

(1)湿热带下证：黄柏、苍术、秦皮、苦参、鸡冠花、椿根皮、车前子、龙胆草、土茯苓、山药、芡实、山萸肉、茯苓、扁豆、莲子肉、龙骨、牡蛎、乌贼骨、白果、白蔹。

(2)寒湿带下证：制首乌、鹿茸、补骨脂、菟丝子、沙苑子、狗脊、蛇床子、山药、芡实、山茱萸、茯苓、扁豆、莲子肉、龙骨、牡蛎、乌贼骨、韭菜子、金樱子、白蔹。

66. **不孕常用药**　人参、鹿茸、巴戟天、淫羊藿、海马、肉苁蓉、鹿角胶、锁阳、紫河车、枸杞子。

67. **阴痒常用药**

(1)肝经湿热证：龙胆草、柴胡、生地黄、栀子、黄芩、木通、车前子、苍术、薏苡仁、黄柏、草薢、茯苓、牡丹皮、泽泻、通草、滑石、苦参、百部、明矾、川椒、蛇床子。

（2）肝肾阴虚证：知母、黄柏、熟地黄、山茱萸、山药、茯苓、牡丹皮、泽泻、当归、首乌、白鲜皮、苦参、蛇床子、百部。

68.胎动不安常用药　紫苏、香附、砂仁、藿香、佩兰、竹茹、半夏、灶心土、陈皮、白术、黄芪、桑寄生、菟丝子、杜仲、续断、阿胶、黄芩炭、艾叶炭、苎麻根。

69.产后瘀阻常用药　川芎、当归、丹参、益母草、泽兰、桃仁、红花、赤芍、苏木、牛膝、刘寄奴、蒲黄、五灵脂、延胡索、姜黄、䗪虫、血竭、三棱、莪术。

70.乳少常用药　穿山甲、王不留行、漏芦、木通、通草、冬葵子、白蒺藜、生麦芽、猪蹄甲。

71.乳癖常用药

（1）肝郁痰凝证：柴胡、郁金、香附、青皮、枳实、川芎、白芍、当归、大贝母、皂角刺、半夏、南星、白芥子、夏枯草、玄参、远志、猫爪草、山慈菇、穿山甲、漏芦、三棱、莪术、鳖甲、丹参、鸡内金。

（2）冲任失调证：熟地黄、怀山药、山茱肉、枸杞子、知母、黄柏、菟丝子、鹿角胶、当归、仙茅、淫羊藿、巴戟天、大贝母、牡蛎、夏枯草、玄参、鳖甲。

72.麻疹常用药　薄荷、蝉衣、牛蒡子、葛根、升麻、荆芥、浮萍、柽柳、胡荽、芦根、红花、钩藤、紫草。

73.急惊风常用药　蝉衣、菊花、蚤休、青黛、拳参、羚羊角、牛黄、天麻、钩藤、地龙、紫贝齿、珍珠、僵蚕、全蝎、蜈蚣、天竺黄、竹沥、胆南星、礞石、熊胆。

74.慢惊风常用药　人参、白术、茯苓、甘草、山药、黄芪、附子、肉桂、白芍、天麻、钩藤、白僵蚕、蜈蚣、全蝎。

75.食积常用药　莱菔子、麦芽、神曲、谷芽、山楂、鸡内金、陈皮、青皮、枳实、槟榔、大黄、郁李仁、芦荟、三棱、莪术、鸡矢藤、隔山消。

76.疳积常用药　胡黄连、银柴胡、秦艽、使君子、芜荑、芦荟、鸡内金、鸡矢藤。

77. **痈肿疔疮常用药**　金银花、连翘、蒲公英、紫花地丁、野菊花、紫背天葵、七叶一枝花、黄芩、黄连、黄柏、栀子、赤芍、牡丹皮、冰片、牛黄、拳参、络石藤、大黄、虎杖、四季青、益母草、穿心莲、鸭跖草、金荞麦、绿豆、地锦草、白花蛇舌草、半边莲、山慈菇、漏芦、垂盆草、乳香、没药、雄黄、麝香。

78. **脓成不溃常用药**　砒霜、轻粉、升药、雄黄、松香、斑蝥、巴豆、穿山甲、皂角刺。

79. **疮疡不敛常用药**　血竭、儿茶、铅丹、炉甘石、象皮、乳香、没药、白蔹、地榆、乌贼骨、煅石膏、赤石脂、血余炭、冰片、生黄芪。

80. **乳痈常用药**　全瓜蒌、牛蒡子、白芷、大贝母、蒲公英、金银花、连翘、丹皮、赤芍、丹参、当归、青皮、橘皮、橘叶、白蒺藜、夏枯草、乳香、没药、皂角刺、穿山甲、柴胡、黄芩、路路通、王不留行、漏芦、芒硝、半边莲。

81. **肺痈常用药**　芦根、桃仁、冬瓜仁、薏苡仁、鱼腥草、金荞麦、蒲公英、合欢皮、金银花、地耳草、大贝母、全瓜蒌、桔梗、甘草。

82. **肠痈常用药**　大黄、丹皮、芒硝、冬瓜仁、败酱草、红藤、蒲公英、瓜蒌仁、地榆、赤芍、延胡索、桃仁、薏苡仁、地耳草。

83. **疝气常用药**　小茴香、吴茱萸、荜澄茄、乌药、木香、香附、青皮、延胡索、高良姜、橘核、山楂、荔枝核、胡芦巴、乌头、附子、肉桂。

84. **痔疮常用药**　地榆、槐角、防风炭、荆芥炭、黄芩炭、马兜铃、木贼草、熊胆、白蔹、胡黄连、地锦草、刺猬皮、砒石、芒硝。

85. **瘰疬瘿瘤常用药**　夏枯草、玄参、大贝母、土贝母、牡蛎、山慈菇、黄药子、海蛤壳、瓦楞子、海浮石、海藻、昆布、地龙、穿山甲、白附子、连翘、全蝎、蜈蚣、守宫、牛黄、僵蚕、乳香、没药、雄黄、麝香、金荞麦、拳参、蚤休。

86. **阴疽流注常用药**　白芥子、鹿茸、鹿角、远志、白附子、天南星、麻黄、肉桂、黄芪。

87. **蛇虫咬伤常用药** 紫花地丁、蚤休、蒲公英、半枝莲、白芷、蜈蚣、半边莲、白花蛇舌草、雄黄、穿心莲、金荞麦、拳参、地锦草、垂盆草、五灵脂。

88. **风疹常用药** 荆芥、防风、蝉衣、白蒺藜、白僵蚕、浮萍、地肤子、白鲜皮、苦参、生姜皮、茯苓皮、桑白皮、防己、苏木、姜黄、凌霄花、丹皮、赤芍、生首乌、首乌藤、露蜂房、蛇蜕、全蝎。

89. **湿疹常用药** 黄柏、黄连、苦参、白鲜皮、四季青、地耳草、鸡矢藤、苍术、枯矾、土茯苓、地肤子、秦皮、龙胆草、白芷、冬葵子、萆薢、蜀椒、蛇床子、百部、艾叶。

90. **疥癣常用药** 硫黄、雄黄、轻粉、明矾、皂矾、大蒜、露蜂房、大风子、木槿皮、松香、苦参、白鲜皮、地肤子、白花蛇、乌梢蛇、蛇蜕、苦楝根皮、苦楝子、藜芦、蛇床子、樟脑、石榴皮。

91. **麻风常用药** 大风子、苦参、苍耳子、白花蛇、乌梢蛇。

92. **梅毒常用药** 土茯苓、轻粉、大风子、升药、水银。

93. **水火烫伤常用药** 大黄、地榆、四季青、白蔹、垂盆草、羊蹄、侧柏叶、紫珠、煅石膏。

94. **筋伤常用药** 红花、桃仁、川芎、当归尾、赤芍、丹皮、姜黄、郁金、大黄、穿山甲、威灵仙、三七、延胡索、苏木、乳香、没药、自然铜、血竭、麝香、续断、儿茶、骨碎补、土鳖虫、刘寄奴、五灵脂、凌霄花、牛膝、虎杖、松节、徐长卿。

95. **骨折常用药** 骨碎补、续断、自然铜、土鳖虫、血竭、苏木、乳香、没药、儿茶、麝香。

96. **目赤翳障常用药**

(1)风热上扰证:桑叶、菊花、蝉衣、蔓荆子、谷精草、白蒺藜、蛇蜕、白僵蚕。

(2)肝热上攻证:青葙子、决明子、密蒙花、夏枯草、夜明砂、熊胆、龙胆草、黄芩、黄连、槐角、车前子、秦皮、钩藤、羚羊角、紫贝齿、珍珠母、石决明、珍珠、白僵蚕、益母草子、野菊花、蒲公英、冰片、炉甘石、硼砂。

97. **目暗昏花常用药**　枸杞子、菊花、熟地黄、生地黄、菟丝子、沙苑子、女贞子、石斛、黑芝麻、桑叶、密蒙花、白芍、石决明、苍术。

98. **鼻塞鼻渊常用药**　薄荷、辛夷、白芷、苍耳子、鹅不食草、细辛、鱼腥草、黄芩、冰片、藿香、猪胆汁。

99. **牙痛常用药**

(1)胃火牙痛证：石膏、黄连、升麻、山豆根、谷精草、牡丹皮、牛黄、生地黄、知母、玄参。

(2)风冷虫蛀牙痛证：细辛、白芷、荜拨、徐长卿、川椒、蜂房。

100. **口疮常用药**

(1)脾胃积热证：石膏、知母、黄芩、栀子、黄连、牡丹皮、天花粉、藿香、佩兰、木通、生地黄、大黄、芒硝。

(2)虚火上炎证：知母、黄柏、熟地黄、山药、山茱萸、牡丹皮、茯苓、泽泻、玄参、牛膝、麦冬、藿香、佩兰。

101. **喉痹乳蛾常用药**

(1)风热上犯证：金银花、连翘、荆芥、牛蒡子、薄荷、蝉衣、僵蚕、牛黄、西瓜霜、冰片、玄明粉、硼砂、蟾酥。

(2)肺胃火盛证：板蓝根、黄芩、山豆根、大青叶、射干、马勃、金果榄、胖大海、玄参、麦冬、鸭跖草、锦灯笼、木蝴蝶、青果、金荞麦、野菊花、桔梗、生甘草、牛黄、西瓜霜、冰片、玄明粉、硼砂、蟾酥。

(3)肺肾阴虚证：玄参、麦冬、生地黄、玉竹、百合、牡丹皮、知母、黄柏、熟地黄、山药、山芋肉、牛膝、白芍、石斛、桔梗、甘草、锦灯笼。

102. **耳鸣耳聋常用药**

(1)肝火上攻证：龙胆草、柴胡、黄芩、栀子、细辛、菖蒲、黄柏、牡蛎。

(2)清阳不升证：黄芪、升麻、葛根、细辛、菖蒲。

(3)肾虚证：熟地黄、山萸肉、茯苓、泽泻、牡丹皮、黄柏、五味子、骨碎补、珍珠母、石菖蒲、牡蛎。

(五)中药煎煮小常识

中药煎煮质量的好坏直接影响药物的疗效,我国历代名医都十分重视中药煎煮方法。中药煎煮过程中要发生两种变化:一是药物有效成分的溶出;二是药物中各种生理活性成分进行化合反应。煎煮的基本知识总结如下。

1. 清洗方法 中草药大都是生药,在出售之前一般都进行了加工炮制,煎煮之前一般没有必要淘洗。如果的确觉得草药有些脏,可在浸泡前迅速用水漂洗一下,切勿浸泡冲洗,以防易溶于水的有效成分大量丢失影响中药疗效。

2. 器具选择 煎药器具以砂锅为好,因为砂锅的材质稳定不会与药物成分发生化学反应,导热均匀,热力缓和,锅周保温性强,水分蒸发少,这也是自古沿用至今的原因之一,但砂锅孔隙较多易"串味",且易破碎。此外,也可选用搪瓷锅,不锈钢锅和玻璃煎器,具有抗酸耐碱的性能,可以避免与中药成分发生反应,大量制备时多选用。铜、铁质煎器虽传热快但化学性质不稳定,易氧化,在煎煮药时能与中药中多种成分发生化学反应而影响质量,不能使用铜、铁、铝锅、锡等器具,铝锅虽传热快、化学性质较稳定,但铝锅不耐强酸强碱,对酸碱性不很强的药可以选用,但不是理想的煎药用具。

3. 中药的浸泡时间与水温 在煎煮中药前不先用冷水浸泡中药,而是直接加热水浸泡中药或冷水煎熬,这种方法极不可取。中药大多数都是干品,有效成分以结晶、无定型沉淀存于药物细胞内,直接加热水煎煮会使药材表面所含的蛋白质凝固、淀粉糊化,阻碍了水分透入到药材的组织细胞中去,致使组织内部可溶性有效成分难以浸出,影响了药物有效成分的渗出、溶解。如果药材经过浸泡后就会膨胀疏松,有效成分也容易煎煮出来。

中药入煎前应先浸泡多长时间为好呢?这应视配方中的药物组成而定。若以花、叶、细茎类质地疏松和轻浮的植物药为主的,浸泡 20~30min 即可入煎;而以生长多年的植物块根、根茎、种子、果实为主,质地坚硬的,应浸泡 60min 方可入煎;凡是矿物、动物、蚧壳类药材,浸泡时间需更长一些,这样可湿润药材,能使其充分膨胀,药材变湿变软,更多的有效成分才会煎出。

用水温度,一般含挥发油、苷类药物及维生素类的药物如薄荷、羌活、解表药等以冷浸短煎为宜,以免长时间煎煮有效成分会随着水蒸气而挥发;含淀粉、蛋白质等一些成分丰富的药物如天花粉、山药、茯苓等则宜用 40℃左右的水温浸泡,使水分缓缓渗入药材组织内部疏松膨胀,形成良好的溶出环境,让有效成分易于煎出。

4. 用水的量和质　煎药用水必须无异味、洁净澄清,含矿物质及杂质少。一般来说,凡在生活中可饮用的水都可用来煎煮中药。可用清澈的泉水、河水及自来水,井水则须选择水质较好的。水最好采用经过净化和软化的饮用水,以减少杂质混入,防止水中钙、镁等离子与药材成分发生沉淀反应。加水多少:按理论推算,加水量应为饮片(药材)吸水量、煎煮过程中蒸发量及煎煮后所需药液量的总和。虽然实际操作时加水很难做到十分精确,但至少应根据饮片质地疏密、吸水性能及煎煮时间长短确定加水多少。水的用量一般为:第一遍煎煮时为药材量的 5~8 倍,或将饮片适当加压后液面淹没过饮片约 2cm 为宜。第二遍用水量可少一些。头煎结束后,将药汁滤出,重新加水至高出药平面 0.5~1cm,继续武火煎煮至沸腾后改为文火煎煮 15~20min 即可。

质地坚硬、黏稠,或需久煎的药物加水量可比一般药物略多,质地疏松,或有效成分容易挥发,煎煮时间较短的药物,则液面淹没药物即可。如果方中草、花、叶类药物较多,吸水量较大,煎煮前应补充加水,可以多放一点水。很多中药说明是三碗水煮成大半碗。其实这是笼统的说法而已。碗有大小之分,药物有多少之别,药材质地亦有所不同,不能简单以三碗煎煮成大半碗而论。

5. 煎煮方法

(1)煎煮中药应注意火候与煎煮时间:火候指火力大小与火势急慢(大火、急火称武火,小火、慢火为文火)。一般未沸前用武火,沸后用文火(小火)保持微沸状态,以免药汁溢出或过快熬干,减慢水分蒸发,有利于有效成分的溶出。至于火候和时间的控制,则主要取决于不同药物的性质和质地,在煎煮过程中,尽量少开锅盖,以免药味挥发。

(2)煎煮次数与方法:中药煎煮一般要煎煮 2～3 次,最少应煎两次。煎煮次数太少,致使药材有效成分提取不完全,药材损失大;煎煮次数太多,不仅耗工和燃料,而且煎出液中杂质增多。一般而言,一副中药在煎煮两次后所含的有效成分已大为降低,故以煎煮两遍为佳。但对于药量较大的处方,在两次煎煮后可能存留的有效成分较多,可再煎第三遍,改为一日 3 次服用,以节约中药资源,同时在一定程度上可提高疗效。因为煎药时药物有效成分首先会溶解在进入药材组织的水液中,然后再扩散到药材外部的水液中。到药材内外溶液的浓度达到平衡时,因渗透压平衡,有效成分就不再溶出了。这时,只有将药液滤出,重新加水煎煮,有效成分才能继续溶出。为了充分利用药材,避免浪费,一剂药最好煎煮两次或三次。

治疗一般疾病的中药煎煮以 2 次为宜,先用急火煮沸,水沸后计算煎煮时间,为头煎 20～30min,二煎 10～20min。

用于治疗感冒的解表中药或清热药宜用武火,时间宜短,煮沸时间为 10～20min 即可,并趁热服用。

用于治疗体虚的滋补中药以 3 次为宜,头煎为 40～50min,二煎为 20～30min,三煎为 10～20min。

有效成分不易煎出的矿物类、骨角类、贝壳类、甲壳类药及补益药,一般宜文火久煎,使有效成分充分溶出。以上煎煮过程中需要经常搅拌。煎煮好的中药要趁热滤出,免得有效成分沉淀在药渣上;如果不小心把药物煮干煮焦了,则此药不能服用,因为此时产生很多有毒物质,服用对身体有害。

(3)煎煮榨渣取汁:汤剂煎煮完后应榨渣取汁。因为多数药物加水煎煮后都会吸附一定药液。有效成分可能被药渣再吸附。如药渣不经压榨取汁就抛弃,会造成有效成分损失,尤其是一些遇高热有效成分容易损失而不宜久煎或煎两次的药物,药渣中所含有效成分所占比例会更大,榨渣取汁的意义就更大。一般在最后一次煎煮时,趁热将药液滤出后,要将药渣用双层纱布包好,绞取药渣内剩余药液。

有研究表明绞取药渣内的药液可增加药液成分的 15%～25%。中药煎后所取得的药液成人一般每次 150ml,学龄期儿童 100ml,婴幼儿 50ml 为宜。按 1 日 2 次服用,成人每剂 300ml,学龄期儿童 200ml,婴幼儿 100ml 为宜。按 1 日 2 次服用,成人每剂 300ml,学龄期儿童 200ml,婴幼儿 100ml。

6. 机煎中药　中药煎煮机是一种带有电控装置的全封闭微压容器,利用水煎沸及其产生的蒸汽一次性使药物的成分充分地煎出,其煎药方便,可以提高工作效率,减轻工作量,保证中药疗效,更符合卫生学要求,不易霉变,且机煎中药服用比较方便。一般情况下,机煎中药都是包装在医用塑胶袋中,包装过程也在全封闭无菌状态下进行的。这种袋装药液抗挤压、不易破损,每包药液可在常温保存 10d 左右,无论居家还是外出携带都非常方便。服药时,只需将药包放进热水内浸泡 10～20min 即可饮用。微波炉加热后的机煎袋装中药不会影响药效的发挥,可以放心服用。

7. 特殊中药的处理　在处方中有些药材性质特殊,不能与方中群药同煎,应分不同情况区别对待。医师会在处方中注明,药房在配药时会另包并加以说明。一般药物可以同时入煎,但部分药物因其性质、性能及临床用途不同,所需煎煮时间不同。有的还需作特殊处理,甚至同一药物因煎煮时间不同,其性能与临床应用也存在差异。所以,煎制汤剂还应讲究入药方法。

(1)先煎:矿物类、贝壳类、甲壳类、骨类、化石类药物的质地坚硬,这些药物的有效成分在短时间内很难煎煮出来,因此要单独先煎。例如矿物类药物石膏、代赭石、赤石脂等;贝壳类药物如牡蛎、石决明等;甲壳类药物如龟甲、鳖甲、穿山甲等;骨类药物如虎骨和豹骨等。这些药物必须事先捣碎,加水单独煎煮 1h 后,再加入其他药物一同煎煮。另外,还有一些毒性较大的药物如川乌、附子、草乌等,通过长时间的高温煎煮可以降低毒性,起到解毒作用以减少其毒性,久煎后的水解产物才能起到治疗作用,应用更为安全。

(2)后下:花、叶类以及一些气味芳香含挥发性成分多的药材(如薄荷、香薷等)久煮会致香气挥发,药性损失,故宜后下,部分根茎类有效成分煎煮时中药成分遇热不稳定,不耐煎煮者,不宜久煎者亦应后下。如藏红花、大黄、番泻叶等,入药宜后下。在其他药煎煮以后,停火前的 5~10min 时再将其纳入,煎沸 5~10min 即可,此称后下。

(3)包煎:将某种药用纱布包起来,再和其他药一起煎。需要包煎的主要有四类药物,一是细小种子类药物,如车前子、葶苈子、青葙子等,煎药时特别黏腻,如不包煎,容易粘锅,药汁也不容易滤出;二是有些药物如蒲黄、海金沙、灶心土、滑石等,煎时容易上飘在药液表面或沉淀锅底,所以需要包起来煎煮;三是有些有绒毛的药物,如辛夷、旋覆花、枇杷叶等,如不包煎,煎煮后不易滤出,服后绒毛会刺激咽喉,引起咳嗽、呕吐等不良反应;四是含淀粉、黏液质较多的药物如山药,在煎煮过程中易粘锅焦化,需包煎;煎煮上述药物时先将药物用纱布包好,再放入药锅内与其他药物同煎。包煎时药袋尽量松些,以免药物膨胀时空间不足导致无法更多吸收水分而煎熬不透。

(4)另煎:有些比较贵重的药物(如人参、三七、羚羊角、虫草、鹿茸等),可单独煎煮取汁,再兑入煎好的药液中同服。以免在与其他药物的煎煮过程中损失有效成分,造成浪费。

(5)溶化:又称烊化,是指有些胶质性中药(如阿胶、鹿角胶、龟胶等)或黏性易溶的药物(如饴糖),煎煮时容易与其他药物黏结成团块,或造成溶液胶体渗透压提高,不利于药物有效成分作用的溶出,影响整个药物的煎煮效果,或黏附锅底,容易熬焦且浪费药材,不宜与其他一般药共煎,需要另放入容器内隔水炖化,或以少量水煮化(注意要勤搅拌),再兑入其他药物同服,或直接用煎好的药液溶化后服用。

(6)泡服:一些用量少,而且药物中的有效成分易溶出的中药(如番泻叶、胖大海等),不须煎煮,直接用开水浸泡后即可服用。

(7)冲服:一些难溶于水的药,某些粉末样的药物(如琥珀粉、朱砂)不宜煎煮,或某些较贵重的中药(如三七粉、人参粉)或不宜煎煮的药物(如芒硝),液态药物(如竹沥、姜汁等),可直接冲入煎取的药液中混匀服用,或直接用温水冲服,以避免药物损失。一些药物较为贵重而且用量又小,如果与其他药物一同煎煮,其药汁就会被别的药物吸附,从而影响药物的疗效。如牛黄、麝香、珍珠粉、琥珀、冬虫夏草、三七粉等。另外,还有一些药物如贝母粉,虽然不是贵重药,但研成细粉冲服,比加入其他药物一同煎煮后服用效果要好些。

(六)服药方法

服用中药,许多人的习惯是一剂中药煎两次,分头汁和二汁分别服用。其实,这种服法是不科学的。因为中药中易溶的苷类、多糖类、挥发油等有效成分在头煎中含量较多,其他难溶有效成分则煎出较少;而在第二次煎煮时,易溶的有效成分可能含量已很低,难溶有效成分则煎出较多,故两次煎出的有效成分不一致,药效也差异很大。所以,服用中药一般应将煎煮 2 或 3 次的中药液体合并,搅拌均匀后分为 2 或 3 份,分别于早晚或早中晚服用才能发挥药效至最佳程度。一般来说,病情缓和者可每日口服 2～3 次;而病情较重、较急者,可根据医师的指示,每隔 4h 左右服药 1 次,夜晚也不停止,以使药力持续,有利于更快地缓解症状、减轻病情。

幼儿或呕吐病人因为服用药物有困难则可以分多次服完。服药时间应根据病人的病情和药物的作用来决定,一般的药最好在饭后 1h 服,补养药品宜空腹服,易吸收。

对胃肠有刺激的汤药以进食稍后再服为好,以助疗效并减轻对胃的刺激。服用清热解表药后,不宜吹风,并观察有无出汗和体温、脉搏的变化;润肠的泻药空腹服,易使积滞物泻出。

驱虫药在空腹时服,应在早上或晚睡前空腹服。能提高杀虫效果,服后注意大便变化;调经药应在经前服用。

中老年人用于滋补身体的补益中药最好是在饭前服用,特别是早晨空腹时服,有利于滋补成分的吸收。药汁冷了,应热一下再服用。

大多数中药宜乘温服下,发汗药须热服以助药力,而清热中药最好放凉后服用。补益药和泻下通便的药物宜饭前空腹服用;治疗外感疾病及头面部疾病的药物宜饭后服用;安神的药物宜临睡前服用;通下大便的药物宜在清晨和白天服用,避免睡前和夜间服食。对肠胃有刺激的中药,也宜饭后服用。饭后服用的时间一般为进食后半小时左右。

四、家庭常用药物简介

(一)感冒药

1. 药物主要成分与作用机制　感冒是常见多发病,不分男女老幼春夏秋冬,冬春季更为多见,轻者鼻塞、流涕、乏力,重者咳嗽、咽痛、发热、全身酸痛等症状;流行性感冒来势快、症状重,发病人数多,影响范围广。“普通感冒”选用抗感冒药需要了解感冒药成分,避免重复用药,增加药物不良反应。

(1)减充血剂:伪麻黄碱类药,此类药物可以使肿胀的鼻黏膜和鼻窦血管收缩,缓解鼻塞、流涕、打喷嚏症状。

(2)抗组胺药:此类药物具有抗过敏作用、抗胆碱作用,用后减少分泌物,改善感冒症状。马来酸氯苯那敏(扑尔敏)和苯海拉明很常用。

(3)化痰止咳药:包括愈创木酚甘油醚、氨溴索、溴己新、乙酰半胱氨酚、羧甲司坦等,有许多种中西药复合成分的药物,包括水剂、糖浆剂、颗粒、片、汤药。作用是刺激胃黏膜,反射性地引起气管分泌物增多,降低痰液黏稠度,具有一定的舒张气管作用。常与抗组胺药、减充血剂、中药等配伍制成复方感冒药。而强力镇咳药可待因,具有成瘾性,不宜长期应用;右美沙芬更常用,不具依赖性。

(4)解热镇痛药:以对乙酰氨基酚、布洛芬为代表,通过减少前列腺素合成,致使体温调节中枢产生周围血管扩张、出汗、散热、发挥散热作用,主要用于普通感冒患者的发热、咽痛、头痛、全身酸痛等症状的缓解。

2. 服用注意事项

(1)儿童:2岁以下幼儿用药缺乏安全性,不能用于幼儿感冒;2-5岁儿童,伪麻黄碱可用成人的1/4量,6-12岁儿童可用成人的1/2量,尽量选用纯中药制剂治疗儿童感冒,发热时慎用阿司匹林和水杨酸类药物。

(2)孕产妇:哺乳期女性慎用感冒药物。孕妇尽量不用阿司匹林、双氯芬酸钠、苯海拉明、布洛芬、右美沙芬等,以免影响胎儿发育和孕期延长。哺乳期女性尽量不用苯海拉明、马来酸氯苯那敏(扑尔敏)、金刚烷胺等,这些药物通过乳汁影响胎儿生长发育。

(3)肝肾及消化系统疾病者:肝肾功能不全、血小板减少、有出血症状、有溃疡病穿孔病史及出凝血功能障碍者慎用含有对乙酰氨基酚、阿司匹林、布洛芬等成分的感冒药。

(4)驾驶员、高空作业者:慎用含有马来酸氯苯那敏(扑尔敏)、苯海拉明的感冒药物,容易导致神经功能一过性紊乱和注意力不集中。

(5)老年人:未控制的严重高血压、心脏病及服用单胺氧化酶抑制药(如优降宁),禁用含伪麻黄碱成分的感冒药;甲状腺功能亢进、糖尿病、前列腺肥大者慎用含伪麻黄碱成分的感冒药;青光眼患者,不宜用伪麻黄碱局部用药;慢阻肺、重症肺炎、呼吸功能不全患者慎用含可待因、右美沙芬的感冒药物(镇咳作用影响痰排出)。此类病者感冒时可选用纯中药制剂。

(二)镇静、安眠药

1. **药物作用与种类**　大脑高度发育的人类,脑细胞的兴奋与抑制发生紊乱很容易引起失眠、焦虑和恐惧,镇静、催眠类药物的出现给失眠人群带来了些许慰藉。此类药物通过抑制脑细胞的兴奋性,让人能"睡个好觉"。通过改善睡眠质量,进而提高整体生活质量,不少人因失眠而选择服用镇静安眠药。镇静安眠药物大致分为三类。

(1)巴比妥类:包括苯巴比妥钠(鲁米那)、异戊巴比妥(阿米妥)、司可巴比妥(速可眠),其中鲁米那为长效,因醒后常有头昏、困倦等后遗症,已较少单纯用于催眠,多用于抗惊厥、麻醉手术前和癫痫者。阿米妥(中效),用于镇静、催眠、麻醉者,大剂量用于抗惊厥,但个体反应差异大。速可眠(短效),催眠起效快,作用时间较短。巴比妥类药物主要不良反应是醒后困倦,严重皮疹,粒细胞与血小板减少,肝肾功能损害,用药时间长可骨质疏松、耐药和成瘾,儿童和老年人可有兴奋症状。儿童、老年人慎用。

(2)安定类:包括安定(地西泮),舒乐安定(艾司唑仑),佳静安定(阿普唑仑、三唑安定)、氯硝西泮等,使用广泛,醒后较少困倦。常用于催眠、焦虑、中枢性肌肉松弛等。长期应用容易成瘾和便秘,少数人可有共济失调。

(3)非苯二氮䓬类:如唑吡坦、佐匹克隆、扎来普隆等,系新型安眠药,不良反应小,无次日困倦反应。

2. **用药注意事项**

(1)对入眠困难者选用短效类药物,此类药物半衰期短(0.5～3h),入睡快,对肝肾损害轻,起床后无困倦,头昏感觉,常用药物如司可巴比妥、氯硝西泮、三唑安定、唑吡坦等。

（2）老年人常患多种慢性病，但机体对安眠药的吸收、代谢、排泄等功能减弱，使用后更容易产生不良反应，应在医生指导下酌情减量。孕妇及哺乳期女性原则上禁用。女性用药应剂量减半。不少安眠药具有抑制呼吸中枢作用，睡眠呼吸暂停综合征、慢性支气管炎、肺气肿、慢阻肺等呼吸系统疾病者应禁用或慎用。

（3）失眠者用药宜从小剂量开始，根据睡眠情况调整用药。有些保健品含有"褪黑素"，有改善睡眠作用，因作用机制尚未完全清楚，不宜作为安眠药使用。

（4）用安眠药者，夜间起解时要特别小心，防止摔倒。

（三）抗生素类药物

1. **作用机制与耐药性**　抗生素或称抗菌素种类繁多，是用于治疗细菌、病毒、真菌、寄生虫等的泛称，其基本作用机制是药物进入人体后通过直接和渗透破坏病菌细胞膜结构、抑制线粒体和细胞酶活性、凝固蛋白质、改变细胞内外渗透压等方式杀菌和抑菌。随着抗生素的广泛应用，滥用、乱用、不按疗程应用现象的不断增多，细菌的耐药性菌株也在不断增加，甚至发生脓疮、脓疱、肌肉坏死、高热、痉挛、昏迷、死亡的"超级细菌"。这种超级细菌具有强大的耐药性，几乎"无药可治"。医生感叹，细菌性炎症的有效治疗越来越难。

稍有点感冒发热就用抗生素，一些人推荐和选用新的、贵的抗生素，对无菌性炎症抗生素防治，一旦见效马上停用抗生素等。抗生素的滥用和不规范用药是细菌耐药性和超级细菌蔓延的最主要原因。为了将来"有药可用"，医务人员、病人和有关部门都要强化管理，把握好合理使用抗生素。

2. **主要不良反应**　调查显示我国每年约有 20 余万人死亡缘于药物不良反应，40％死于滥用抗生素。经常滥用、乱用的抗生素如阿莫西林、黄连素（小檗碱）、螺旋霉素、环丙沙星、庆大霉素、呋喃唑酮（痢特灵）、麦迪霉素、红霉素、氟哌酸等。不仅可发生恶心、呕吐、上腹部不适等消化系统症状；更能引发肝肾功能与造血功能(骨髓)损害、菌群失调、二重感染等严重并发症;过敏反应、荨麻疹等屡见不鲜。经常使用抗生素,致机体免疫功能下降(抑制抗体产生),病菌再度侵袭时,由于缺乏抵抗力,"超级细菌"的蔓延和耐药细菌的耐药,致使细菌感染更加难治。

3. 用药注意事项　以腹泻为例,腹泻中仅 25%～30% 为细菌感染性原因,如细菌性痢疾、霍乱、沙门菌肠炎;重症难以治愈的腹泻与免疫功能低下密切相关。大多数非感染性腹泻是一种"自限性"疾病,3～5d 内可以不治而愈,用抗生素实为多此一举,用后出现耐药性和二重感染机会大大增加。普通感冒、单纯性腹泻、无菌性炎症反应、无菌性手术、无破溃的皮下瘀血积液等,不需用抗生素作预防性治疗。

抗生素不仅可以杀灭病原微生物,也会杀灭人体的正常菌群(益生菌),对组织细胞也有毒性作用。菌群失调和病菌的耐药性,继发感染机会大大增加,滥用抗生素引起的霉菌性肠炎,伪膜性肠炎等严重疾病常危及生命。

大便带脓血、中毒性菌痢、各种细菌性炎症必须用抗生素;严重糖尿病、肝硬化、重症肝炎、肾功能衰竭、癌症病者细菌感染后需选用抗生素。应由专科医生处方用药。

少用或不用抗生素,不频繁更换抗生素,若用则用足疗程,不自行购买抗生素,根据处方应用抗生素等措施是减少抗生素不良反应和药物毒性,避免"超级细菌"蔓延,降低抗生素风险的重大举措。

(四)降糖药物

1. 作用机制与用药选择

(1)作用机制:2 型糖尿病是中老年常见疾病,随着病程进展和血糖进行性升高,单纯依赖生活方式改变、调整饮食结构、适宜运动并不能完全有效控制血糖,用降糖药是无奈的选择。降糖药物的基本作用机制是抑制肝糖原异生,改善胰岛素抵抗,增加外周血糖摄入和酵解,促进胰岛素分泌,提高胰岛素分解糖原功能。

临床上分为：

促胰岛素分泌剂（降血糖药物），包括磺脲类、格列奈类和胰岛素，其中胰岛素分为短效、中效、长效及预混型各种剂型。此类药物容易引起低血糖，需控制好剂量。

非促胰岛素分泌剂（抗高血糖药物），包括二甲双胍、苯乙双胍、α-糖苷酶抑制药（拜唐苹、倍欣等）；二肽基肽酶Ⅳ（DPP-4）抑制药（沙格列汀、维格列汀、西格列汀等）；胰岛素增效剂（罗格列酮、比格列酮等），此类药物单独用一般不会引起低血糖。

降、抗血糖药物的不良反应，如皮疹、荨麻疹、白细胞减少、消化系统症状、乳酸性酸中毒，虽不多见，也应引起注意。低血糖、低血糖昏迷是严重并发症，应引起足够重视。大多数降糖药进餐前或进餐时吞服会降低不良反应和低血糖反应。

（2）用药选择

磺脲类降糖药：属于促胰岛素分泌剂，通过刺激胰岛 B 细胞分泌胰岛素降低血糖，具有低血糖风险。常用药物如下。

①优降糖（格列苯脲）：降糖作用强、持久；不良反应为低血糖、损害肝肾功能，肝肾功能不全者禁用。

②美吡达（格列吡嗪、迪沙片）：适于餐后血糖居高不下的糖尿病者，肝肾功能不全者忌用。

③达美康（格列齐特）：作用时间较长，降糖效果明显，除刺激胰岛素分泌外，还具有降低血黏稠度，抑制血小板、红细胞聚集的作用。

④糖适平（格列喹酮）：不经肾排泄，适合老年人、轻、中度糖尿病伴肾病者应用。

⑤亚莫利（格列美脲）：较少引起低血糖，适宜老年糖尿病者。

※促胰岛素分泌剂药物不能联合用药。

格列奈类降糖药：属于第二类胰岛素促分泌剂，通过与磺脲类降糖药受体结合刺激胰岛素分泌，还具有增强胰岛素作用功效。常用药物，如诺和龙（瑞格列奈）和唐力（那格列奈），降血糖机制同磺胺类药物,吸收快,持续时间短,低血糖风险小,经肝胆代谢,适合老年人及糖尿病肾病者。

双胍类降糖药:为 α-糖苷酶抑制药、胰岛素增效剂,属于非胰岛素促泌剂(抗高血糖药物),单独应用,一般无低血糖风险,肝肾功能障碍者排泄周期延长,容易发生乳酸性酸中毒。主要药物如下。

①盐酸二甲双胍(奥迪康、格华止)、苯乙双胍(降糖灵)为一线和联合用药的基础性药物。药理作用主要是通过减少肝脏葡萄糖的输出和改善外周胰岛素抵抗而降低血糖。苯乙双胍因易致乳酸性酸中毒已不常用。

②卡博平(阿卡波糖)、倍欣(伏格列波糖)、拜唐苹为 α-糖苷酶抑制药,作用机制为延缓糖吸收降低血糖,不增加胰岛素分泌,不易发生低血糖。可单独亦可与磺脲类、双胍类和胰岛素联合用药。

③罗格列酮(文迪雅)、比格列酮(瑞彤、艾丁)为胰岛素增效剂,通过增强胰岛素的敏感性,改善胰岛素抵抗降低血糖,还具有调节血脂作用,适于胰岛素抵抗(胰岛素敏感度下降)者。1型糖尿病及糖尿病酮症酸中毒、肝肾功能障碍者列为禁忌。

2. 用药注意事项

(1)二甲双胍:确诊2型糖尿病后,首选二甲双胍作为降糖药物,此药通过减少肝脏葡萄糖输出和改善外周胰岛素抵抗而降低血糖,对心血管有保护作用,适于肥胖和超重的糖尿病者。肝功能不全、心力衰竭缺氧明显、接受大手术、碘化剂造影应作为禁忌。

※初诊糖尿病者,单独使用二甲双胍治疗一段时间(1~2个月)血糖仍未达标,可在医生指导下,增加剂量或加用1~2种抗高血糖药物联合治疗。一些专家认为早期联合用药可能更有利于胰岛功能恢复。

(2)胰岛素:何时使用认识尚未完全一致。事实上,血糖较高的初发 2 型糖尿病者,单独依靠口服降低血糖药物很难控制"高血糖",短程强化胰岛素治疗可以改善高血糖引起的胰岛素抵抗和胰岛 B 细胞功能下降,停用胰岛素后,仅用少量口服降糖药物就可以使血糖保持正常。选择何种剂型的胰岛素,需在专科医生的指导下,根据血糖变化、糖化血红蛋白的检测结果及全身状况合理应用。

(3)选择适合自己的药物:由于糖尿病发病机制复杂,症状各异,应根据胰岛素抵抗程度,B 细胞功能衰退和下降的情况、病人的发病特点、全身状况、患病时间长短、年龄与体重、肝肾及眼底损害程度,有无合并症和并发症等综合情况,选择最适合自己的治疗方案和药物。

(4)联合用药:应用两种口服药血糖仍未达标,糖化血红蛋白 $>7\%$,可加用中效或长效胰岛素治疗。可晚上应用,控制晨起空腹血糖达标,糖化血红蛋白不达标(仅空腹血糖理想),可每日两次预混胰岛素治疗,停用胰岛素促泌剂。血糖居高不下,亦可三餐前注射短效胰岛素,睡前注射中效胰岛素。联合用药因单药剂量小,可降低药物不良反应。

(5)老年人用药:长期高血糖可引起"糖网",痛风、心脑血管病、肝肾功能损害等;另一方面低血糖可诱发脑梗死、心肌梗死、糖尿病性酸中毒,低血糖昏迷等危险事件。老年人糖尿病的治疗应特别注意防治低血糖,包括不要将血糖降的太低(一般维持空腹血糖 $6\sim7\text{mmol/L}$,糖化血红蛋白 $6\%\sim7\%$ 即可)。

(6)监测项目:糖尿病治疗过程中,需监测血糖、糖化血红蛋白、血脂、肝肾功能、眼底等。转氨酶进行性增高,停止口服降糖药。早期血糖检测可一日数次,中晚期可数日、数周检查一次血糖。更换、增减药物及重大变化时及时测血糖。

(7)接受专业指导:定期去医院,请专业医生指导和调整治疗方案。

(8)口服降糖药"失效":2 型糖尿病治疗过程中,常常会遇到口服降糖药失效问题,主要见于胰岛素促泌剂,如磺脲类药物(优降糖、消渴丸等)、格列奈类药物(诺和龙、瑞格列奈、那格列奈等)。糖尿病确诊后,口服降糖药应用后一周内不显现降糖作用为原发性失效;而继发性失效发生于用药一个月内或更长时间,药效越来越差,不能有效控制血糖。有的数年后发生失效现象。

"失效"后需重新调整治疗方案或改为完全用胰岛素治疗。新型降糖药物 GLP-1 类似物(利拉鲁肽)具有促进胰岛 B 细胞增生和分化,保护和改善胰岛 B 细胞功能作用。

(9)确保用药安全:包括治疗前的肝肾功能、血脂、糖化血红蛋白、心电图、眼底等各项必要检查,了解各脏器功能情况;熟悉降糖药物的适应证、禁忌证,如慢性缺氧性疾病、肝肾功能不全、严重感染性疾病、重度贫血、造影剂检查者忌用"双胍类降糖药物";心衰引起的水肿、活动性肝病、重度骨质疏松症,忌用"胰岛素增敏剂";慢性肠炎、重度腹泻、腹部手术恢复期、疝气患者,忌用"α-糖苷酶抑制药";妊娠期女性除双胍类药物外,其他各类药物原则上禁用。

(10)谨遵医嘱切莫轻信:自行选择药物和增加剂量、品种,轻信广告宣传没有任何毒副作用的药物能治愈糖尿病或所谓纯中药制剂的做法都不可取,要在专业医生指导下用药。

(五)调血脂药

1. 药理作用与用药选择　调血脂药物主要是通过竞争性抑制体内胆固醇合成,加快低密度脂蛋白胆固醇分解和代谢;激活过氧化酶增殖物,增强脂解酶活性,促进胆固醇、三酰甘油分解和逆向转运;抑制脂肪分解、减少肝脏合成胆固醇;碱性阴离子交换树脂在肠道内与胆酸结合牢固,影响胆固醇重新吸收,过量"脂肪"由粪便排出,加速血液中、低密度脂蛋白的分解和清除发挥治疗作用。常用的调血脂药物分为他汀类(还原酶抑制药)、贝特类(苯氧芳酸类),烟酸类(B 族维生素类),树脂类(胆酸螯合剂)。

他汀类主要降低低密度脂蛋白胆固醇,为高胆固醇血症优先选择;贝特类升高高密度脂蛋白胆固醇和降低三酰甘油,为高三酰甘油血症首选;烟酸类、树脂类都有不同程度的调理血脂作用。医生会根据血脂化验结果和全身症状帮您选择应用何种降血脂药。

2.用药注意事项

(1)辅助治疗方法:如合理饮食、心理平衡、适度运动等。

(2)坚持长期用药:一般服用调血脂药物需 1～2 个月时间方能产生最大调脂作用,血脂基本正常后,继续服药后会进一步降低,但若停用,血脂会很快恢复到治疗前的水平,坚持时间越长收益越大。

(3)选对服药时间:胆固醇在晚上合成最多,他汀类药物晚睡前服用效果更好,洛伐他汀应与食物同服,贝特类降脂药宜在早上服用。

(4)改变生活方式:改变生活方式是降脂治疗的基石(少食肉类、油腻、高糖食物),控制体重;过快减轻体重可出现严重不良反应,尤其是老年人。

(5)血脂不高也需调脂:冠心病者血脂在正常范围也要调脂治疗,冠心病者为降低心肌梗死风险可将血脂调至正常偏低水平。急性心肌梗死、卒中急性期、重度感染、心力衰竭等都会影响血脂水平,病情稳定后,方能显示基础水平。

(6)用后何时能见效:调血脂药后,少则 1～2 周,多则 1～2 个月方能检测出血脂显著变化,不宜急功近利。

(7)联合用药需慎重:治疗冠心病和心律失常药物(如血脂康、胺碘酮、维拉帕米、地尔硫䓬等)可影响他汀类药物代谢,增加不良反应;抗真菌药,大环内酯类抗生素,环胞类等可致不良反应增加。同时服用维生素 E,降低调脂药疗效。中草药能否代替调脂药是研究课题和临床观察项目。

(8)重视药物不良反应:长期调脂治疗发现肝肾功能和心肌酶异常或肌病等不良反应,应立即停用,在医生指导下换用其他药物。患败血症、严重创伤、大手术前后、低血压应暂停用药。用药期间定期检测肝肾功能、心肌酶和血脂变化。首次用药可 4～8 周,以后 3～6 个月,达到要求目标后 6～12 个月复查。

(六)降血压药

1. **药物分类与用药选择** 高血压原因多,症状差异大,脏器损害程度也不相同,用药选择范围广,因个体差异,治疗反应,不良反应,近、远期效果各不相同,根据层次评估分为低、中、高三个层次。常用药物主要如下。

(1)地平类(钙离子拮抗药):用于各个层次的高血压,更适合于单纯收缩期高血压,伴颈动脉内膜增厚及合并斑块,或伴稳定型心绞痛及脑血管病中晚期和周围性血管病者。短效制剂如硝苯地平(心痛定)10mg/片,还包括氨氯地平、左旋氨氯地平、非洛地平、拉西地平等。地平类降压药有不同剂量的缓释、控释制剂。

(2)普利类(血管紧张素转换酶抑制药):适用于伴有糖尿病、慢性肾功能不全、心力衰竭、心肌梗死后伴心功能不全、肥胖及脑卒中的高血压者。常用的药物如依那普利、贝那普利、福辛普利、培哚普利、雷米普利等均是长效制剂。卡托普利为短效制剂,降压作用稳定,具有心脏保护作用,应用较多。

(3)沙坦类(血管紧张素Ⅱ受体拮抗药):药理作用同普利类,常用于不能耐受普利类药物引起的干咳症状者。常用药物氯沙坦、缬沙坦、厄贝沙坦、替米沙坦、坎地沙坦、奥美沙坦等。

(4)洛尔类(β受体阻滞药):通过减慢心率,降低心肌耗氧量等作用降低血压保护心脏功能,用于心率较快的高血压病者。伴有心绞痛、心肌梗死后心功能不全者更为适宜。常用药物如比索洛尔、美托洛尔、阿罗洛尔、阿替洛尔、卡维地洛等。有长效制剂和短效制剂可供选用。

(5)利尿药:通常不单独应用于高血压的治疗,是顽固性高血压的基础性药物,适用于各个层次的高血压者,伴有食盐量较多和下肢水肿者更为适宜。常用药物有双氢克尿噻(氢氯噻嗪)、速尿(呋塞米)、氨苯蝶啶、螺内酯,前二者应用时需补钾,后二者为保钾利尿药。

(6)联合用药:一般不超过三种,需兼顾保护心脏功能,降低心脑血管风险,降低肝肾功能损害,需严密观察用药反应。

(7)复方制剂:为增加疗效、减少不良反应,有许多复方制剂,如复方降压片等。

(8)缓释片、控释胶囊:目的是用药方便,降低短效药物的"首过效应",展现持续性降压效果。

(9)中药制剂:一般情况下,不良反应较小,如复方罗布麻片等。

(10)综合治疗措施:包括调理血脂、防控心肝肾脑损害药物的应用,以及饮食、运动、心理、控制体重、戒烟限酒等。参考本书有关章节。

2. 用药注意事项

(1)高血压病是一种全身性疾病,需要综合评估全面分析,综合性治疗,避免顾此失彼,造成新的损害。

(2)根据年龄、评估结果、全身症状、治疗反应选择、调整药物的剂量和品种。

(3)定期检测心、肝、肾功能及血脂变化,重视脏器保护性药物的应用。初发高血压者用药早期,每日 1 次或数次测量血压并做记录,不要过分强调用药后立即血压正常,缓慢让血压降至正常,对机体损伤更小。

(4)治疗目标是血压达标,若降压效果好,不要随便更换品种和增加剂量,更不要突然停药。老年人治疗,不必过分强调"治疗达标",缓慢达标即可。

(5)合并心、脑、肾、眼底损害及周围血管病变,特别注意调理血脂、血糖,选用抗血小板和红细胞凝聚性药物。多数降压药对胃有刺激,宜饭后服。

(6)坚持长期治疗,即使血压正常,也要选择"最小维持量",避免降后复升为治疗带来新的困难。

(7)宜选择长效制剂,控释制剂,晚睡前不宜服药(大多数情况下,睡眠期间血压处于偏低水平)。

(七)胃动力药

1. **药物作用与用药选择** 人们熟悉的止吐药胃复安(甲氧氯普胺、灭吐宁、灭吐灵)通过抑制延髓催吐化学感应区,促进胃蠕动,加快胃排空,改善胃功能。止吐作用较强,常用于慢性呕吐,神经性呕吐,胃下垂,胃炎,内耳眩晕症等多种原因引起的恶心、呕吐;也用于消化不良、食欲不振、嗳气的治疗,常用量是 5～10mg,每日 3 次。

吗丁啉(多潘立酮)通过拮抗多巴胺受体,促使胃的蠕动和张力恢复正常,促进胃排空,协调幽门收缩。用于胃排空延缓,食管反流,食管炎引起的消化不良和恶心呕吐。常用量 10mg,每日 3 次,有研究报道每日不宜超过 40mg 用量以减少不良反应。此药曾作为非处方药以致不少人滥用。

2. **用药注意事项** 上述二药应用范围广,一些人忽视其不良反应。

(1)胃复安过量可出现便秘、腹泻、眩晕、昏睡、直立性低血压以及锥体外系反应,如斜颈、面肌抽动、语言困难、不自主运动等。少数人可出现胃肠道出血,肠梗阻或穿孔;肝肾功能不全,婴幼儿、老年人、孕妇、癫痫患者禁用或慎用。与抗胆碱类药(如东莨菪碱、阿托品)配伍降低药效;用地高辛者减少吸收;老年人用药宜减量 1/4～1/3。

(2)吗丁啉用于儿童和婴幼儿可出现神经系统不良反应,列为忌用。嗜铬细胞瘤、乳腺癌、肠梗阻、胃肠出血、孕妇、哺乳期、肝功能不全者宜忌用或禁用;与抗胆碱类药物合用减弱抗消化不良的治疗作用;还可影响地高辛的吸收和治疗作用。

(3)日常生活中出现腹胀、消化不良情况,不必立即用胃动力药:①可先用山楂片等消食食物或消化酶类药物缓解;②用药三天未见效应咨询医生或药师;③应用宜<1周;④呕吐、急性腹痛立即到医院就诊。

(八)正确使用藿香正气

1. **药理作用与应用范围**　藿香正气具有理气和中,解表化湿功效,常用于外感风寒,内伤湿滞、夏伤暑湿、脘腹胀痛、呕吐泄泻等证,如夏季感冒、胃肠型感冒症候者。也用于头癣,手足癣等的辅助治疗。常用制剂分为酊剂(水剂)、浓缩丸剂、滴丸、胶囊等剂型,应用效果依次减慢。水剂,含酒精和糖,口感差,刺激味浓,对胃肠黏膜有损害。中暑,急性腹痛(主要是腹泻引起者)水酊剂虽见效快,因难以耐受其刺激性许多人不愿用。主要是适用于:

(1)"空调型中暑"因大汗淋漓后进入空调房引起发热、胸闷、腹胀、恶心等症状,藿香正气水可很快缓解症状。

(2)适用于晕车、晕船引起的恶心呕吐和头晕。

(3)高空作业与驾驶员因藿香正气水含有酒精,高空作业和驾驶员应用后 20～30min 再作业或改用其他剂型。

2. **用药注意事项**

(1)细菌性痢疾引起的腹泻者不宜用藿香正气制剂。

(2)胃溃疡、糖尿病者宜慎用。

(3)烈日暴晒,出现高热意识模糊的中暑者不适合应用藿香正气制剂,可能延误治疗。

(4)少数患者可出现过敏性皮疹、过敏性休克、过敏性紫癜、心动过速等不良反应,需注意观察。

(5)不可过量服用,儿童、孕妇和体质弱的老年人用量减半或在医生指导下选用。

(6)辨清适应证、禁忌证,根据病情轻重缓急和个人承受能力选择药物剂型。

(九)维生素是药物,不是保健品

亚健康、疾病的困扰,不少人选择服用维生素,认为这就像进食水果、蔬菜一样,可以防病治病,有人甚至长期服用,忽视了维生素也是药,不可能人人可用,况且还有不良反应和毒性。客观地说,"维生素缺乏"不是普遍现象,如同保健品一样,只是适用于维生素缺乏的特定人群。

维生素和微量元素这种人体必需的有机物质,可以维持正常发育和生理功能,长期缺乏会导致生理功能障碍,引起某些疾病。符合"膳食宝塔"结构的正常饮食,不需要额外补充维生素,需要的是富含维生素的天然食品。需要服用维生素的人群主要是:①维生素缺乏症人群;②摄入量少的人群,如偏食或饮食控制减肥者;③需要量大的人群,如孕妇、发育期青少年;④消化吸收功能差、患胃肠道疾病人群;⑤长期进食不规律,不能保证一日三餐正常规律人群;⑥特殊工作,如久坐电脑前、神经高度紧张、频繁乘飞机、经常高温或寒冷工作环境、吸烟酗酒、经常熬夜人群等可适当考虑补充维生素,但要辨明利弊。

营养门诊通过实验室分析测量,营养师会给你一个较为确切的分析意见和应用维生素参考,会对你正确选择服用维生素提供有益指导,而盲目应用可能出现弊端。到药店自行购买维生素服用的做法不够科学。正确做法是在医生指导下选用。就常用的维生素 C 来说,治疗某些原因引起的口腔溃疡有一定疗效,但要根治口腔溃疡需要查清原因,因为 100 多种疾病都可以出现口腔溃疡症状。

维生素可以预防疾病的说法,缺乏充足的可信理由和科学依据。通常情况下,平衡膳食完全可以满足机体对维生素的需要,只有在机体缺乏维生素时,适量补充才具有防病治病效果。缺什么,补什么,缺多少,补多少是正确做法。任何夸大维生素作用的说法和做法,可能带来意想不到的不良后果。

滥用、过量的维生素,可以出现厌食、乏力、恶心、嗜睡、肌肉疼痛等症状,有的还可能加重肝肾功能损害。这些症状因不具有特异性,常常被忽略,认为是疾病所致。长期应用者,需在医师、营养师指导下选用合适的维生素种类和剂量。

维生素有水溶性和脂溶性之分,前者分子结构易溶于水,过多时从尿中排出体外,体内储存量很少;后者需在脂肪的帮助下才能吸收利用,多在肝脏储存,需要时被"动员"出来,因是脂溶性很难溶于水,不能从尿液中排泄。摄入过量、超过最大耐受量,容易中毒,容易引起肝损害。维生素 A、维生素 D 和维生素 E 属于脂溶性维生素。

临床上常用的维生素治疗目的、作用机制、使用剂量各不相同,现就主要方面列于表 15-1。

表 15-1　常用维生素主要作用、缺乏症状及每日需要量

名称	主要作用	缺乏症状	基本需要量
维生素 A	维护皮肤、毛发、骨骼与黏膜健康,增强视力和生殖功能	皮肤粗糙、头发干枯、记忆力减退、失眠、眼干、泌尿等结石	男性 $800\mu g$ 女性 $700\mu g$
维生素 D	促进小肠吸收钙,促使骨骼正常钙化,强筋健骨	婴幼儿易骨骼畸形,影响神经、造血、免疫功能。成年人易骨软化、骨质疏松,尤其是妊娠、哺乳妇女和老年人	$10\sim15\mu g$
维生素 E	抗凝血、抗氧化、延缓衰老,防治动脉硬化、增强免疫力	溶血性贫血、神经纤维与视网膜功能障碍	$14\sim20mg$
B 族维生素	维持心脏、神经、消化及皮肤健康,参与能量代谢。细胞构成原料和促进剂	腿脚酸痛、乏力、脚气病、皮炎、口角炎、舌苔厚、口干等	$1.2\sim1.4mg$
维生素 C	构成细胞间质主要材料,保持牙齿、血管、骨骼、肌肉正常功能,增强免疫功能,促进伤口愈合,抗氧化	易疲劳,易感冒,抵抗力下降,牙龈出血,伤口难愈合,口腔溃疡	$100mg$

非疾病原因,每天摄入 250ml 牛奶、一个鸡蛋、100g 肉类、150g 豆类、250g 水果、750g 蔬菜,就完全可以满足机体对各种维生素的需要。

研究和临床工作中都证明,有些食物可影响维生素的吸收和利用,甚至引起严重不良反应。应用维生素时,食物禁忌特别注意如下几点。

1. 维生素 C　动物肝脏(氧化失效)、海鲜(含化学元素砷,易氧化反应成三价砷,使人体中毒)。

2. 维生素 K　木耳(会阻止血液凝固,降低维生素 K 的凝血作用)。

3. 维生素 B_6　高蛋白与含硼酸食物(影响维生素 B_6 吸收和利用)。茄子、南瓜、胡萝卜等含硼酸较多。

4. 维生素 B_1　生鱼和蛤蜊(含维生素 B_1 分解酶,易丧失治疗作用)。茶、咖啡、乙醇、碱性制剂等都可降低维生素 B_1 的吸收和利用。

5. 维生素 B_2　酒、茶、咖啡及高纤维、高脂肪和生冷食物等(影响维生素 B_2 吸收和利用)。常见食物包括芹菜、扁豆、燕麦、胡萝卜、苹果、香蕉等。

6. 维生素 A、维生素 D　米汤(含脂肪氧化酶,可以溶解和破坏脂溶性维生素 A、维生素 D,影响治疗效果)。

上述维生素和食物,宜间隔 3～4h 后应用,以保证维生素疗效。

(十)眼药水

小小眼药水也能惹大祸,未经确诊不要轻易点眼药水。有些人习惯用点眼药水保护眼睛是很容易出错的。

1. 氯霉素眼药水　长期使用可出现面色苍白、乏力、头晕等贫血症状,有的人可发生再生障碍性贫血,屡有此类报道。氯霉素眼药水经常用于结膜炎、沙眼、泪囊炎等感染性疾病的治疗。滴入眼后,通过鼻或咽部黏膜吸收进入血液循环。体质过敏者,进入造血器官的骨髓,抑制骨髓细胞脱氧核糖核酸的合成,造成骨髓造血干细胞损害,致使红细胞、血小板、白细胞减少,乃至全血细胞减少,重者发生再障。无炎症者不用,有炎症请医生诊断后用,遵循短程,适量原则。

2. 激素眼药水　地塞米松眼药水是治疗虹膜睫状体炎常用药物。长期应用激素可使血液中脂肪颗粒增加,容易凝固成小血栓堵塞血管。激素还可以直接引起骨质疏松,致骨小梁骨折,发生股骨头坏死。股骨头坏死的元凶是酒精、药物、损伤、久站,激素应用更为常见。即使需要也应短期、适量。

3. 儿童眼药水　儿童配镜检查和防治近视常用散瞳药,中老年误用可诱发青光眼急性发作。青光眼发生于特异性的眼球结构缺陷,房角容易阻塞升高眼压致眼球变硬,恶心呕吐,眼痛头痛,视力下降是常见表现。诊断不清,眼药水千万不要乱用。

4. 噻吗洛尔眼药水　此眼药水用于治疗青光眼,为肾上腺 β 受体阻滞药,用后可出现心率减慢、心肌收缩力降低、血压下降、心律不齐等。此药不宜作为治疗青光眼的首选药,尤其是闭角型青光眼。心脏功能不全,心动过缓(<60/min)、心脏传导阻滞(心电图检查结果)、支气管哮喘及过敏体质者禁用。

(十一)长期用药,规避潜在风险

不少慢性疾病和慢性感染性疾病者需要长期、甚至大剂量的药物治疗,长期用药除治疗效果外,存在着药物不良反应和营养素失衡风险,对机体造成极大损害。调查显示:51.33％的老年人每天服药或保健品,其中 18.74％每天服用 3 种药以上,2.5％的老年人同时服用 6 种以上药物,一些人已经造成了难以逆转的疾病——药源性疾病。试举以下几种药物的影响。

1. 硝苯地平(心痛定)　为治疗高血压常用药,通过钙离子拮抗作用发挥降压效果,用于各种类型高血压,剂量控制不好会引起低血压。临床上应用的硝苯地平分短效(10mg)和长效(缓、控释片 20mg、30mg),用药期间应监测血压,因为血压高和血压低很难通过症状区别。若有便秘症状,可多饮水、进食纤维素多的食物、适当运动调节,难以耐受,请医生换药。

2. 他汀类降脂药　此类药物在抑制胆固醇合成的同时,可以引起维生素 D 含量下降,出现骨骼、肌肉、心血管、神经系统疾病,需通过多晒太阳、合理膳食、补充维生素 D 纠正。

3. 降糖类药物　糖尿病者高血糖状态与低胰岛素水平可导致体内维生素 C 摄取、吸收、转运出现障碍,致胰岛素分泌减少,敏感性降低,需通过食用富含维生素 C 食物、蔬菜、水果和服用维生素 C 补充。

4. 激素类药物　长期使用肾上腺糖皮质激素,如泼尼松、氢化可的松、地塞米松等,会加快维生素 D 在肝脏内代谢,引起维生素 D 缺乏,出现骨质疏松与类似坏血病症状,应注意补充维生素 D 和维生素 C。

5. 依那普利、卡托普利　此类药系血管紧张素转换酶抑制药,长期服用可致锌元素缺乏致伤口愈合缓慢,引起和加重前列腺疾病、脱发等;双氢克尿噻类利尿降压药会加速钾排泄,引起低血钾,需通过饮食和药物补锌补钾。

6. 抗生素类药物　抗感染治疗(包括抗结核药物)容易导致肠道菌群失调,致使体内产生 B 族维生素和维生素 K 的微生物受到抑制,引起口干、口腔溃疡、皮炎等维生素缺乏不良反应,应补充 B 族维生素和维生素 K。

7. 布洛芬　解热、镇痛常用药物。感冒、头痛、牙痛、肢体性疼痛,"一用就灵"。但作为非甾体止痛药容易引起肝损害,因效果不佳随意加量危害更大,尤其是老年人,体内代谢缓慢,剂量应减半。消化道出血、胃溃疡、恶心呕吐、胃痛、便血更是屡见不鲜,患胃肠道疾病者用药更应特别注意。用药时最好咨询医生,吃点东西或饭后服用。

8. 扑尔敏(马来酸氯苯那敏)　具有抗过敏和镇静作用,常与感冒药物制成复方制剂。神经系统不良反应主要是嗜睡,超量可出现谵妄,意识不清,头晕,视物不清更为常见。因老年人肾肝功能减退,药物代谢,排泄时间长,容易蓄积损害肝肾。不宜常用扑尔敏药物,更不宜作为催眠药应用。

9. 安定(地西泮) 具有镇静催眠作用,作用时间 6～8h,起夜特别小心,避免摔倒。经常应用有依赖性(躯体依赖和精神依赖),突然停药可有诸多不适,宜减量、渐停。宜睡前 30～40min 服用。

10. 山莨菪碱、阿托品类 解除平滑肌痉挛药,常用于胃肠痉挛、有机磷农药中毒,主要是缓解症状而非治本,因作用于平滑肌易致前列腺充血,逼尿肌松弛,容易尿潴留、面红口干、视物模糊等。患急腹症时应用最主要风险是掩盖症状延误诊断。急腹症时禁用。

11. 地高辛 急性心衰、慢性心衰均常用。作为强心剂,主要作用是增强心肌收缩力,减慢心率,但有效剂量和中毒剂量非常接近,需特别注意用法用量。极易引起心律失常。中枢神经系统不良反应,可出现视觉改变,如黄视、绿视,常是地高辛中毒反应,也可出现食欲减退、恶心呕吐,腹泻等胃肠道反应。慢性心衰者也应在医生指导和严密观察下,根据个体差异,用中小剂量,尤其是中老年人禁忌用饱和量,70 岁以上者用成人的 1/2 或 2/3 量。

12. 胰岛素 糖尿病者常用降糖药。剂量不当,低血糖风险极大,擅自加大剂量十分危险,应在专业医生指导下调节用量,短效、中效、长效、预混制剂均需如此。

13. 华法林 常用口服抗凝药,用于防治血栓栓塞性疾病。潜在风险是胃肠道出血、鼻出血、眼部出血、血尿等。与地高辛不良反应相同,治疗窗窄(治疗量与中毒量接近),应去医院行药物监测和调整剂量,避免自行调整剂量风险。

(十二)药物剂型与服药用水

家庭中用药时常常会遇到不同剂型的合理使用问题,因种类繁多,不按正确方法使用不仅影响疗效还会引起不良反应。

1. 不同剂型药品的服用方法

(1)针剂：一些人认为，针剂剂量可靠，口服用药疗效也会很好。胃肠道用药和注射用药首先是剂量差异，再是作用途径差异，前者经胃肠直接或吸收后发挥治疗效应。注射用药进入组织吸收或经血液循环发挥治疗效应，用药后血药浓度大不相同，治疗效果也不同。以常用的庆大霉素针剂为例，常规剂量口服后，受胃酸和消化酶的影响，很容易破坏，达不到机体所需要的有效剂量，盲目增加剂量不良反应加大。硫酸镁注射剂用于降血压、抗惊厥，口服引起腹泻。各种药品剂型都有不同用法，不要盲目改变用药途径。

(2)肠溶、缓控释片：此两种剂型目的在于减少胃黏膜刺激和胃酸破坏，延缓释放过程，吸收后让机体在一定时间维持有效血药浓度，而掰开服上述作用消失，刺激胃肠黏膜，加快药物释放，引起严重不良反应或降低药效。

(3)舌下含片：舌下含片药物经由口腔黏膜下毛细血管吸收直接进入血液发挥药效，防止胃酸对药物的破坏降低药效，还可以避免药物的肝脏首过效应(肝毒性)。如舌下含化的硝酸甘油片，吸收完全，起效快($1\sim3$min)而迅速缓解心绞痛症状。吞服则起效变慢甚至无效。

(4)咀嚼片、泡腾片：充分咀嚼后的药片表面积增大，利于溶解和吸收，起效很快。泡腾片是含碳酸氢钠和有机酸的片剂，遇水产生气泡，片剂融化，饮用后起效快。不可吞服。

(5)混悬剂：微粒状态混悬液，如一些化痰止咳药、炉甘石洗剂，用前需摇均匀，仅用"上清液"难有药效。

(6)直肠、阴道给药：此类用药需专制药，非常用口服药片可以替代，如甲硝唑、制霉菌素等直接用药，疗效大打折扣，而麝香化痔栓等塞肛可有效治疗痔疮。皮肤、直肠、阴道给药方式的不断改进可以提高疗效。

2. 服药用水　通常用温开水或凉开水。茶水中含生物碱、蛋白质和一些生物活性物质,矿泉水含矿物质和金属离子,此二者都可能与药物发生物理和生化反应,使药物减效或增加毒副作用。含活菌类的药物或某些保健品或酸奶、维生素 C 助消化类如多酶片,因遇热蛋白凝固,药物失效,宜用凉开水或微温水服用。

需多饮水服用的药物,如氯化钾、阿司匹林、四环素、氨茶碱、吲哚美辛、泼尼松等以减少对胃黏膜的药物损伤;左氧氟沙星、诺氟沙星、磺胺类药物等可以减少代谢产物结晶,发生血尿、尿痛症状;硫酸镁、解热镇痛药物,抗感冒复方制剂,容易腹泻和大量出汗,经多饮水补充体内对水的需求,防止水、盐代谢紊乱。

需要少喝水的药物,如抗酸、保护胃黏膜的药物,乐得胃、胃蛋白酶合剂、思密达等,需少量水(＜50ml);止咳化痰类药物(如水剂、片剂、冲剂)喝水多,药物稀释影响疗效。

另外,药物剂型不同,如胶囊类药物,喝水少了容易黏附于食管上需多喝水;咀嚼片不宜喝水或不喝水,以免影响疗效;严重心脏、肾脏病者、呼吸障碍者都不宜多饮水,以免水多影响心肾功能。

(十三)读懂药品说明书

1. 适应证与禁忌证

(1)适应证:有些药品适用于多种疾病和症状,常注明首选、辅助用药等字样。适应证提示可用此药。最常用的"感冒药"多是复方制剂(中西药),既有抗病毒、退热功能,也有止痛效果,单纯普通感冒症状者未必适合,要确认适应证。购买非处方药要注意与身体症状相符合的适应证,不清楚时咨询医生或药师。

(2)禁忌证:药品说明书常有禁用、忌用、慎用的危险性警示,其中禁用最严格,没有选择余地,因为会带来严重不良后果(中毒、脏器损害、过敏反应等),人们知道的青霉素过敏者禁用青霉素是突出例子。忌用是可能带来不良后果,不宜用。如消化性溃疡者忌用阿司匹林,急需时,一则其他类似药代替,二则联合其他药物降低不良反应。慎用是用药期间严密观察不良反应，一旦出现，停用，减少剂量或用其他药物代替。

2. 注意事项

(1)用药过敏史：通过说明书了解该药主要成分和辅料，既往有无过敏史，若有应弃之不用。

(2)重复和过量：患病后可能用多种药，需注意同类药物过量和中医学认为的"相生相克"引发不良反应，避免多用药效果更好误区。

(3)忌食辛辣生冷食物：许多中药说明书有类似字样，告诫服药时忌食辣椒、胡椒、八角、茴香、豆蔻、生姜、大蒜等辛辣食物，还有注明禁忌生冷食物，如菊花、苦瓜、西瓜及海鲜食品。此类食品虽有美味和清热泻火之效，但脾胃虚寒、腹痛腹泻、体质虚弱等不宜食用这些食品。

(4)服药时间概念：睡前服——睡觉前15～30min（如安眠镇静药）；空腹服——饭前1h和饭后2h；一天三次——严格说应是每隔8h 1次服药，为减少麻烦可早、中服药早点，晚上服药晚点；顿服——一天药物，一次服下。

(5)服药用水：有些药物多点，有些药物少点，有些药物不需饮水。需多饮水的药物如氯化钾、阿司匹林、四环素、氨茶碱、吲哚美辛、泼尼松、左氧氟沙星、诺氟沙星、磺胺类药物、阿昔洛韦等抗病毒药物、硫酸镁、解热止痛药等；需少饮水的药物如保护胃黏膜、抗酸药物，如乐得胃、思密达、胃蛋白酶以及化痰止咳类药物；而舌下含服药物如硝酸甘油不需饮水，重复用药可先含少许水湿润口腔后再含化。

3. 用量、用法　说明书提供的药品用量通常是安全、有效剂量，用法根据药物代谢快慢决定的。老年人和儿童由于肝肾代谢的差异，全身症状的不同，用药与成年人不相同，应由临床医生和执业药师指导和调整用量。已有专门儿童和老年人的用药剂型和用量，可能更安全一些。有些混悬液、冲剂、外用药液需摇匀和充分调匀后应用。每天几次者不可随意加减剂量和次数。

　　4. 低温冷藏　　多数药品可在常温下保存一定时间,一些药品有特殊要求,2～10℃。常用的药物如胰岛素、眼药水、滴眼液、漱口水、干扰素滴眼液等,应按说明书要求低温冷藏。

第 16 章 家庭医生中医治疗技术

家庭中常用的中医治疗技术包括针、灸、拔罐、推拿、刮痧等。以上方法多简单易操作,一般不需要复杂的医疗设备,不受年龄、性别等的限制,随时随地可进行操作。家庭医生有责任和义务教会家庭成员学习、掌握一些治疗技能。

一、针法

针法是利用不同针具刺激身体穴位或疼痛部位,以达到疏通经络、扶正祛邪、调和阴阳作用的治疗方法。

毫针刺法是目前最常用的针法,具体操作方法如下:

1. 选择针具　根据针刺部位选择不同规格的毫针,一般常用的以粗细 0.25～0.40mm 和长短为 25～75mm(1～3 寸)为多。短针用于皮肤肌肉浅薄的穴位,长针多用于肌肉丰厚部位的深刺和某些穴位间横向透刺。

2. 选择体位　正确的体位对于正确取穴、针刺操作、持久留针和防止针刺意外等具有重要意义。体位选定后嘱患者不要随意改变或移动,使肌肉放松,防止弯针、折针和滞针的发生。常用的针刺体位如下:

仰卧位:用于前身部腧穴。

俯卧位:用于后身部腧穴。

侧卧位:用于侧身部腧穴。

仰靠坐位:用于前额、颜面、颈前和上胸部的腧穴。

俯伏坐位:用于头顶、枕项、背部的腧穴。

侧伏坐位:用于头颞、面颊、颈侧、耳部腧穴。

3. 消毒　包括针具、操作者与患者皮肤的消毒。

针具消毒:目前,一次性使用的无菌针灸针省去消毒操作,被广泛应用。除此之外,都要进行消毒方可使用:针具放入 75％乙醇内浸泡 30～60min,取出后用消毒棉球擦干后备用。已消毒的毫针使用时只能一针一穴,并且使用一次,不能重复使用。

刺者双手消毒:刺者将双手清洗干净后,用 75％酒精棉球擦拭双手,待其自然晾干。

针刺部位消毒:充分暴露针刺部位,在针刺部位皮肤上用 75％酒精棉球擦拭消毒。擦拭时应从穴位中心点向外绕圈消毒。消毒后的皮肤保持洁净,以防重新污染。

4. 针刺过程　刺者左手拇指或示指指甲掐切固定腧穴周围皮肤,右手持针,用拇指、示指、中指末节指腹捏拿针柄,拇指在内,示指、中指在外,三指协同,以保持针具的端直坚挺状态,针尖紧靠左手指甲缘,对准消好毒的穴位处迅速刺入。根据腧穴周围皮肤状态及疾病情况,合理选择进针角度,及时调整针刺方向。一般肌肉浅薄、内有重要脏器处宜浅刺,肌肉丰厚处宜深刺,浅刺的穴位多将针体与皮肤呈一定角度进针（15°～45°）,深刺的穴位多直刺进针。

进针后行提插捻转的手法,使针刺得气。提插即对针体在穴位内做上提和下插的动作,使针从浅层插至深层,再由深层提到浅层。捻转即拇指、示指持针,来回旋转捻动针体,使针反复左右均匀旋转的手法。提插、捻转幅度越大,速度越快,针感越强。注意提插时不要将针拔出体外,捻转时不要单方向转动针体,以免滞针。一般以患者能耐受为度,使患者感觉有酸、麻、重、胀、痛的感觉,即为得气。得气后,留针 20～30min,期间可行针 1～2 次。

5. 出针　针刺 20～30min 后,稍捻针柄,待针下轻松滑利时方可出针。出针时,左手持消毒干棉球按压穴位,右手拇指、示指持针柄,捻针退出皮肤。出针后用棉球按压针孔,以防出血。

若出针时针下沉紧,推之不动,按之不移,多为邪气未退或真气未至或肌肉缠针所致的滞针。此时不可强出针,宜留针以候邪气退、真气至,或循、切经络腧穴周围,待气血宣散后,方可缓慢出针,不得猛出,以免折针、弯针。

对于头面、眼眶等肌肉浅薄处,出针后应用干棉球按压较长时间,以免发生血肿,使瘀血滞留在皮下影响美观。

出针后,嘱患者不必立即改变体位,应稍事休息,待气息调匀、情绪稳定后方可离去。

6. 常见病选穴 现介绍几种常见病的基础取穴,安全系数高,可用于家庭中疾病的治疗与预防(图 16-1)。

(1)痹症:由风、寒、湿、热等病邪引起,以肢体关节肌肉酸痛、麻木、重着、屈伸不利或关节灼热、肿大等为主症的疾病,如风湿性关节炎、类风湿关节炎及骨性关节炎等。根据病变部位选穴如下:

肩部:肩髃、肩髎、臑俞。

肘部:曲池、天井、尺泽、少海、小海。

腕部:阳池、外关、阳溪、腕骨。

股部:伏兔、殷门、承扶、风市、阳陵泉。

膝部:膝眼、犊鼻、梁丘、血海、阳陵泉、膝阳关。

踝部:申脉、照海、昆仑、丘墟。

各穴定位如下:

肩髃:在肩部,三角肌上,臂外展,或向前平伸时,肩峰前下方凹陷处。

肩髎:在肩部,肩髃后方,当臂外展时,于肩峰后下方呈现凹陷处。

臑俞:在肩部,臂内收,腋后纹头直上,肩胛冈下缘凹陷中。

曲池:在上肢部,屈肘成直角,在肘横纹外侧端与肱骨外上髁连线中点。完全屈肘时,肘横纹外侧端处。

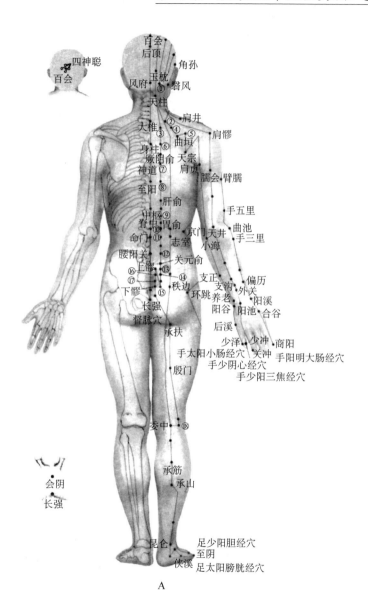

A

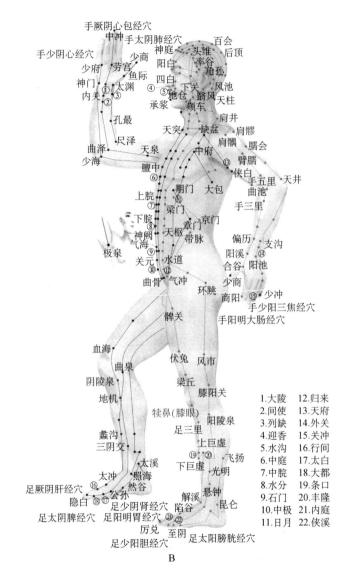

手厥阴心包经穴
中冲　手太阴肺经穴　　　百会
手少阴心经穴　　神庭　头维　后顶
少府　劳宫　少商　阳白　率谷　角孙
神门　太渊　鱼际　四白　下关　风池
内关　　承浆　地仓　翳风　天柱
①③　　　　颊车　肩井
②　　　　孔最　天突　缺盆　肩髎
尺泽　　　　肩髃　臑会
曲泽　天泉　中府　臂臑
少海　膻中　　　侠白　手五里　天井
⑥　期门　大包　曲池
上脘　梁门　　　手三里
⑦　下脘　章门　京门
⑧　神阙　天枢　带脉　偏历
气海　　　阳溪　支沟
极泉　关元　水道　合谷　阳池
⑫　气冲　少商
曲骨　　环跳　商阳　少冲
髀关　手少阳三焦经穴
手阳明大肠经穴
血海
曲泉　伏兔　风市
阴陵泉　梁丘
地机　膝阳关
犊鼻(膝眼)　阳陵泉
蠡沟　足三里
三阴交　上巨虚
太溪　⑲⑳　飞扬
太冲　照海　下巨虚　光明
足厥阴肝经穴　　然谷　悬钟
隐白　公孙　解溪　昆仑
足少阴肾经穴　陷谷
足太阴脾经穴　足阳明胃经穴　⑳㉒
厉兑　至阴　足太阳膀胱经穴
足少阳胆经穴

1.大陵　12.归来
2.间使　13.天府
3.列缺　14.外关
4.迎香　15.关冲
5.水沟　16.行间
6.中庭　17.太白
7.中脘　18.大都
8.水分　19.条口
9.石门　20.丰隆
10.中极　21.内庭
11.日月　22.侠溪

B

图 16-1　针灸穴位图

A. 正面；B. 侧面

天井:在臂外侧,屈肘时,肘尖直上 1 寸凹陷处。

尺泽:位于肘横纹中,肱二头肌腱桡侧凹陷处。

少海:位于肘前区,横平肘横纹,肱骨内上髁前缘。

小海:在肘内侧,微屈肘,尺骨鹰嘴与肱骨内上髁之间凹陷处。

阳池:在腕背部横纹中,指伸肌腱的尺侧凹陷处。

外关:位于前臂背侧,在前臂后区,阳池与肘尖的连线上,腕背侧远端横纹上 2 寸,尺骨与桡骨间隙中点。

阳溪:屈肘,掌心向胸,在腕关节桡侧,拇指向上翘时,拇短伸肌腱之间的凹陷中。

腕骨:在手掌尺侧,当第 5 掌骨基底与钩骨之间的凹陷处,赤白肉际。

伏兔:在股前区,髌底上 6 寸,髂前上棘与髌底外侧端的连线上。

承扶:在大腿后面,臀下横纹的中点。

殷门:在大腿后面,承扶与委中的连线上,承扶下 6 寸。

风市:在大腿外侧部的中线上,腘横纹上七寸,或直立垂手时,中指尖处。

阳陵泉:在小腿外侧,腓骨头前下方凹陷处。

膝眼:屈膝,在膝关节下方,髌韧带内侧凹陷处。

犊鼻:屈膝,在膝关节下方,髌韧带外侧凹陷处。

梁丘:在股前区,髌底上 2 寸,髂前上棘与髌底外侧端的连线上。

血海:屈膝,在大腿内侧,髌底内侧端上 2 寸,股四头肌内侧头的隆起处。血海穴为治疗血症的要穴,具有活血化瘀,补血养血,引血归经之功效。女性每天点揉两侧血海穴 3min,力量不宜太大,能感到穴位处有酸胀感即可,坚持数月后可改善气色,美容养颜。

膝阳关:在膝外侧,阳陵泉上 3 寸,股骨外上髁上方的凹陷处。

申脉:位于足外侧,外踝直下方凹陷中。

照海:位于足内侧,内踝正下凹陷处。

昆仑:在外踝后方,外踝尖与跟腱之间的凹陷处。

丘墟:位于足外踝的前下方,当趾长伸肌腱的外侧凹陷处。

(2)腰痛:委中、肾俞、大肠俞、腰阳关、阿是穴。

委中:人体的腘横纹中点,股二头肌腱与半腱肌肌腱的中间。

肾俞:在腰部,第 2 腰椎棘突下,旁开 1.5 寸。

大肠俞:在腰部,第 4 腰椎棘突下,旁开 1.5 寸。

腰阳关:在腰部,后正中线上,第 4 腰椎棘突下凹陷中。

阿是穴:又称压痛点,既无具体名称,又无固定位置,而是以压痛点或其他反应点作为针灸部位。

(3)痿症:以肢体筋脉弛缓、软弱无力,日久因不能随意运动而致肌肉萎缩的一种病症。主要见于脑瘫、外伤性截瘫等。

上肢:肩髃、曲池、手三里、合谷、外关、颈胸夹脊。

下肢:髀关、伏兔、足三里、丰隆、风市、阳陵泉、三阴交、腰夹脊。

手三里:在前臂背面桡侧,阳溪与曲池连线上,肘横纹下 2 寸。

合谷:手背第 1、2 掌骨间,第 2 掌骨桡侧的中点处。取穴时拇、示两指张开,以另一手的拇指关节横纹放在虎口上,虎口与第 1、2 掌骨结合部连线的中点即是;或拇、示指合拢,在肌肉的最高处即是。此穴孕妇禁针。合谷穴为手阳明大肠经原穴,可清泻阳明,祛风解表,通经止痛,通调肠腑,熄风开窍,是治疗热病发热及头面五官各种疾患之要穴,亦为养生保健常用穴。对于汗证,此穴有双向调理作用,无汗可发汗,汗多可止汗。因手阳明大肠经经过下牙龈,因此下牙疼痛时按合谷 5 分钟,疼痛会减轻。如果患牙龈炎,并且持续时间较长,反复发作,经常按压合谷也有效果。合谷还是一个急救穴,如因中暑、中风、虚脱等导致晕厥时,可用拇指掐捏患者合谷,持续 2～3 分钟,晕厥一般可缓解。如果同时用指尖掐按人中,醒脑回苏的效果更好。此外,合谷穴还可以治疗湿疹,在合谷周围刮痧 5 分钟,一般痧一出,湿疹就会减轻,再连续刮 2 次,不太严重的湿疹就会基本痊愈。合谷为全身反应的最大刺激点,可以降低血压、镇静神经,常用拇指指腹垂直按压此穴,每次 1～3 分钟,还有健脾胃的作用,对头痛、耳聋、视物模糊、失眠、神经衰弱等症都有很好的调理保健功能。

外关:位于前臂背侧,在前臂后区,当阳池与肘尖的连线上,腕背侧远端横纹上 2 寸,尺骨与桡骨间隙中点。

夹脊穴:在背腰部,当第 1 胸椎至第 5 腰椎棘突下两侧,后正中线旁开 0.5 寸,一侧 17 个穴位。

髀关:在大腿前面,髂前上棘与髌底外侧端的连线上,屈股时,平会阴,居缝匠肌外侧凹陷处。取穴时仰卧位,在髂前上棘与髌骨底外缘的连线上,平臀横纹,与承扶穴相对处即是。

足三里:在小腿前外侧,当犊鼻下 3 寸,距胫骨前缘一横指(中指)。足三里穴为足阳明胃经的合穴,是防治多种疾病、强身健体的重要穴位。主治:胃痛、呕吐、腹胀、肠鸣、消化不良、下肢痿痹、泄泻、便秘、痢疾、疳积、癫狂、卒中、脚气、水肿、下肢不遂、心悸、气短、虚劳羸瘦等多种疾病。中医认为,按摩足三里有调节机体免疫力、增强抗病能力、调理脾胃、补中益气、通经活络、疏风化湿、扶正祛邪的作用,经常按摩该穴,对于延缓衰老延年益寿大有裨益。现代医学研究证实,针灸刺激足三里穴,可使胃肠蠕动有力而规律,并能提高多种消化酶的活力,增进食欲,帮助消化;在神经系统方面,可促进脑细胞机能的恢复,提高大脑皮层细胞的工作能力;在循环系统、血液系统方面,可以改善心功能,调节心律,增加红细胞、白细胞、血色素和血糖量;在内分泌系统方面,对垂体-肾上腺皮质系统功能有双向性良性调节作用,提高机体防御疾病的能力。

家庭中可通过以下两种方法防病健身:一是每天用示指或中

指按压双侧足三里一次,每次每穴按压 5～10 分钟,每分钟按压 15～20 次,不要刺激过重,感觉有针刺一样的酸胀、发热的感觉即可。二是每周艾灸足三里穴 1～2 次,每次灸 20～30 分钟,使局部皮肤发红,艾条缓慢沿足三里穴上下移动,以不烧伤局部皮肤为度。以上两法只要使用其一,坚持 2～3 个月,就会使胃肠功能得到改善,使人精神焕发,精力充沛,达到养生保健的效果。

丰隆:位于人体的小腿前外侧,外踝尖上八寸,距胫骨前缘二横指(中指)。丰隆穴为健脾祛痰要穴,凡是与痰有关的病症,如:痰浊阻肺之咳嗽,哮喘,痰浊外溢于肌肤之肿胀,痰浊流经经络之肢体麻木,半身不遂,痰浊上扰之头痛,眩晕,痰火扰心之心悸,癫狂等,都可以配取丰隆穴治疗。

三阴交:位于小腿内侧,踝关节上三寸。三阴交穴为足太阴脾经、足少阴肾经、足厥阴肝经三条阴经相交会的穴位,故名三阴交。可健脾益血,调肝补肾,是针灸治疗妇科疾病的常用穴位。凡月经不调、白带异常、痛经、更年期综合征等皆可用此穴治疗。亦有安神之效,可帮助睡眠。长期坚持按揉或针刺此穴,可延缓衰老,推迟更年期的到来。此穴孕妇禁针。

(4)中风:中经络:以半身不遂、舌强语謇、口角歪斜而无意识障碍为主症者属中经络。取穴如下:内关、极泉、尺泽、委中、三阴交、足三里。

中脏腑:以神志恍惚、迷蒙、嗜睡或昏睡,甚至昏迷、半身不遂为主症者为中脏腑。取穴如下:水沟、素髎、百会、内关。

内关:位于前臂掌侧,腕横纹上 2 寸,掌长肌腱与桡侧腕屈肌腱之间。

内关穴为全身强壮要穴之一,络属于手厥阴心包经,能宁心安神、宣痹解郁、宽胸理气、宣肺平喘、缓急止痛、降逆止呕、调补阴阳气血、疏通经脉等。现代常用于治疗心绞痛、心肌炎、心律不齐、胃脘痛、恶心、呕吐、癔病等,直刺 0.5～1 寸。在平日的养生保健中,可以经常按压,舒缓疼痛症状,解除疲劳。

极泉:在腋窝顶点,腋动脉搏动处。临床一般在原穴下 2 寸取穴,避开腋毛,直刺进针,以患者上肢有麻胀和抽动感为度。

水沟:在面部,人中沟的上 1/3 与中 1/3 交点处。水沟穴具有醒神开窍,清热息风,调和阴阳,养神安神,解痉通脉等功用。为临床及家庭抢救危重病人的急救穴之一,常掐人中来治疗癫痫、中暑、卒中、急慢惊风等引起的昏迷、休克等。

素髎:在面部,当鼻尖的正中央。素髎穴可清热消肿、通利鼻窍,主治鼻渊,鼻衄,喘息,昏迷,惊厥,新生儿窒息等病症。一般向上斜刺 0.3~0.5 寸,或点刺出血,不灸。

百会:位于人体的头顶正中心,两耳角直上连线中点,前发际上五寸,后发际上七寸(前后发际之间的直线距离相当于 12 寸)。百会穴为家庭保健常用穴位,可以醒神开窍、镇静安神、升阳举陷,治疗头痛、头重脚轻、痔疮、高血压、低血压、宿醉、目眩失眠、焦躁等。百会为诸阳之会,轻轻叩击可以起到活血通络的作用,当外感风寒出现头疼或休息不好、失眠引起头部胀痛时,可用此方法缓解,每次 10 下,可以保持心情舒畅,解除烦恼,消除思想顾虑。对于高血压或低血压患者可以用以下方法使血压恢复正常:用手掌按摩百会穴,每次顺时针方向和逆时针方向各 50 圈,每日 2~3 次。另外坚持每天温灸百会穴,有保健长寿的功效。

(5)面瘫:以口眼㖞斜为主要表现的病症。取穴如下:阳白、四白、太阳、颧髎、颊车、地仓、翳风、合谷、太冲。

阳白:在前额部,瞳孔直上,眉上 1 寸。

四白:在面部,瞳孔直下,眶下孔凹陷处。

太阳:太阳穴在耳廓前面,在颞部(前额两侧),当眉梢和外眼角的中点向后的凹陷处,大约 0.5 寸。经常按揉太阳穴可以开窍醒神,治疗头痛、头晕、眼花等。

颧髎:位于目外眦直下,颧骨凹陷处。

颊车:在面颊部,下颌角前上方,耳下大约一横指处,咀嚼时肌肉隆起时出现的凹陷处。

地仓:在面部,口角外侧,上直瞳孔。

翳风:在耳垂后,当乳突与下颌骨之间凹陷处。

太冲:位于足背侧,第一、二跖骨结合部之前凹陷处。太冲穴为足厥阴肝经原穴,可治疗头痛、眩晕、疝气、月经不调、癃闭、遗尿、小儿惊风、癫狂、痫证、胁痛、腹胀、黄疸、呕逆、咽痛嗌干、目赤肿痛、膝股内侧痛、足跗肿、下肢痿痹、夜晚磨牙等病症。日常按摩此穴可疏肝解郁,调节情绪:用拇指指腹按压点按该穴5~8分钟,以酸胀痛感为佳,位置可以在太冲穴附近,有时也可能在肝经的其他有结节、压痛感的部位,比如蠡沟穴,切忌用力过大,否则会导致皮下淤血。另外,感冒初期,有流涕、咽痛、周身不适等感觉时,可通过按摩脚上的太冲穴减轻感冒带来的不适,甚至可以使感冒痊愈。具体方法是:先用温水浸泡双脚10~15分钟,而后用拇指由涌泉穴向脚后跟内踝下方推按,连续推按5分钟,然后,再用拇指按摩太冲穴由下向上推按,双脚都按摩,每侧按摩5分钟。按摩后,即刻会感到咽痛减轻,其他症状也会随之减轻,甚至痊愈。

(6)眩晕:百会、风池、头维、太阳、悬钟。

风池:在项部,枕骨之下,与风府相平,胸锁乳突肌与斜方肌上端之间的凹陷处。(常按揉此穴可以预防头痛、颈椎病等。)

头维:在头侧部,额角发际上0.5寸,头正中线旁开4.5寸。

悬钟:在小腿外侧,外踝尖上3寸,腓骨前缘。

(7)高血压:百会、曲池、合谷、太冲、三阴交。

(8)失眠:神门、内关、百会、安眠。

神门:位于腕部,腕掌侧横纹尺侧端,尺侧腕屈肌腱的桡侧凹陷处。主治心病、心烦、惊悸、怔忡、健忘、失眠、癫狂痫、胸胁痛等疾病。

安眠:翳风穴与风池穴连线的中点,耳垂后的凹陷与枕骨下的凹陷连线的中点处。此穴为经外奇穴,对失眠有较好疗效。

(9)感冒:风池、大椎、列缺、合谷、外关。

大椎:在后背正中线上,第七颈椎棘突下凹陷中。

大椎穴为家庭保健常用穴,可治疗发热,疟疾,中暑,感冒,癫痫,骨蒸潮热,盗汗,咳喘,脊背强急,项强,支气管炎等。感冒初起,可在此穴拔罐或艾灸。

列缺:列缺穴在前臂部,桡骨茎突上方,腕横纹上 1.5 寸处。(该穴按摩或针灸,除能治疗腕臂部病变外,还有助于治疗头部、项背部病证,有"头项寻列缺"之说。)

(10)胃痛:中脘、内关、公孙、足三里、至阳。

中脘:在上腹部,前正中线上,脐中上 4 寸。

中脘穴为治疗胃脘部疾病的要穴,主治胃痛,呕吐,呃逆,反胃,腹痛,腹胀,泄泻,痢疾,疳疾,黄疸,水肿等病症。配公孙、内关穴治疗胃病效果奇佳,尤其是胃酸过多、胃痛等。每日单穴艾灸 20～30 分钟,可治疗慢性胃病及胃病的预防等。

公孙:位于足内侧缘,当第一跖骨基底部的前下方。

至阳:在背部,当后正中线上,第 7 胸椎棘突下凹陷中。急性胃脘痛可重按此穴,连续按揉 5～10 分钟即可止痛。

(11)泄泻:神阙、天枢、大肠俞、上巨虚、三阴交。

神阙:在腹中部,脐中央。

神阙穴为日常保健常用穴,有温补元阳,健运脾胃,升阳举陷之效。主治腹痛、便秘、久泄、脱肛、痢疾、水肿、月经不调、痛经、带下、肠梗阻、阑尾炎及虚脱等症。每日或隔日在此穴施灸可益气延年。另外,此穴拔罐可治疗过敏性鼻炎、荨麻疹等免疫力低下导致的疾病。

上巨虚:在小腿前外侧,犊鼻下 6 寸,距胫骨前缘一横指(中指)。

(12)便秘:天枢、大肠俞、上巨虚、支沟、照海。

支沟:在前臂背侧,阳池与肘尖的连线上,腕背横纹上 3 寸,尺骨与桡骨之间。

(13)单纯性肥胖:中脘、天枢、大横、曲池、支沟、内庭、丰隆、上巨虚、阴陵泉。

大横:在腹中部,距脐中 4 寸。

内庭:在足背当第 2、3 跖骨结合部前方凹陷处。按揉或针刺此穴可治疗牙龈肿痛。

阴陵泉:位于小腿内侧,胫骨内侧下缘与胫骨内侧缘之间的凹陷中。阴陵泉穴为祛湿要穴,在家庭日常保健中常用。可治疗腹胀、腹泻、水肿、黄疸、小便不利、遗尿、尿失禁、痛经、遗精、膝痛。每日坚持按摩或针刺或艾灸此穴可达到减肥的效果。

(14)月经不调、痛经:月经不调指月经周期异常改变(包括月经先期、月经后期、月经先后无定期),并伴有经量、经色、经质的异常改变等。取穴:关元、血海、三阴交、地机、十七椎。

关元:在下腹部,前正中线上,脐中下 3 寸。

地机:位于阴陵泉穴下 3 寸。

十七椎:在后正中线上,第 5 腰椎棘突下。(此穴为经外奇穴,按揉此穴可治疗痛经。)

(15)更年期综合征:百会、关元、肾俞、太溪、三阴交。

太溪:在足踝区,内踝尖与跟腱之间的凹陷处。此穴为补肾要穴,可常揉之。

(16)颈椎病:大椎、天柱、后溪、颈椎夹脊。

天柱:位于项部斜方肌起始部,天柱骨(颈椎骨)上端。天柱穴对治疗抑郁症有效:放松身体,右手立掌在左右天柱穴交换强劈 10 下,每天重复 5～10 次。

后溪:微握拳,第 5 指掌关节后尺侧的近侧掌横纹头赤白肉际处。

(17)肩周炎:肩髃、肩前、肩贞、阿是穴、阳陵泉、中平穴。

肩前:经外奇穴,在肩部,当腋前皱襞顶端与肩髃穴连线的中点,正坐垂臂取之。

肩贞:在肩关节后下方,臂内收时,腋后纹头上 1 寸。

中平穴:位于足三里下一寸,为现代新发现的治疗肩周炎的经验效穴。

7. 针刺异常情况及处理方法

(1)晕针：晕针患者，轻者感觉精神疲倦、头晕目眩、恶心呕吐，重者突然出现心慌气短、面色苍白、出冷汗、四肢厥冷、脉细弱而数，甚至出现神志昏迷、卒然扑倒、唇甲青紫、大汗淋漓、二便失禁、脉微欲绝等症状。

此时应立即停止针刺，扶患者平卧，头部放低，松解衣带，注意保暖。轻者静卧片刻，给予温开水，即可恢复。不能缓解者，可指按或针刺急救穴：人中、素髎、合谷、太冲、内关、足三里、涌泉等。

(2)弯针：弯针是针柄改变了进针时的方向和角度，针身在体内形成弯曲，提插、捻转、退针均感滞涩而困难，患者自觉疼痛或酸胀的现象。

出现弯针后，不可再进行任何手法。弯曲度较小的，可按一般拔针法，将针慢慢拔出；弯曲度较大的，可顺着弯曲方向慢慢将针退出；体位改变所致的弯针，先恢复进针时体位，然后方可缓慢退出；弯针不止一处者，须结合针柄扭转倾斜方向逐次分段外引。

(3)折针：折针即断针，是在行针或退针过程中，突然针体折断，或出针后发现针身折断，有时针身部分暴露于皮肤之外，有时全部没于皮肤之内。

此时，刺者要头脑冷静，嘱患者不要恐惧，保持原有体位，以防残端隐陷。若皮肤之外有残端，可用镊子取出；若残端与皮肤相平，折面仍可看见，可用左手拇、示两指在针旁按压皮肤，使之下陷，使残端露出皮肤之外，右手持镊子轻巧地拔出；若残端没于皮肤之内，应立即前往医院，视情况采用外科手术切开寻取。

(4)出血和皮下血肿：出针后针刺部位出血，或出现肿胀疼痛，继则皮肤呈现青紫、结节等的现象，为出血和皮下血肿。

出血者，可用棉球按压较长时间，并稍加按摩；若皮下少量出血而引起局部小块青紫，一般不需处理，可自行消退；若局部肿胀疼痛较剧,青紫面积大且影响活动时,可先冷敷止血后6～12h后可热敷,以促使局部瘀血消散吸收。

(5)针刺引起创伤性气胸:患者突感胸闷、胸痛、气短、心悸,重者呼吸困难、发绀、冷汗、烦躁、恐惧,甚者发生血压下降、休克等危急现象。检查:患侧肋间隙变宽,胸廓饱满,叩诊鼓音,听诊肺呼吸音减弱或消失,气管可向健侧移位。如气串至皮下,患侧胸部、颈部可出现握雪音,X线胸透可见肺组织被压缩现象。病情轻的,出针后并不出现症状,而是过一段时间才慢慢感到胸闷、疼痛和呼吸困难等症状。

气胸后,应立即出针,采取半卧位休息,嘱患者心情平静,不要恐惧而翻转体位。一般漏气量少者,可自然吸收;症状严重者,需前往医院进行对症处理。

8. 注意事项

(1)对初次接受针刺患者,应做好解释工作,解除对针灸的恐惧,体质虚弱或年迈者应采取卧位,体位舒适,取穴少而精,刺激手法宜轻。

(2)忌过累、过饥、过饱后立即针刺。

(3)针刺过程中,嘱患者不可移动体位。

(4)胸部、背部及骨盆部位的腧穴应平刺或斜刺,且不宜太深,避免直刺,不宜留针时间过长,以免造成气胸和脏器损伤。

(5)凡有脏器组织、大血管神经经过的腧穴,避免深刺。

(6)针刺完毕取针时,一定要将所有毫针取下,尤其是头皮有头发覆盖处,避免漏针。

二、灸法

灸法是用艾绒或药物为主要灸材,点燃后放置腧穴或病变部位,进行烧灼和熏熨,借其温热刺激及药物作用,温通气血、扶正祛邪。灸法分为艾灸法和非艾灸法两类:艾灸法以艾绒为灸材,包括艾炷灸、艾条灸、温针灸、温灸器灸等;非艾灸法是用艾绒以外的药物或其他方法进行施灸,有灯火灸、药线灸、药笔灸等。现介绍目前家庭可用的几种艾灸法。

1. 艾条灸法

(1)温和灸:将艾条一端点燃,对准应灸的腧穴部位或患处,距皮肤 2～3cm 进行熏烤,使患者局部有温热感而无灼痛为宜。一般每穴灸 10～15 分钟,至皮肤红晕潮湿为度。适用于一切灸法主治病症。

(2)回旋灸:点燃艾条,悬于施灸部位上方约 3cm 高,艾条在施灸部位上左右往返移动或反复旋转进行治疗,使皮肤有温热感而不致灼痛。一般每穴 10～15 分钟,移动范围在 3cm 左右。适用于风寒湿痹及瘫痪。

(3)雀啄灸:置点燃的艾条于穴位上方约 3cm 高,艾条一起一落,忽近忽远上下移动,如鸟雀啄食样。每穴 5 分钟。多用于昏厥急救、小儿疾病、胎位不正、无乳等。

2. 温针灸法　温针灸是针刺与艾灸相结合的一种方法,适用于既需要留针又适宜艾灸的病症。将针刺入腧穴得气后留针,将纯净细软的艾绒捏在针尾上,或用一段长 1～2cm 的艾条插在针柄上,点燃施灸。待艾绒或艾条烧完后除去灰烬,将针取出。

3. 温盒灸法　是用一种特制的盒形木制灸具,内装艾炷固定在一个部位而施灸的方法,温盒按其规格分大、中、小三种,普通药店或医疗器械店均有售。施灸时,把温灸盒放于应灸部位的中央,点燃艾炷后置盒内固定部位,盖上盒盖进行施灸,每次可灸 20 分钟左右,待患者感觉温热感消失,即可将温灸盒取下。此法适用于较大面积的灸治,尤其是腰、背、臀、腹部。

4. 隔物灸法　是在艾炷与皮肤之间衬垫某些药物而施灸的方法,具有艾灸与药物的双重作用,火力温和,患者易于接受。常用的有以下几种:

(1)隔姜灸:将鲜生姜切成厚约 0.3cm 的生姜片,用针扎数个孔,置施灸穴位上,将艾炷点燃后置于姜片中心施灸。若患者有灼痛感可将姜片提起,使之离开皮肤片刻,旋即放下,再行灸治,反复进行,以局部皮肤潮红湿润为度,一般每次施灸5～10壮。此法有温中祛寒、止呕解表的作用,适用于感冒、呕吐、腹痛、泄泻、遗精、阳痿、早泄、不孕、痛经及面瘫等病症。

(2)隔蒜灸:有隔蒜片灸和隔蒜泥灸两种:隔蒜片灸是将独头大蒜横切成0.3cm的薄片,方法同隔姜灸;隔蒜泥灸是将大蒜捣成蒜泥状,置腧穴或患处,在蒜泥上铺上艾绒或艾炷点燃施灸。以上两法每穴每次宜灸足7壮,以灸处泛红为度。有消肿拔毒、散结止痛的作用,适用于痈、疽、疮、疖之未溃者,肺痨、腹中积块及毒虫所伤等。

(3)隔盐灸:将干燥的食盐放入脐中,填平脐孔,上置艾炷施灸,患者有灼痛即更换艾炷。亦可于盐上放置姜片施灸,待患者有灼痛时可将姜片提起,保留余热至燃完一炷。一般可灸3～7壮,急性病可多灸,不限制壮数。此法有回阳救逆固脱作用,适用于急性腹痛、呕吐、泄泻、四肢厥冷和脱证等。

5.灸法禁忌证

(1)禁灸病症:无论外感或阴虚内热证,凡脉象数疾者禁灸;高热、抽搐或极度衰竭者禁灸。

(2)禁灸部位:心脏虚里处、大血管、皮薄肌少筋肉积聚部位,孕妇下腹及腰骶部,睾丸、乳头、阴部不可灸。颜面部不宜着肤灸,关节活动处不宜瘢痕灸。

6.灸法注意事项

(1)施灸前对患者说明施灸要求,消除恐惧心理。

(2)根据患者体质和病症施灸,取穴要少而精,热力应充足,火力均匀,切勿乱灸暴灸。

(3)灸治中,一旦发生晕灸者,按晕针处理方法急救。

(4)施灸过程中,防止艾火烧伤衣物、被褥等。施灸完毕,必须将艾条或艾炷熄灭,防止发生火灾。对于昏迷、反应迟钝或局部感觉消失的患者,应注意勿灸过量,避免烧烫伤。

三、拔罐法

拔罐法是利用燃烧、抽吸、挤压等方法排出罐内空气，造成负压，使罐吸附于体表腧穴或患处产生刺激防病治病的方法。本法操作简单、使用安全、适用广泛，临床及家庭常用。常用的有火罐和气罐两种。

1. 火罐法　借燃烧火力排出罐内空气形成负压，将罐吸附于体表的方法，多为玻璃罐。常用的有闪火法和投火法。

(1)闪火法：用镊子夹住略蘸酒精的棉球，一手握罐体，将棉球点燃后立即伸入罐内闪火即退出，迅速将罐扣于穴位或患处。可闪罐，随即取下，再吸拔再取下，反复吸拔至皮肤潮红或罐底发热为度；可留罐5～10分钟，使浅层皮肤和肌肉吸入罐内，轻者皮肤潮红，重者皮下瘀血紫黑；亦可走罐，先于施罐部位涂上凡士林等润滑剂，用闪火法吸拔后，手握罐底，稍倾斜，稍用力将罐沿着经络循行路线推拉，反复运作至皮肤紫红色为度(注：吸拔后应立即走罐，吸牢后难以走罐；走罐动作宜轻柔，用力均匀、平稳、缓慢)。

(2)投火法：将蘸酒精的棉球或折叠的软质白色纸片点燃后投入罐内，趁火旺时迅速将罐扣于应拔部位。此法罐内燃烧物易坠落烫伤皮肤，用于身体侧面横向拔罐，拔单罐、留罐等。

2. 气罐法　简单易操作，是用挤压方式排气的罐具操作的方法，气罐在普通药店或医疗器械店均有售。使用时将罐口置于吸拔部位，挤压罐身或抽出罐内空气即行施罐。

3. 注意事项

(1)根据病情与拔罐部位，选择适当体位与罐的规格，充分暴露应拔部位，嘱患者勿移动体位，以防罐具脱落。

(2)老年、儿童与体质虚弱的患者施罐数量宜少，留罐时间宜短，初次拔罐者应消除畏惧心理。

(3)施罐过程中注意询问患者感觉，观察局部及全身反应。

拔罐部位紧束、酸胀、温暖舒适或有凉气外出,罐内肌肤凸起,呈红疹或紫斑样变,为正常反应。吸拔部明显疼痛或烧灼、麻木,多为吸拔力过大,应启罐重拔。拔罐期间,如患者出现头晕、恶心、面色苍白、四肢发凉、胸闷心慌等晕罐现象,应及时启罐,并参照晕针处理。

(4)启罐后吸拔部出现点片状紫红色瘀点为正常反应,1~2天即可自行消失。

(5)吸拔部出现水疱、水肿或水气状,多为湿盛或寒湿;水气色黄为湿热;水泡为红色或黑色,为久病湿盛血瘀。局部色深紫,多为瘀血;无皮色变化,触之不温,多为虚寒。局部微痒或出现皮纹,多为风邪。

(6)启罐后用消毒棉球轻拭局部小水珠,若微感疼痒,不可抓挠,数日可消退。如出现小水疱无需处理,可自行吸收;水疱较大,应用消毒毫针刺破,放出水液,涂上龙胆紫。

四、推拿法

临床上推拿的手法种类很多,家庭中完全掌握比较困难,以下介绍几种比较简单易于在家庭中操作的手法,便于大家学习和应用。

1. 常用推拿手法

(1)揉法:以手指的指面、掌跟或者是鱼际吸定于一定部位或穴位上,带动皮下浅层组织在深层组织界面上作轻快柔和的回旋运动,称为揉法。

【操作方法】 揉法包括指揉、掌揉、鱼际揉三种。

①指揉法:以拇指或示、中、环三指螺纹面吸定于体表,着力作轻柔缓和的回旋揉动。

②掌揉法:包括掌根揉、全掌揉。腕臂放松,腕关节略背伸,手指自然屈曲,以掌跟部或手掌面着力于施治部位,作腕关节连动前臂的回旋揉动。

③大鱼际揉法:肘关节屈曲 120°,肘、腕大致在同一水平面上,腕关节稍背伸,尺侧缘在前,桡侧缘在后,拇指微内收置于第二掌骨之桡侧,其余四指自然伸直,以大鱼际着力于施治部位,前臂作主动摆动,带动腕关节和手腕部作协调的环转揉动。

④小鱼际揉法:肘关节屈曲 120°,掌指自然伸直,以小鱼际为着力部分,吸定于患者体表,以前臂和腕关节作主动摆动,使着力部分带动该处的皮下组织作顺时针或逆时针方向的轻柔缓和揉动。

【临床应用】　揉法作用在不同的腧穴和部位具有舒筋通络、温经散寒、活血化瘀、宽胸理气,消食导滞等功效,主治脘腹胀满、胸胁闷痛、便秘泄泻、头痛眩晕、口眼㖞斜等症。因其手法轻柔缓和,被广泛应用。指揉法用于接触面较小处,多用于小儿推拿相关穴位;掌揉法用于脘腹、胸胁、腰背等大面积平坦部位;鱼际揉法用于头面、颈项部。

【注意事项】　手着力于患部并吸定,带动皮下浅层组织在深层组织界面上作轻快柔和的回旋揉动,操作中避免触打、跳跃或摩擦皮肤。

指揉时,指面要贴于体表,蓄力于指,使功力深透,但不可用力戳按。

(2)按法:按法是以手指或手掌着力于一定部位或穴位上,沿体表垂直方向向深部逐渐用力,按而留之的手法。

【操作方法】　按法包括指按法和掌按法。

①指按法:术者拇指伸直,其余四指自然弯曲,示指桡侧与拇指相靠,以助拇指指力和稳定性,用拇指指腹着力于施治部位,用腕、臂的力量,由轻而重,逐渐向下按压,待刺激深透到机体组织深部后,逐渐减轻压力,再重复以上按压过程。

②掌按法:术者伸臂、沉肩、屈腕,上身稍前倾,蓄力于施术之臂和手部,以单手或双手叠放于施治部位,用掌根着力下按,使力延伸直的上肢纵轴传递到按压部位,待局部得气后,减少按压力

量,再重复以上操作。

【临床应用】

指按法接触面小而集中,刺激强弱容易控制,适用于各部经穴,具有较好的止痛效果,主治各种痛症,如拇指按足三里或中脘可治疗胃脘痛、按委中穴可治疗腰背痛、按胆囊穴或阳陵泉可治疗胆石症等,按压时要求按而留之,以得气为度,持续5～6秒时间。掌按法压力大,接触面也大,适用于腰背、腹部、臀部以及下肢的后侧,具有理筋整复、温经活血、开通闭塞、温里散寒等作用,主治风寒痹痛、脘腹冷痛、五更泄泻、月经不调、痛经等病症。如掌按上腹部可消食除胀,掌按下肢部后侧可缓解肌肉痉挛、改善循环,按法可与揉法结合加大局部的刺激量,以取得更好的临床效果。

【注意事项】

操作时,着力部位紧贴皮肤,不可滑动,用力要由轻到重,持续深透,以酸胀得气为佳,按时忌用暴发力。

拇指按法中,按压穴位要准确,拇指与施治部位垂直,施力和缓,不可摇动。

掌按法年老体弱者慎用,小儿禁用。腹部操作中,术者双手应随患者呼吸而起伏,即呼气时徐徐按下,吸气时缓缓放松。

(3)拿捏法:是以拇指及其余四指相对用力,夹住施术部位的肌肤和筋膜,捏而提之的手法。

【操作方法】 患者坐位或卧位,术者腕部放松,手指自然伸直,用单手或双手拇指指腹与其余四指指腹对称用力,捏住治疗部位的皮肤、肌肉、筋膜并一起上提,稍停片刻,再让肌肤逐渐从手指间滑出。动作连绵不断,用力由轻到重,再由重到轻。

【临床应用】 拿捏法适用于颈项、肩部和四肢肌肉丰厚处,具有舒经活络、宣通气血、祛风散寒、调气止痛、缓解痉挛的作用,主治颈项强痛、风寒湿痹、肌肉酸痛、伤风感冒等病症。如拿风池可宣通上下气血,重拿可发汗,达到发汗解表、退热祛邪的作用。

【注意事项】 操作时,手指应伸直,以平坦的指面着力于肌肤,不可将手指屈曲,以尖锐的指端着力,形成钳子样的动作。手法沉稳而柔和,力度适中,不可拧挤、扭扯。

(4)摩法:摩法是以手掌面或指腹着力于一定部位或穴位上,在腕关节连同前臂的带动下,有节律地旋而摩动的手法。

【操作方法】 摩法分掌摩法和指摩法两种。

①掌摩法:术者肘关节微屈,腕关节放松,掌指自然伸直,以掌心面附着于施术部位,在腕关节连同前臂的带动下,作持续连贯、有节奏的旋转摩动。

②指摩法:术者肘关节微屈,腕关节放松,指掌关节微屈,手指自然伸直,以前臂主动摆动,带动腕关节作环转运动,使示指、中指、环指三指指面在患者体表产生环转摩动。

【临床应用】 摩法刺激缓和,适用于面部、胸腹、腰背、胁肋部,具有理气和中、调和气血、活血散瘀的作用,主治胁肋进伤、外伤肿痛、脘腹胀痛、消化不良、泄泻便秘等病症。家庭常用顺时针摩腹,以消积化滞,通利大便,亦可用掌摩法作用于百会,可安神定惊,治疗临床小儿夜啼。

【注意事项】 操作时动作宜轻柔,着力由浅入深,用力和缓协调,不可按压推捏。环摩时不带动深层组织,一般临床操作可配合介质应用。

(5)擦法:以手掌掌面、大小鱼际部分着力于体表一定部位,作直线往返摩擦,称之为擦法。

【操作方法】 包括掌擦法、大鱼际擦法和侧擦法三种。

①掌擦法:掌指自然伸直,掌面紧贴皮肤,作直线往返摩擦。

②鱼际擦法:掌指并拢微屈成虚掌,以大鱼际及掌跟紧贴皮肤,作直线往返摩擦。

③侧擦法:又称小鱼际擦法,即掌指伸直,以手掌小鱼际部位紧贴皮肤,作直线往返摩擦。

以上三种擦法均需沉肩,屈腕,腕关节伸直,并与前臂平行,手指自然伸直;以肩关节为支点,手臂主动带动手掌作前后或上下往返移动。术者的手相对患者皮肤移动速度快,幅度因施治部位而定,距离尽量拉长,出去的力量较大,回来的力量较小。频率每分钟 100～120 次。

【临床应用】 掌擦法适用于肩背、胸腹、胁肋等平坦部位的操作,有温经通络、调理脾胃、宽胸理气的作用,主治胸闷、胁痛、脾胃虚寒、消化不良等。大鱼际擦法多用于四肢部操作,有活血通络、消肿止痛的作用,用以治疗伤筋肿痛、风湿顽痹。侧擦法温热作用较强,适用于腰背、骶部、小腹等处操作,有温经活血、解表散寒、补肾强身的作用,主治腰背疼痛、寒凝筋脉、小腹冷痛、风寒感冒、体质虚弱等。

【注意事项】 操作时用力均匀,仅达皮肤及皮下组织,不带动深层组织。操作时不论方向如何,都应作直线往返运动,不可歪斜。动作持续连贯,由慢到快,中途不得停顿、跳跃。在手法施用部位加适量润滑油,既可以保护皮肤,又可使热量深透,促进疗效。操作结束后,皮肤若出现轻度损伤,故应作为最后的手法操作。

(6)扫散法:用拇指桡侧面合余四指指端着力于头颞部,稍用力在耳后上方沿胆经循行路线,自前上向后下作弧形单向摩动的方法,称扫散法。

【操作方法】 患者坐位,术者一手轻轻扶住患者头部,另一手拇指伸直,置于施术部位之经络,其余四指略屈曲,分开呈扇形,拇指在前循经引路,余四指在腕关节的自然摆动下随之摆动扫散,轻摩浮动。动作要轻巧自如,持续连贯,快扫而慢移。

【临床应用】 扫散法具有平肝潜阳、祛风止痛、温经散寒、镇静醒脑等作用,主治头痛、眩晕、高血压、失眠健忘、伤风感冒等。

【注意事项】 操作过程中应沉肩、屈肘、悬腕,拇指与余四指配合密切,不宜抓挠,以免损伤皮肤。动作轻柔缓和,用力均匀,力量仅达皮肤和皮下组织。

(7)捏法:捏法是以拇指与其他四指相对用力,将患者皮肤及少量皮下组织捏起,随即放松的方法。

操作方法。拇、示指捏:患者俯卧位,使背部肌肉放松,术者虚掌,将两手示指屈曲,以示指中节背面紧触脊柱两侧皮肤,拇指前按皮肤并向后捏起,随捏随提并捻动,两手交替循序前移,自长强至大椎处反复操作 3 次。拇、示、中指捏:患者俯卧位,术者将两手拇指桡侧偏峰紧触脊柱两侧皮肤,示、中指前按皮肤并向后相对捏起,随捏随提,捻动前行。动作轻快,柔和连贯,均匀而有节律。

【临床应用】　捏法常用于小儿脊柱两侧的操作,称为捏脊。此法适用于头、颈、项、背、四肢等部,可疏通经络、调和阴阳、健脾和胃、行气导滞,常用于治疗小儿疳积、厌食、消化不良、腹泻、体弱多病等,也可用于小儿保健,增强抵抗力。另外,对成人的慢性消化道疾患、月经不调、痛经、腰背痛等亦有较好疗效。

【注意事项】　捏脊过程中,着力均匀,持续连贯,中途不可停顿,也不可斜行,以防动伤他经。捏法在头颈部操作时,一般不做捻转移动,仅提捏一些穴位。

(8)弹拨法:弹拨法是以指端面沿与筋腱等条索状组织相垂直的方向,做来回揉拨,状如弹拨琴弦的手法。

【操作方法】　医者以拇指端着力,亦可以示指或中指着力,将着力的指端按于肌筋缝隙之间或肌筋的起止点,由轻而重,频率均匀的弹而拨之。

【临床应用】　本法可适用于全身各部,具有舒展肌筋、松解痉挛、行气活血、解除粘连、通经活络的作用。用于肩周炎粘连、坐骨神经痛、腰腿痛及外伤后的粘连等症。

【注意事项】　手法的作用力要深沉,手法频率要均匀,作用力要由轻到重,伤筋部位禁用本法。

2. 常见病的简易推拿方法

(1)颈痛:患者取坐位,术者立于其后侧,一手扶住患者头部,另一手操作。用拿揉法作用于颈项部,从双侧风池开始自上而下经颈夹脊至大椎旁,往返数次;如头晕可用大鱼际揉法作用于前额以及扫散法作用于双侧头部,用拇指指腹按揉阿是穴、风池、风府、肩井、肩中俞、肩外俞,重点按揉阿是穴,以得气为度,双手掌擦双侧胸锁乳突肌,以透热为度,同时配合颈椎关节前屈、后伸、左右旋转或侧屈等被动运动,幅度由小逐渐变大以不引起症状加重为度,拿两侧肩井数次结束治疗。此为家庭简易治疗方法,如不能缓解需找专业医师进一步治疗。

(2)腰痛:患者取俯卧位,术者立于其一侧。用掌揉法沿腰部两侧上下往返操作数遍,以达舒筋止痛之效;可用双手拇指弹拨腰部痛点的筋腱,点按双侧肾俞、大肠俞、阿是穴等,每穴 1min,以酸胀得气为度;以润滑油为介质,直擦腰背部两侧的膀胱经,横擦腰骶部,以透热为度。如有下肢的坐骨神经痛可用肘或双手拇指弹拨或按揉臀部的环跳穴以及沿下肢的后外侧。

(3)膝痛:患者取仰卧位,患肢伸直或微屈,膝下垫一薄枕,在大腿的前侧和膝部施以拿揉法和掌根的按揉,以膝关节上部的梁丘和血海穴为重点,弹拨大腿的外侧,重点弹拨或按揉膝阳关以舒经通络,按揉内膝眼、外犊鼻及髌韧带;掌擦膝内外侧,以透热为度,如膝有冷感可配合姜汁在局部操作,患者俯卧位,沿下肢后侧循经按揉,在腘窝及腘窝下部弹拨肌腱并按揉之,然后在腘窝处用擦法,以透热为度。

推拿手法的熟练掌握非一日之功,应用推拿的手法来治疗临床的病症需要大量的相关医学知识,以上应用推拿的方法来针对我们生活中出现的常见病操作相对比较简单,如在家庭应用的过程中不能取得较好的效果请及时就医。

五、刮痧

刮痧是通过刮痧板和相应的手法,蘸取一定的介质(如刮痧油),在体表进行反复刮动、摩擦,通过良性刺激,使经络穴位处充血,改善局部微循环,使皮肤局部出现红色粟粒状,或暗红色出血点等"出痧"变化,起到疏通经络,舒筋理气,驱风散寒,清热除湿,活血化瘀,消肿止痛,以增强机体自身潜在的抗病能力和免疫机能,从而达到扶正祛邪,防病治病的作用。因其简、便、廉、效的特点,适合家庭保健,基本上采取哪疼刮哪的"阿是"穴取穴方法,主要用于治疗感冒、发热、中暑、急性胃肠炎,肩背、臂肘、腿膝疼痛等一类病证。

1. 各部位刮拭方法

(1)头部:头部是一个全息器官,对五脏六腑有调节功能。经常作头部刮痧可以促进头部血液循环,消除疲劳、消除头疼、改善大脑供血,长期做头部刮痧还有利于改善头发干燥、脱发的现象。头部有头发覆盖,不必涂介质,为增强刮拭效果可使用刮板薄面边缘或刮板角部刮拭,每个部位刮 30 次左右,刮至头皮有发热感为宜。

太阳穴:用刮板角部从前向后或从上向下刮拭。

头部两侧:刮板竖放在下鬓角处,沿耳上发际向后下方刮至后发际处。

头顶部:以百会穴为界,向前额发际处或从前额发际处向百会穴处,由左至右依次刮拭。

后头部:从百会穴向下刮至后颈部发际处,从左至右依次刮拭。风池穴处可用刮板角部刮拭。头部也可采取以百会穴为中心,向四周呈放射状刮拭。

(2)面部:由内向外按肌肉走向刮拭。面部出痧影响美观,因此手法须轻柔,忌用重力大面积刮拭。刮拭的力度、方向、角度、次数均以刮拭方便和患者局部能耐受为宜。

(3)背部:由上向下刮拭,一般先刮后背正中线的督脉,再刮两侧的膀胱经。肩部应从颈部分别向两侧肩峰处刮拭。

(4)胸部:胸部正中线天突穴(胸骨上窝中央)到膻中穴(两乳头中点),用刮板角部自上向下刮拭。胸部两侧以身体前正中线为界,分别向左右(先左后右)用刮板整个边缘由内向外沿肋骨走向刮拭,注意隔过乳头部位。

(5)腰部:由上向下刮拭,可用刮板的整个边缘或 1/3 边缘,自左向右刮。有内脏下垂者,应由下向上刮拭。

(6)四肢:由近端向远端刮拭,下肢静脉曲张及下肢水肿患者,应从肢体末端向近端刮拭,关节骨骼凸起部位应顺势减轻力度。

2. 注意事项

(1)刮痧疗法对皮肤有一定的损伤,所以一次刮完后要等 5～7 天,再进行第二次刮痧。

(2)刮痧过程中可能出现像晕针一样的晕刮,处理见晕针。

(3)空腹、醉酒、过度疲劳患者忌刮痧;低血压、低血糖、过度虚弱患者轻刮;神经衰弱患者,宜在白天进行头部刮痧。

(4)有出血倾向者,如糖尿病晚期、严重贫血、白血病、再生障碍性贫血和血小板减少患者禁刮;小儿囟门未合者禁刮;孕妇的腹、腰、骶部禁刮;皮肤有感染疮疖、溃疡、瘢痕或有肿瘤的部位禁刮;心脏病出现心力衰竭、肾功能衰竭者,肝硬化腹水,全身重度水肿者禁刮;急性扭伤、创伤性疼痛部位或骨折部位禁刮。

(5)下肢静脉曲张者,宜由下而上采取相应手法。

(6)忌面向电风扇、空调刮痧,尽量避风。

(7)忌使用其他的代用品刮痧(如铜钱、瓷器、红花油等)。

(8)刮痧时,有一定量的毛细血管出血,渗到附近组织,然后再行吸收,这是增加抵抗力的一种方法。

(9)疼痛敏感人群,可先泡热水澡或热敷再刮痧,以减少疼痛。

(10)刮痧后,汗孔扩张,半小时内不要冲冷水澡。

(11)刮痧后喝一杯温开水,以补充体内消耗的津液,促进新陈代谢,加速代谢产物的排出。

(12)刮痧不必强求出痧。

第 17 章　常用自救互救技术

一、止血术

成人总血量占总体重的 7％～8％,如果一次出血量超过全身血量的 20％,会出现全身无力、头晕等症状;超过 30％就会有生命危险,及时有效止血是抢救生命的关键,特别是大的血管破裂出血。出血分为①外出血:血液流出体外;②内出血:血液进入皮下,引起皮下血瘀、血肿及脏器出血。出血还可分为①动脉出血:鲜红色,出血呈喷射状,随心跳变化,出血速度快,危险大;②静脉出血:暗红色,出血速度较慢;③毛细血管出血:血液从创面渗出。止血方法采用时,要判断是内出血还是外出血,是动脉出血、静脉出血、毛细血管出血还是混合型出血,有无合并休克、骨折和脏器损伤。下面介绍常用止血方法。

1. 压迫止血法　压迫止血法主要用于动脉出血。

(1)颈动脉压迫止血:用于头颅、头皮及颈部的出血。方法是在两侧耳屏后 1cm 处,可以摸到颈动脉搏动,用拇指压迫,可以止住同侧头前部的出血;压迫双侧,能止住头顶部出血。

(2)颌外动脉压迫止血:用于腮部和颜面部出血。方法是一手固定头部,另一手拇指在下颌角前 2～3cm 的凹陷处,将颌外动脉压迫于颌骨上,可止同侧脸面部出血。

(3)颈总动脉压迫止血:用于头颈部大出血而用其他方法无效时止血用。方法是将同侧胸锁乳突肌中段前缘的颈总动脉压迫于第五颈椎上,可止同侧颈部、咽部等广泛出血。注意连续压迫不能超过 3 分钟,严禁同时压迫两侧颈总动脉,更不能压迫气管。

（4）锁骨下动脉压迫止血:用于腋窝、肩部及上肢出血。方法是用拇指在锁骨上窝摸到跳动处,其余四指放在伤者颈后,以拇指向下内方压于第一肋骨上。

（5）肱动脉压迫止血:用于上臂、前臂及手指止血。方法是一手将患臂抬高,另一手拇指将上臂内侧的肱动脉压在肱骨干上。

（6）股动脉压迫止血:用于下肢出血。方法是让伤者坐下或仰卧屈膝,在腹股沟中点稍下方摸到动脉的搏动,将双拇指重叠,用力压迫股动脉于股骨上。

2. 加压包扎止血法　用于体表静脉和毛细血管出血,既可止血,又可保护伤口。常用材料是消毒纱布、三角巾、绷带及创可贴等,要根据伤口大小及出血性质选择材料。注意要用消毒和无菌材料;加压包扎时,保持适当松紧度,伴有骨折时,包扎后用夹板固定;关节脱位及伤口内有碎骨存在,不宜用加压包扎法。

3. 止血带止血法　主要用于四肢远端出血。常用材料是橡皮带(止血带)、三角巾、手帕、布条等。方法是在出血上方(近心端)垫好纱布或其他软布,缠绕两圈固定包扎。三角巾或布条折成条状后,绕出血肢体上方一周,两头打活结,小木棒伸进活结,逐渐拉紧固定。注意松紧度,保护皮肤,30～40 分钟放松一次(每次 1～3 分钟),并做出明显标志。

4. 其他止血方法　包括填塞止血法、加垫屈肢止血法、止血带止血法、结扎止血法、血管修复止血法、药物止血法等。

二、包扎术

包扎方法很多,目的是保护伤口、帮助止血、减少污染,固定敷料和骨折部位。常用材料是绷带、三角巾、四头巾、多头巾及其他可以利用的布条等。注意包扎后固定牢靠、松紧度适宜和无菌操作。根据受伤部位确定包扎方法,可选用环形包扎法、蛇形包扎法、螺旋包扎法、"8"字形包扎法、回返包扎法。各种包扎方法平时要多做练习,才能做到得心应手。

三、固定术

固定目的是避免骨折端损伤血管、神经和其他组织,减轻痛苦,便于运送,防止搬运时增加伤员痛苦和发生休克的机会。诊断是否有骨折提示:

1. 受伤部位剧烈疼痛和明显压痛。

2. 局部迅速出现肿胀疼痛。

3. 肢体运动障碍或完全丧失生理功能,伤肢出现缩短、弯曲、转向等畸形。

4. 骨擦音(禁忌故意测试)。

骨折常用材料是夹板和敷料。自救互救时可能没有现成的夹板,可以利用小木板、木棍、竹竿等固定材料,也可以利用伤者健肢(如一侧下肢骨折时,用对侧下肢)或躯干(如一侧上肢骨折,固定于躯干作为固定"材料"。上肢骨折可利用硬纸板、画册等。夹板衬垫可用棉花、毛巾或衣服,固定材料可用绷带、三角巾、腰带或其他条带。

头颈部骨折可在头两侧放置沙袋或硬枕头、避免转运时头颈晃动;锁骨骨折可用"∞"字固定;肱骨骨折可用三角巾悬臂固定;脊柱骨折可平放硬板上用三角巾或绷带固定后转运。骨折固定时注意:观察伤者全身反应和生命体征(脉搏、呼吸、瞳孔、意识、血压、心跳等);包扎伤口的止血带须无菌;开放性骨折和闭合性骨折的伤口感染和再损伤;夹板长度是否包括骨折处的上下两个关节;固定的松紧度以及四肢远端(指、趾)的暴露(以便观察血液循环)等情况。

四、心肺脑复苏术

心跳呼吸骤停是常见急症。心搏骤停 3 秒即可出现头晕症状,10～20 秒发生晕厥,40 秒左右出现惊厥,30～45 秒后瞳孔散大,60 秒后则大脑延髓抑制而呼吸停止和大小便失禁,4～6 分钟后脑细胞发生不可逆性损害。因此,4 分钟内施行有效的心肺脑复苏,是挽救生命的关键,复苏措施越早,成功率越高。呼吸循环重建、恢复大脑功能是复苏目的。

抢救基本方法和步骤:

1. 确定病人神智、意识是否存在。

2. 胸外心脏按压,建立人工循环。

3. 呼叫有关人员参加抢救。

4. 清除口腔、鼻腔及呼吸道异物,畅通呼吸道。

5. 明确呼吸是否畅通。

6. 口对口或者口对鼻向病人吹气。

7. 触摸颈动脉或股动脉搏动,判断是否心跳停止和按压效果。

8. 护送伤病者到有关医疗机构继续复苏抢救。

五、人工呼吸术

1. **口对口呼吸法**　此法用于呼吸停止者,方法是病者卧于硬板床上或者地面上,在保持呼吸道通畅情况下,捏紧患者鼻翼避免漏气,病人口鼻部可垫一层纱布。然后轻托下颌部,头后仰张口,术者深吸气,紧贴嘴唇,用力口对口吹气,使胸廓扩张,每次吹气大于 800ml 为宜。

2. **口对鼻呼吸法**　患者牙关紧闭时采用。方法同口对口呼吸法(不捏鼻)。

若伴心跳停止,同时行心脏按压。吹气频率每分钟 12～16 次。

3. 仰卧胸外按压法　在保持呼吸道通畅的情况下实施。方法是仰卧,背部垫以软垫,肩头略低,头偏向一侧。施救者跪在病者大腿两侧,将两掌指分开放于胸廓前下肋骨上,拇指在剑突附近,余四指分布于胸部肋骨上。救者向前、下方向挤压持续 2s,突然开放,让胸廓自然扩张。然后重复,每分钟 14～16 次。

注意:避免过度用力,防止肋骨骨折。

4. 俯卧式加压法　用于溺水者。置患者俯卧位,取头低脚高位,头偏向一侧。救者两腿分开,双下肢跪于病者大腿两侧,两掌伸开分别按压在病者最末一根肋骨上,使自身体重由后下方压向前上方,持续 2～3 秒。然后重复此动作,每分钟 12～15 次。

六、人工循环术

1. 心前区叩击术　心搏骤停或疑及无心跳时要及早应用。施救者右手握拳,左手掌平放于病者胸骨中部,右拳猛击左手背 2～3 次。

2. 胸外心脏按压术　方法是病者仰卧于硬板床或地上,施救者站或蹲立于病者左侧,左手手掌根部置于病者胸骨中下 1/3 处,右手交叉在左手背上,向下按压使胸骨下陷 2～4cm(婴幼儿 1.2～1.5cm)后,突然放松,每分钟 70～80 次,婴幼儿可 80～100 次。

注意:按压与人工呼吸同步进行,观察(触摸)颈动脉、股动脉是否有搏动,若无搏动为无效按压。

3. 胸内心脏按压术　需一定条件及设备(略)。

第18章 危重急症

一、心绞痛

心绞痛是循环系统常见急症,是一种心脏暂时、急剧或反复发作的缺血缺氧综合征,多见于冠状动脉硬化性心脏病引起的心肌供血不足。典型表现是胸骨后或心前区呈压榨样、紧迫感、窒息感的疼痛,可向左肩左臂放射。分为稳定型、混合型、变异型、不稳定型心绞痛。

自救互救措施:

1. 立即停止活动,面罩或鼻导管吸氧,尽快做心电图检查。

2. 立即舌下含化硝酸甘油 0.3～0.6mg 和(或)速效救心丸 5～10 粒,若不缓解,3～5 分钟可重复。亦可含化硝酸异山梨醇(消心痛)10mg;或硝酸异山梨酯气雾剂喷雾。疼痛剧烈者,可用亚硝酸异戊酯 0.2ml 压碎后吸入。

3. 自发性心绞痛或伴有高血压者,加用硝苯地平(心痛定) 10～20mg 舌下含化。

4. 上述方法仍无效,心电图能排除其他急症后,可用罂粟碱 30～60mg,或哌替啶(杜冷丁)50～100mg,肌注。同时,加大吸氧量。

5. 针灸:取内关、少海穴上 2 寸或下 2 寸处及膻中穴,平补平泻或泻法;耳针取神门、心点、皮质下等穴位。

6. 专业救治(略)。

二、急性心肌梗死

急性心肌梗死多是因冠状动脉急性闭塞,心肌严重、持续缺血致局部坏死的中老年常见急症,多为冠状动脉硬化所致。临床特点是心前区持续性疼痛,可有心绞痛先兆临床表现。心电图、实验室检查可明确诊断。休克、心力衰竭、心律失常是常见的三大并发症。

自救互救措施:

1. 平卧位,保持病人及环境安静,尽可能就地抢救。

2. 间断或持续给氧,流量 2～4L/min。

3. 心电图或示波器监护。

4. 止痛:①哌替啶(杜冷丁)50～100mg,或吗啡 5～10mg,阿托品 0.5～1mg(心率＜60/min 时),必要时 2h 后重复;②病情轻者,可罂粟碱 30～60mg 肌注,硝酸甘油 0.3～0.6mg 含服,或亚硝酸异戊酯 0.2ml 吸入;③速效救心丸 5～10 粒或消心痛气雾剂喷雾。

5. 改善及促进心肌代谢

(1)极化液:每 1000ml 液体中含葡萄糖 300g,普通胰岛素 30U,氯化钾 2～4g,以 50～100ml/h 速度滴入。血钾、血糖高者禁用。

(2)能量合剂:10％葡萄糖液 500ml 内加三磷酸腺苷(ATP) 40mg,辅酶 A 100U,肌苷 200mg,氯化钾 1.0g,普通胰岛素 8～12U,静滴,每日 1 次。

6. 小剂量肝素,1500U 静脉推注,4～6h 重复。

7. 预防室速、室颤、室早:用利多卡因 100～200mg,每 6 小时 1 次,肌注;或 400～800mg 加入 10％葡萄糖液 500ml 中静滴;如并有窦性心动过缓,给予阿托品 0.5～1.0mg,或山莨菪碱 10～20mg,肌注。

8. 并发休克、心衰、心律失常、循环骤停的抢救,参阅有关抢救方法。

9.病情稳定后,迅速送入有条件医院治疗。

三、心源性休克

心源性休克是在心脏原发疾病基础上由于心脏泵衰竭引起心脏输出功能障碍,心排血量急剧降低,血压下降,循环血量不足而引起的器官缺血缺氧综合征。病因、临床诊断、血生化检查等区别于其他原因所致休克。

自救互救措施:

1.卧位:一般为平卧位,伴急性左心衰竭时取半坐卧位。

2.全面监护并记录意识状态、皮肤颜色、四肢温度、血压变化及尿量。

3.扩充血容量:选用右旋糖酐 40 或羟乙基淀粉 500ml,加入 ATP40mg、辅酶 A 100U、氯化钾 1.0、胰岛素 10U,静脉滴注。24h 入量<2000ml(根据尿量变化增减)。

4.血管活性药物和升压药

(1)间羟胺(阿拉明)20~40mg 或多巴胺 20~60mg 加入 250ml 液体中静滴。亦可选用美芬丁胺(恢压敏)20~60mg,苄胺唑啉 10~20mg 加入液体中静滴,根据血压变化调整滴速。

(2)视情况选用肾上腺素或异丙肾上腺素 1mg 加入液体中静滴。亦可选用呋塞米(速尿)40~160mg,静注;地塞米松 10~20mg,加入液体中静滴。

5.有心衰征兆时选用毒毛花苷 K 0.125mg 或毛花苷 C(西地兰)0.2mg 加入 10%葡萄糖液 20ml 中静脉缓注。

6.纠正酸中毒选用 5%碳酸氢钠 125~250ml,或 11.2%乳酸钠 100~150ml,或 7.28%氨基丁三醇(THAM)60~100ml,静脉滴注。

7.注意同时治疗原发病。

四、急性左心衰竭

急性左心衰竭多是由于心脏瓣膜疾病、心肌急性损害、心律失常等原因,致使左心室前后负荷过重和心肌收缩力下降,导致以肺循环淤血为主要表现的临床综合征,容易发生心源性休克和心搏骤停。

自救互救措施:

1. 体位:坐位或半坐位。

2. 高流量吸氧,6～8L/min。

3. 吗啡 5～10mg,肌肉或皮下注射,必要时可 3～5mg 加入 10ml 液体中静注。

4. 快速利尿药:呋塞米(速尿)20～60mg,或利尿酸钠 25～50mg 加入 10％葡萄糖液 20ml 中静注。

5. 氨茶碱 250mg 加入 10％葡萄糖液 20ml 静注。

6. 硝酸甘油 1.2～2.4mg,舌下含化,每 5～10min1 次,可连续 5～7 次;或酚妥拉明 5～10mg 加入 10％葡萄糖液 20ml 中静注。

7. 强心剂:选用毒毛花苷 K 0.125～0.25mg 或毛花苷 C(西地兰)0.2～0.4mg 加入 10％葡萄糖液 20ml 中缓注。

8. 激素:地塞米松 10～20mg 加入 10％葡萄糖液 250ml 中静滴。

9. 可选用氯丙嗪 25～50mg 或可待因 30～60mg 肌注。在无快速利尿扩血管治疗情况下,可静脉放血 300～500ml。

10. 抗呼吸衰竭、抗休克、纠正电解质紊乱等自救互救,参考有关抢救措施。

五、心律失常

心律失常可以是生理性的,但大多数是疾病原因,心电图检查通常可以明确诊断。由于多种病因所致的心脏传导系统冲动起源(窦房结)或传导束部位障碍和传导速度、搏动秩序等的异常,生理性心律失常一般不需特殊处理,仅需治疗原发疾病,但要观察。心律失常种类繁多,有些并不危及生命,而快速房颤、室性心动过速、室扑、室颤,病情严重,可危及生命,应立即抢救。

自救互救措施:

1. 及时到医院诊治。

2. 专业救治。

心律失常的诊断治疗应由专业医师实施,非专业人员往往难以掌握,有些药物治疗量与中毒量非常接近,且药物毒副作用亦多。

六、心脏骤停

心脏骤停多见于器质性心脏病、休克、水与电解质紊乱、酸碱失衡、急性中毒、溺水等多种原因引起的窒息及各种意外创伤。表现为意识丧失,各种生命体征消失。骤停过程持续 5min 以上,提示临床死亡和生物学死亡的开始。因此,在 4min 内施行有效心脏复跳,抢救成功率高。早一秒采取措施,多一份生存希望,心前区叩击、心脏按压,及时请医生(包括 120 急救车),千万不能忽视。

自救互救措施:

1. 现场复苏步骤

(1)平卧于硬板床上或就地,立即心前区叩击 2～3 次。

(2)胸外心脏挤压,频率 80～100 次/分。

(3)保持呼吸道通畅,口对口或口对鼻呼吸。

(4)开辟静脉通道,备好示波器、心电图、起搏器、除颤设备。

(5)用药程序

①心搏停跳或心脏电-机械分离,用肾上腺素 1mg,或甲氧胺 20mg,或阿托品 1mg,有效后用异丙肾上腺素静滴维持血压和心率。

②5％碳酸氢钠 50～250ml 快速静滴。

③室颤,用利多卡因 50～100mg 加入 10％葡萄糖液 20ml 中静注,最大剂量不超过 300mg/h。

（6）心脏复苏后用洛贝林 3～9mg,尼可刹米(可拉明) 0.375g,二甲弗林(回苏灵)8～16mg 加入液体中静滴维持呼吸。

2. 起搏和除颤抢救(略)

3. 复苏后处理(略)

七、呼吸衰竭

呼吸衰竭是多种疾病(尤其是心肺疾病)的晚期表现,主要症状是呼吸表浅、无力和困难。病理基础是肺泡氧交换量减少,组织细胞缺氧,救治不及时易致呼吸停止。

自救互救措施:

1. 有效治疗原发病,保持呼吸道通畅、给氧(持续低流量),必要时呼吸机辅助呼吸。

2. 氨茶碱 250～500mg 加入 5％葡萄糖 250ml 中静滴。

3. 尼可刹米 0.375～0.75g,或洛贝林 3～6mg,或二甲弗林 8～16mg 单独肌肉或静脉注射后,用三者混合液加入 250ml 液体中静滴,根据呼吸变化情况调整滴速。亦可用贝美格 50mg 或纳洛酮 0.4～0.8mg 加入液体中静注或静滴。

4. 地塞米松 10～20mg 加入 250ml 液体中静滴。

5. 注意抗感染,纠正水、电解质紊乱和酸碱失衡。

八、高血压急症

高血压急症包括高血压脑病、急进性高血压和高血压危象,主要原因是在高血压基础上发生的血压急剧升高(可高达 200/100mmHg 以上),继之引起以脑水肿为主要表现的临床综合征,需紧急处理。

急救互救措施:

1. 降压药物选择

(1)硝普钠 50mg 溶于 5％葡萄糖液 250～500ml 中静滴,根据血压变化调整滴速,连续静滴一般不超过 3 天。

(2)25％硫酸镁 10ml 肌注或加入 10％葡萄糖液 20ml 中静注,每日 2～4 次,也可 25％硫酸镁液 150～200ml 灌肠,4～6 小时 1 次。

(3)硝酸甘油 0.5mg 或硝苯地平 10～20mg 舌下含服,5～10 分钟可重复。也可硝酸甘油 5～10mg 加入 250～500ml 液体中静滴,根据血压变化调整滴速,合并冠心病、心功能不全者尤为适宜。

(4)肼屈嗪 10～40mg 静脉注射,维持量为 100mg 加入 5％葡萄糖液 250～500ml 静滴,根据血压变化调整滴速。

(5)酚妥拉明 5～10mg 静脉注射,以后用 100mg 加入 5％葡萄糖液 250～500ml 中静滴维持血压(嗜铬细胞瘤所致者尤为适宜)。

(6)呋塞米(速尿)40～80mg 静注,2～4 小时重复,必要时可适当加大剂量。

2. 控制抽搐选择

(1)地西泮(安定)10mg 肌注或静注,24 小时最大剂量不超过 100mg。

(2)苯巴比妥钠 0.1～0.2g,肌注,6～8 小时可重复。

(3)10％水合氯醛 10～15ml 口服,或 30～40ml 灌肠,不宜剂量过大。

3. 防治脑水肿选择

(1)20％甘露醇或 25％山梨醇 250ml 快速静滴(30 分钟内),6～8h 可重复。根据病情变化确定间隔时间。

(2)依他尼酸(利尿酸钠)25～50mg,肌注或静注。

(3)呋塞米(速尿)40～80mg 肌注或静注。

(4)必要时可行冬眠疗法。冬眠疗法全量氯丙嗪 50mg、异丙嗪 50mg 加入 10％葡萄糖液 250～500ml 中静滴,哌替啶(杜冷丁)100mg 肌注,可先用半量,根据病情变化 4～6 小时可重复。

九、急性脑血管病

急性脑血管病(中医称为中风、脑卒中),也称脑血管意外,是指病因是出血性(脑出血、蛛网膜下腔出血)还是缺血性(脑血栓形成、脑梗死、脑栓塞)尚未明确的一组疾病,在未明确病因前除进行必要检查(如颅脑 CT)外,主张早期治疗(即发病后 2～4 小时内的治疗时间窗)。

另一方面,如果在发病 1～4 天前,就有相应表现。

1. 乏力嗜睡(大脑皮层和网状激活系统缺血)。

2. 性情反常,多语急躁,沉默寡言,动作幼稚,短暂记忆力和反应能力减退,对原先爱好失去兴趣,面部表情呆板木纳等"变脸"表现,多是大脑额叶供血不足。

3. 突发头痛:头痛的方式与以往完全不同,由全头痛变为局限性头痛,间断性头痛变为持续性头痛,且难以忍受,或伴有恶心、呕吐症状,这常是蛛网膜下腔出血或其他脑出血的先兆临床表现。

4. 头晕目眩:突发头晕目眩,站立不稳或晕倒,伴有耳鸣、复视、恶心呕吐,但很快恢复正常,这可能是"小中风"(短暂性脑缺血发作)先兆,多因椎-基底动脉供血不足而影响了小脑的平衡功能(小脑供血不足)。

5. 单眼黑矇:突然视物模糊或看不见东西,数秒或数十秒恢复视力,多是脑缺血引起的视力障碍,是中风发作的重要信号。此是脑供血不足影响视觉中枢功能所致。

6. 言语不清:表现为舌头突然变得僵硬,说话吐字不清或突然听不懂别人的语言,且呈一过性反应。此与中风前期脑供血不足,影响大脑皮层语言中枢的功能有关。

7. 吞咽呛咳:平素正常,突然出现喝水、吃饭时呛咳现象,这是脑缺血后发生的吞咽神经受损所致。

8. 半身麻木：突然出现半身麻木，以肢体远端手足部位为突出，伴有同侧肢体无力。此系大脑半球供血障碍，影响大脑调节支配肢体的区域的功能所致。

9. 莫名跌跤：在平路上行走时突然跌跤，或左右足互绊，多是小脑缺血的表现。

上述中风的先兆临床表现，或称中风早期是治疗的最佳时机，一般称为超早期治疗，此时期治疗，可以大大降低致残率和致死率。

自救互救措施：

1. 一般治疗：卧床休息，观察意识反应及生命体征，维持血压稳定，保持呼吸道通畅。

2. 营养支持，防治水、电解质与酸碱紊乱，尤其对脑水肿及有意识障碍者，应禁食，48 小时后可鼻饲。每日供给足够热量，静脉补液量每日 2000ml 左右，伴心功能不全者，每日 1500ml 为宜，每日补入氯化钾 1～3g。

3. "中性"治疗措施

（1）液体：10％葡萄糖液 500ml，5％葡萄糖生理盐水 500ml，林格液 500ml，每日 1500ml 为宜。

（2）对并发呕吐、嗜睡、昏迷等颅内压增高病人，给予 20％甘露醇 250ml，8 小时或 12 小时一次，快速静滴。

（3）伴有血压高的病人，给予 25％硫酸镁 10ml 或利血平 1mg 肌内注射。

（4）高度怀疑缺血性脑血管病患者给予复方丹参液 8～16ml，或川芎嗪液 40mg，加入液体中静滴。

高度怀疑脑出血的病人给予酚磺乙胺（止血敏）2.0g，加入液体中静滴。

4. 促进脑细胞代谢和苏醒剂选用

（1）胞二磷胆碱 250～500mg 加入 10％葡萄糖液 500ml 中静

滴,每日 1~2 次。

(2)三磷酸腺苷(ATP)40mg、辅酶 A100U、维生素 $B_6$200mg、维生素 C2.0g 加入 10％葡萄糖液 500ml 中静滴,每日 1 次。

(3)左旋多巴 100mg 加入 10％葡萄糖液中静滴,每日 1 次。

(4)脑活素 20ml 加入 10％葡萄糖液 500ml 中静滴,每日 1 次。

(5)氨乙异硫脲(克脑迷)1.0g 加入 10％葡萄糖液 500ml 中静滴,每日 1 次。

(6)氨络酸或 β-羟丁氨酸 1~2g 加入液体中静滴,每日 1 次。

(7)对轻型或恢复期患者亦可选用都可喜、阿司匹林、维生素 E、双嘧达莫(潘生丁)、抗栓丸、脉栓通、氟苯桂嗪(脑益嗪)、维脑路通(羟乙基芦丁)、西比灵等口服。

5. 急性出血性脑血管病保守治疗措施

(1)绝对卧床休息,保持安静,保持大小便通畅。

(2)降颅压措施:①20％甘露醇 250ml,6~8 小时一次,快速静滴。②呋塞米(速尿)40~60mg,或依他尼酸 50mg 肌注或静脉注射。

(3)降血压:选用 25％硫酸镁 10ml 肌内注射,亦可氯丙嗪 50mg 加入 0.9％氯化钠液 50ml 中静滴。

(4)必要时用地塞米松 10~20mg 加入液体中静滴。

6. 急性脑血管病合并上消化道出血、呼吸衰竭、脑水肿等,参阅有关急症自救互救措施。

十、上消化道出血

此病病因多、病情变化快,常危及生命,初步处理后尽快送医院救治。

上消化道出血多指胃、十二指肠溃疡引起,是溃疡病严重并发症之一。部分为肝硬化和急性脑血管病胃肠道应激反应所致。主要表现为大量吐血及便血,重者有出血性休克表现。此病治疗方法根据原发病因、出血部位和出血量选择。病情允许时先采用非手术疗法保守治疗,根据病情变化手术治疗或择期手术。

自救互救措施:

1. 绝对卧床休息,保持呼吸道通畅,头偏向一侧,避免呕吐物引起窒息,肌注地西泮(安定)10mg 或苯妥英钠 100mg。

2. 迅速补充血容量:选用新鲜血液、代血浆、右旋糖酐、5％葡萄糖生理盐水、林格液等,输液要贯彻"先快后慢"原则。

3. 止血措施

(1)西咪替丁 1000～1200mg 或奥美拉唑(洛赛克)40mg,加入液体中,分 2 次静滴。

(2)胃内注入

①氢氧化铝凝胶 20ml,去甲肾上腺素 1mg 加入生理盐水 10ml 中胃内注入。

②或 5％～10％孟氏液 30ml,每 2～4 小时 1 次胃内注入。

③或冰盐水 50～100ml 反复洗胃,出血停止后注入冰水牛奶 100～200ml。

④或西咪替丁 200～400mg 胃内注入,2～4 小时 1 次。

⑤亦可选用三七粉、云南白药、白及粉、血余炭等胃内注入。

(3)肝硬化门静脉高压引起的上消化道出血用垂体后叶素 5～10mg 加入液体中静滴,和(或)双囊三腔管压迫止血。

(4)必要时选用激光止血、电凝止血、微波止血、纤维胃镜观察下止血。

十一、过敏性休克

过敏性休克是指因人体内的抗体与某些动植物、药品或生物制品等抗原相互作用发生的强烈反应(抗原抗体反应),由于肥大细胞和白细胞释放出大量血管活性物质,引起血浆渗出,有效循环血量降低,微血管扩张,血压下降,微循环障碍等病理免疫反应所引起一组症候群。若是过敏体质者,就应特别注意,适时检查过敏原,尽量避开过敏原,接触过敏原后出现过敏症状立即采取抗过敏措施。

急救互救措施:

1. 平卧及下肢抬高 30°,保持呼吸道通畅。

2. 立即肌肉注射肾上腺素 0.5～1mg,必要时 30 分钟重复。

3. 地塞米松 10～20mg 加入 25％葡萄糖液 20ml 中静注或加入 100～250ml 液体中静滴。

4. 选用异丙嗪 25mg,或苯海拉明 50mg,或氯苯那敏(扑尔敏)10mg 肌注,亦可 10％葡萄糖酸钙 10～20ml 或 5％氯化钙 10～20ml 静脉缓注。

5. 参麦注射液 20ml 静注,然后 40ml 加入 10％葡萄糖液 250～500ml 中静滴。

6. 休克伴支气管痉挛者,地塞米松 10mg,氨茶碱 250mg 加入 25％葡萄糖液 20ml 中静注,继之地塞米松 10mg,氨茶碱 500mg,间羟胺 100mg,多巴胺 40mg,加入 10％葡萄糖液 250～500ml 中静滴。

7. 休克伴喉头水肿严重气管阻塞时,选用气管插管、气管切开、正压给氧等措施。

8. 针刺人中、十宣、内关等穴。

9. 其他:缩血管药物选用间羟胺、多巴胺、去氧肾上腺素(新福林)、去甲肾上腺素、美芬丁胺(恢压敏)、增压素(血管紧张素Ⅱ)等肌注、静注或静滴。

10. 血容量补足后,扩血管药物选用阿托品、山莨菪碱(654-2)、异丙肾上腺素等肌注、静注或静滴。

扩容药物应用:根据休克指数或中心静脉压,结合临床特点给以晶体、胶体(全血、血浆),如右旋糖酐 40、羟乙基淀粉(706 代血浆)、复方氨基酸等静滴。

11. 保护肾功能:当尿量＜20ml/h 或＜100～200ml/d 时,按急性肾功能衰竭处理,可 20％甘露醇或 25％山梨醇 250ml 快速静滴。利尿合剂：10％葡萄糖液 500ml＋氨茶碱 0.25～0.5g＋咖啡因 0.25g＋维生素 C 1.0g＋1％普鲁卡因 30ml 静滴。

12. 因感染、中毒、脱水、失血所致休克，除上述抢救措施外，还要针对原发疾病进行治疗。

十二、脑水肿

脑水肿多因颅脑病变、颅脑外伤或全身疾病引起的脑细胞内外积液增多和颅内压力增高，致使脑组织血液和脑脊液循环障碍，导致脑组织缺氧、损伤、颅内压增高，严重时出现脑疝，常危及生命。

自救互救措施：

1. 低温疗法

(1)物理降温：头戴冰帽或枕于冰槽中，颈部、腋下及腹股沟处放置冰袋。

(2)药物降温：异丙嗪、氯丙嗪各 25～50mg 肌注，可 6h 重复，宜与物理降温配合使用。

2. 脱水利尿药应用

(1)20％甘露醇 1～2g/kg（通常成年人 250ml），快速静滴。(15～30min 内滴完)，可 4～8h 重复；或 25％山梨醇 250ml，有反跳副作用，不宜单独使用。

(2)呋塞米(速尿)40～60mg，静注。

3. 激素应用　地塞米松 20～40mg 加入 10％葡萄糖液 250～500ml 中静滴。亦可选用倍他米松、氢化可的松静滴。

4. 氧疗法　面罩或气管插管加压给氧，病情允许时可行高压氧治疗。

5. 治疗原发病　包括祛除引起和加重脑水肿的原因，纠正酸碱中毒和电解质紊乱，防治感染等。

十三、高热反应

发热是许多疾病的临床常见症状。分为低热（37.3～38.0℃）和中度热（38.0～39.0℃）是机体的一种保护性反应，一般不需特殊降温治疗；而高热（39.0～40.0℃）和过高热（≥40℃）会对机体带来重大损伤，应适时做降温处理，以减少高热反应对组织细胞和中枢神经系统的严重损害。无论何种发热程度，均需要针对病因治疗。

一般地说，发热并不可怕，这恰恰是机体的保护性反应，况且中等度发热可以抑制细菌和病毒的生长繁殖，这就是发热的意义所在。当然，高热或过高热（＞39.5℃），因损伤脑细胞应适当降温［物理的和（或）药物的］至安全范围。发热的症状，怕冷——缘于皮肤血管收缩（热能难以散发）；头痛、肌肉关节酸痛、疲乏无力——缘于发热所产生的前列腺素、干扰素、自由基和细菌病毒等的"毒力"刺激组织；鼻塞、流涕、打喷嚏等——缘于免疫细胞与"外敌"的紧张斗争的必然反映，这也是细菌、病毒等突破第一道防线（皮肤、黏膜），机体的强大内在力量（免疫系统）的强烈反应，是好事。高热尤其是超高热原因多，危害大，对大脑的损害更应高度重视。冰帽、冰袋护脑越早越好。

自救互救措施：

1. 病因治疗

（1）感染性高热：由细菌、病毒、真菌、寄生虫等感染引起的高热，要针对引起高热的病原微生物，选用抗生素、抗病毒、抗真菌药物和驱除寄生虫药物。

（2）肿瘤性高热：由恶性肿瘤、血液病、恶性组织细胞病等引起的高热，可选择化疗、放疗和营养支持。

（3）胶原性高热：如风湿病、类风湿关节炎、系统性红斑狼疮、血管炎、多发性肌炎、皮肌炎、脂膜炎等引起的高热，选用皮质激素等免疫抑制药治疗。

(4)其他高热:因药物、急性脑血管病、组织无菌性坏死、中暑、烧伤等引起的高热,要在治疗原发病因的基础上采取相应降温措施(物理降温或药物降温);中枢性高热以物理降温为主;中暑高热反应立即脱离致热环境,补充水盐和物理降温;烧伤致高热,要在有效防治感染、保持水电解质平衡和积极营养支持后酌用退热药物。

(5)不明原因高热:先适当物理或药物降温治疗,尽快找出病因。

2. 对症治疗

(1)物理降温措施:包括置病人于低温环境,头部及体表大动脉冷敷或冰敷,35%乙醇擦浴等。

(2)药物降温措施:常用的口服退热药有吲哚美辛(消炎痛)、萘普生(消痛灵)以及布洛芬(异丁苯丙酸)、吡罗普康(炎痛息康)、对乙酰氨基酚(扑热息痛)、复方阿司匹林(APC)等。注意此类药物对胃黏膜有刺激,对肾功能有损害,宜在饭后服用和补充水分,剂量不宜过大;肌注退热药,常用安痛定,一般每次2ml,老人和儿童酌减;激素不能作为常规退热药,要注意引起和加重感染的副作用。

(3)其他降温措施:比较常用的方法是冬眠疗法,异丙嗪(非那根)50mg、哌替啶(杜冷丁)100mg、乙酰丙嗪(乙酰普吗嗪)20mg,成人可每次用1/3或1/2量肌注,必要时3~6h可重复。静滴,将全量溶于5%葡萄糖液250ml中,根据发热程度和退热效果调整滴速。注意:24h内异丙嗪或乙酰丙嗪不宜超过200mg,哌替啶不宜超过300mg,儿童更应该慎重,3岁以下儿童不用哌替啶。

十四、晕厥

晕厥是因为短暂性脑缺血引起的短暂意识丧失,一般不超过1min。分为因情绪激动、剧烈疼痛、突然站立、极度惊恐(包括晕针、突发严重事件等)等所造成的血管舒缩功能障碍性晕厥,也称血管神经性晕厥;排尿时发生晕厥,称为排尿性晕厥,多见于男性。而因心脏病原因引起的心输出量减少,致使脑缺血发生的晕厥,称为心源性晕厥,此类患者多有心脏病史和症状。青壮年偶发晕厥不可怕,经常发生需警惕。中老年发生晕厥应尽快进一步检查。

自救互救措施:

1. 立即平卧,取头低脚高位,保持呼吸道通畅,解开衣领和腰带,注意保暖。

2. 针刺或掐捏人中、少商、百会、涌泉等穴。

3. 清醒后,喝开水或纯净水,也可口服血管扩张药物,如地巴唑、菸酸等。

4. 心源性晕厥若病情允许立即送医院救治或呼叫救护车(120)。

十五、休克

休克是由多种原因引起的急性周围循环衰竭、全身组织缺氧的一种临床综合征。根据发病原因分为低血容量性休克、感染性休克、心源性休克、创伤性休克、过敏性休克等。主要表现是口渴、表情淡漠、意识异常、脉搏快、早期血压短暂升高,随之血压降至正常水平以下;中期面色苍白,四肢冷凉,出冷汗,表情呆滞;后期口唇及指端青紫,呼吸急促、神志模糊、反应迟钝、脉快无力(可120~160/min以上),血压明显下降,收缩压可降至80mmHg以下。无论何种原因休克,初步抢救处理后,需紧急送医救治。抢救治疗休克紧急复杂、病情多变,需要思路清晰、技术熟练、紧张有序、全面规划、分清轻重缓急。

自救互救措施:

1. 采用V形卧位,即抬高躯体20°~30°,下肢抬高10°~20°位,以增加回心血量,保证脑供血;注意保暖、通风、空气新鲜。尽快就地抢救,严密观察呼吸、血压、脉搏、神志变化,尽快联系有关医疗机构,请专业抢救人员。

2. 疼痛重者应用镇痛镇静药物,可用巴比妥钠 100mg 肌内注射,疼痛严重时可杜冷丁 50～100mg 肌内注射。头胸外伤、神志不清者禁用。

3. 补充血容量,治疗原发病,纠正酸中毒,应用血管活性药物,强心剂、激素、抗过敏、抗感染等的治疗措施,需专业人员和设备。

十六、急腹症

急腹症是指腹内脏器或腹外器官、组织的器质性病变或功能性疾病引起的以腹痛为主要表现、需要紧急外科或内科处理的常见急症。起病急、发展快、病情重、变化多、牵扯面广是其特点。按病因和病变性质分为炎症性、梗阻性、出血性、创伤性、血管性和功能性六大类。非专业人员难以准确诊断和有效治疗,应立即送医院由专业人员诊治。

自救互救措施:

1. 做出诊断之前禁用止痛药。

2. 严密观察病情变化、包括疼痛表现、体温、脉搏、呼吸、血压及腹部情况,腹痛性质(阵发性、持续性、钝痛、锐痛),有无恶心、呕吐、腹泻、便血及腹膜刺激症状(压痛、反跳痛、腹肌紧张等)。

3. 明确诊断之前,禁止进食、禁用泻药、禁止灌肠、禁用止痛药。采用抗休克、抗腹胀、抗感染、抗水电解质紊乱等治疗措施。

4. 外科治疗与内科保守治疗。

十七、眩晕症

眩晕这种主观感觉障碍是许多疾病的临床表现之一,涉及内、外、妇、儿、眼、耳各科 80 余种疾病。临床上习惯分为真性眩晕与假性眩晕。前者感到自身和周围物体旋转,后者指头晕眼花,头重脚轻,无明显旋转感。临床上以耳性眩晕(周围性)、脑性眩晕(中枢性)和颈性眩晕(交感神经型与椎动脉型)最多见,常需要紧急处理。根据发病情况还分为短暂性眩晕和持续性眩晕。

耳性眩晕(内耳前庭及前庭神经颅外段神经病变所致),常见疾病是内耳眩晕症、迷路炎、前庭神经元病、内耳药物中毒、晕动病(乘车、船、飞机等致前庭功能紊乱)。

脑性眩晕(前庭神经颅内段及其神经纤维联系、小脑、大脑等的病变所致),常见疾病主要有椎动脉斑块和椎-基底动脉管腔狭窄致脑供血不足,常伴头痛、运动障碍、感觉障碍以及恶心、呕吐、出汗、呼吸节律失调等症状。延髓外侧综合征,多由椎动脉或小脑后下动脉发生血栓闭塞引起,多见于中老年人和颅内肿瘤所致眩晕。

颈性眩晕(颈椎病中的交感神经型和椎动脉型所致),眩晕发作时可伴复视、眼颤、恶心、呕吐、耳鸣、听力降低、下肢无力等。颈性眩晕常有颈椎病其他临床表现和可查的病因。

其他原因所致眩晕(包括心血管疾病、胃肠道疾病,全身中毒性、代谢性和感染性疾病等)。此类疾病引起的眩晕多有原发疾病病因,临床表现和体征以及血液方面的改变。眩晕是人体的"定时炸弹",一经发现,要认真对待,去医院神经科进一步检查治疗。

自救互救措施:

1. 轻者立即卧床休息,稳定后去医院就诊。

2. 原因不明时可选用苯海拉明(晕海宁)50～100mg 口服,或利多卡因 1mg/kg 加入 25%葡萄糖液 20ml 中静脉注射,或选用氯丙嗪、山莨菪碱(654-2)、氟桂利嗪(西比灵)、地巴唑等口服。

3. 选用内关、足三里、太阳、印堂、百会、太冲、曲池等穴位针灸治疗。

4. 颈性眩晕,参阅第 7 章之颈椎病治疗方法。

5. 原发疾病的防治措施。

十八、泌尿系结石

泌尿系结石包括肾、输尿管、膀胱、尿道结石。肾后结石多源自肾结石脱落下行引发,尤其是通过输尿管至膀胱三个狭窄时,常引发绞痛症状。仅小部分为原发性。肾结石早期或稳定的肾结石一般无自觉症状,肾结石下行到输尿管时可引起腰部持续性钝痛或突发性剧烈绞痛,活动时尤甚,并可出现肉眼或镜下血尿,并发感染时可有脓尿及膀胱刺激症状(尿痛、尿急、尿频)。

泌尿系结石成因多为长期酸性水、酸性食物和高钙食物、钙磷代谢障碍等。以尿酸钙、草酸钙、磷酸钙结石最为多见。常伴血尿酸高。X线腹部平片、肾盂造影、B超、CT等检查可明确诊断。

泌尿系结石的治疗,由手术取石(有创)、腹腔镜碎石(微创)到体外碎石和经尿路钬激光碎石,是划时代的进步。

泌尿系结石急症包括结石下行引起的绞痛、血尿和尿流中断,需紧急处理。肾与输尿管积液是常见合并症。

自救互救措施:

1. 解痉止痛 疼痛症状重者,阿托品 0.3～0.5mg＋杜冷丁(哌替啶)50mg,肌内注射,1％～2％普鲁卡因 10～20ml 痛点封闭,针刺肾俞、足三里、三阴交等穴位。

2. 排石治疗 包括多饮水,中药排石汤及中成药,体外碎石及尿路钬激光碎石。

3. 病因治疗 如能明确病因(甲状旁腺瘤),可手术切除。

4. 预防性治疗 包括饮用碱性水,服用碱性药物,减少酸性食物、嘌呤类食物和含钙量高的食物。

十九、痛经

痛经,也称经前紧张综合征,一般地说并非危重急症,但青年女性中发病率很高,尤其是未婚青年女性,于经前 1 周出现全身不适、头痛头胀、腰背酸痛、乳房胀痛等症状,重者下腹疼痛难忍。常伴有精神难集中、情绪不稳定、全身不舒服表现,有意外事故倾向。

痛经与情绪、精神、环境、人际关系等有关,也与体内神经递质与 5-羟色胺以及单胺类活性、维生素 B_6 缺乏等有关。

自救互救措施:

1. 稳定情绪,可选用少量镇静药,如安定、舒乐安定、苯巴比妥等,更重要的是自我情绪调适,多想愉快的事。

2. 选用黄体酮 20mg,每日或隔日肌内注射或甲睾酮 10mg,每日两次口服。

3. 腹痛症状重者可用元胡止痛片以及谷维素、维生素 B_6 口服。伴月经不调者去妇科诊治。

第19章 意外伤害

一、溺水

溺水也称淹溺，是由于大量水通过口鼻进入呼吸道和消化道而引起的主要表现为呼吸道阻塞、出现窒息或呼吸停止的一组临床综合征，抢救延误，后果严重。

自救互救措施：

1. 立即脱离水源。救上岸后迅速清理口腔、鼻腔污物，将舌拉出口腔外，保持呼吸道通畅。

2. 采取俯卧位或俯卧于施救者跪姿的大腿上，迅速将进入呼吸道和消化道的水倒出来。

3. 呼吸停止时，立即人工呼吸。人工呼吸先采用背部卧式加压法，水倒出来后改为仰卧位，人工呼吸或口对口呼吸（方法参阅人工呼吸法）。

4. 心脏停跳时（摸颈动脉、股动脉是否有搏动），先行心前叩击术，继之心脏按压术（方法参阅人工循环术）。

5. 神志清醒者，喝热茶水或黄酒，注意保暖。

6. 昏迷者用尼可刹米 0.25～0.5g 或安钠咖 0.25～0.5g 肌内注射。

7. 抢救成功后，适当补液，淡水淹溺者用 3％氯化钠液 500～1000ml 静脉滴注；海水淹溺者给予 5％葡萄糖液 500～1000ml 静脉滴注。

8. 心跳呼吸恢复后,注意纠正水电解质紊乱、酸中毒,防治肺水肿、脑水肿、肾功能衰竭及感染。重者需送医院救治。

二、电击伤

电击伤(触电)是指人体直接或间接接触电源(包括雷击),一定量的电流或电能通过人体而产生对组织的损伤和功能障碍。轻者有头晕、肌肉痉挛或抽搐、四肢麻木;中度者可皮肤苍白、呼吸心跳加快,部分可发生短暂晕厥,意识丧失。可有皮肤灼伤,创面较深,可累及深层组织或骨骼,严重者触电后可心跳呼吸停止。

自救互救措施:

1. 立即脱离或切断电源,避免抢救时再触电。

2. 神志清醒者,休息、严密观察。部分人可有迟发性"假死"现象(数分钟至 10 天)。

3. 呼吸、心跳停止者,行人工呼吸、心前叩击及胸外心脏按压术(具体方法参阅常用救治技术)。

4. 心脏复跳后,给予 5％碳酸氢钠 100～200ml 静脉滴注;20％甘露醇 250ml 快速静滴,ATP 40mg、辅酶 A 100U、维生素 B_6 200mg、维生素 C 3.0g 加入 5％葡萄糖溶液 500ml 中静滴。

5. 昏迷者可针刺人中、少商、风池、涌泉、十宣等穴,强刺激不留针。

6. 防治并发症:如脑水肿、急性肾功能衰竭、心力衰竭、心律失常、感染等。

三、中暑

中暑是由于高温、湿热环境或烈日暴晒引起体温调节功能紊乱的热射性疾病。轻者仅有烦渴、恶心、头晕、胸闷、乏力症状,体温稍高或正常,重者昏迷、抽搐、过高热(>40℃),面色苍白、脉搏细弱、呼吸急促或不均匀。分为循环衰竭型、高热昏迷型、热痉挛型和日射病型。高温环境下作业,安全生产第一,防护措施到位,尽可能避免暴晒等高温作业。

自救互救措施：

1. 立即脱离高温环境,撤离至阴凉通风处。

2. 轻症者,口服 0.2％～0.3％盐水饮料,头部持续冷敷。

3. 重症者,用冷水或冰水袋放于头部、腋下、腹股沟部冷敷,或用 15％～30％乙醇(也可用白酒配制)擦洗全身。用电风扇吹风。

4. 治疗过程中不断按摩四肢,防止周围循环瘀滞。

5. 药物降温选用氯丙嗪 25～50mg 加入生理盐水 250～500ml 中静脉滴注,1～2h 滴毕。也可选用冬眠 1 号(氯丙嗪 25mg、异丙嗪 25mg、杜冷丁 50mg 加入 5％葡萄糖液 20ml)静脉注射。上述方法,必要时 4～6ml 可重复。

6. 对重症者要注意防治电解质紊乱、酸碱紊乱、呼吸循环衰竭、肾功能衰竭、休克、细菌感染等并发症,及时送医院救治。

四、煤气中毒(一氧化碳中毒)

一氧化碳(CO)这种由煤燃烧产生的无色无味气体接触时间长,通风不良情况下中毒概率非常高。城市已较少见,农村和偏远地区因用煤取暖与做饭发生中毒事件很多,常常一家人集体中毒。新兴农业"大棚生产",棚边建一小房,冬天密闭性好,用煤生火取暖、做饭,煤气中毒事件时有发生。

一氧化碳进入机体后与细胞紧密结合,直接导致细胞功能受损,损伤最严重莫过于神经系统。轻者头痛,头晕,乏力,记忆力减退,恶心呕吐,视物模糊,短暂眩晕,血中碳氧血红蛋白为 10％～30％。中度者,除上述症状外,剧烈头痛,心率加快,烦躁不安,短暂昏迷,碳氧血红蛋白为 30％～40％。重度者,神志模糊或昏迷,呼吸表浅,脉速而弱,血压下降,或大小便失禁,常并发脑水肿,肺水肿,心肌损害,碳氧血红蛋白 40％以上。

此病来势凶猛,病因明确,症状典型,诊断容易,应把做好防护放在首位。

防治措施：

(1)保持室内通风良好,烟道通畅。一旦发生中毒事件立即脱离中毒现场,置患者于空气新鲜、通风良好处,注意保暖。

(2)立即吸氧,用带有活瓣的面罩吸氧,流量 10～20L/min。

(3)高压氧治疗,主要适用于中、重度者,为特效疗法。目前国内县级乃至乡镇医院都有此措施。应维持足够疗程,直至碳氧血红蛋白恢复到接近正常水平。

(4)其他:包括防治脑水肿,防治感染,维持心肺功能,促进脑细胞功能恢复,血液置换疗法等去有关医院科室会诊。

五、急性中毒

急性中毒是指人体吸入、食入或皮肤黏膜沾染毒物而迅速引发的急性疾病。此类疾病来势凶险,抢救治疗不及时常致命。毒物种类繁多,表现各有不同。主要特点是发病急,常有皮肤损害、呼吸道症状、胃肠道症状、神经系统症状及内脏功能损害表现。中毒者都需要专业救治。各类毒物,如各种农用杀虫剂,在使用前要认真阅读说明书和请教专业人员,了解毒性反应和救治、预防方法。

自救互救措施：

1. 脱离毒源、清除毒物、减少吸收　包括脱离中毒现场、清洗局部或全身、换洗衣物、催吐、洗胃、导泻,不能明确毒源时,洗胃液用清水或生理盐水。

2. 特效解毒剂

(1)急性有机磷中毒可按表 19-1 处理。

表 19-1　急性有机磷中毒的药物治疗

药物	轻度中毒	中度中毒	重度中毒
阿托品	2mg	2～4mg	5～10mg
碘解磷定	0.4g	0.8～1.2g	1.2～1.6g
氯磷定	0.25～0.5g	0.5～0.75g	0.75～1.0g

阿托品可肌注或静注,碘解磷定、氯磷定需加入 25% 葡萄糖液 40ml 中静注或稀释于 10% 葡萄糖液 250ml 中静滴,根据病情确定用量和重复用药时间。

(2)急性阿托品类中毒用毛果芸香碱 5～10mg 皮下注射,15～30min 一次,同时给予大量葡萄糖液静滴,酌用呼吸中枢兴奋剂。

(3)急性镇静药物中毒,给予葡萄糖液、生理盐水、5% 碳酸氢钠及利尿药促进排泄,注意纠正循环不足,补充血容量,防治休克,防治呼吸衰竭。

(4)急性酒精中毒,轻者多饮水,重者咖啡因 0.5g 肌注,可 2～3h 重复;50% 葡萄糖液 100ml＋胰岛素 8～12U 静注及足量静滴葡萄糖液及生理盐水;维生素 B_1、维生素 B_6、烟酸胺肌注,亦可选用其他呼吸兴奋剂。

(5)急性汞中毒选用:①5% 二巯丙磺钠 2～3ml 深部肌注,以后 1～2.5ml,4～6 小时 1 次肌注;②二巯基丙醇 2.5～3.0mg/kg,深部肌内注射,4～6 小时 1 次;③二巯丁二钠 1.0g,静脉注射,2～4 小时 1 次,4～5 次后改为 6～8 小时 1 次;④10% 硫代硫酸钠 10ml,静脉注射,4～8 小时 1 次。

(6)氰化物中毒用亚硝酸异戊酯 0.2～0.4ml 吸入,连续 5～6 支;3% 亚硝酸钠 10～20ml 加入 5% 葡萄糖液 40ml 中静注,然后 25% 硫代硫酸钠 50ml 加入 5% 葡萄糖液 250ml 中静滴;1% 亚甲蓝 10ml 加入 25% 葡萄糖液 40ml 中静注。

六、蜂蜇伤及蛇咬伤

蜂蜇伤与蛇咬伤临床上很常见,尤其是山林和田园区域。毒蜂毒蛇叮咬后,轻者引起皮肤损害,重者出现全身性反应。局部皮肤损害特点为出血性瘀点,近斑疹或风团,重者大片红肿及水疱疹,感到局部灼痛和瘙痒常为第一反应。

蜂蛇毒素多为神经性毒素,为酸性,叮咬时间长,机体受损害程度大。发热、畏寒、头晕、头痛、恶心、呕吐、血压下降是常见早期症状,反应重者出现全身性痉挛、昏迷、脑水肿,或因休克或因呼吸、循环衰竭死亡。

防治措施:

1. 林区或者野外工作时特别注意做好劳动防护,准备好必要的防护药物。蜂蜇蛇咬后立即拔出毒刺,将毒液吸出。肢体远端伤害者,上端 10～15cm 处扎紧,阻止毒液侵袭。伤口周围用 1% 普鲁卡因 5～10ml 或 1% 盐酸依米丁溶液行环形封闭。轻者局部涂抹肥皂液。

2. 季德胜蛇药片水解后、小苏打(碳酸氢钠)液、3%～10%稀氨溶液(氨水)等局部湿敷。

3. 休克、脑水肿等全身反应者立即抢救,1:1000 肾上腺素 0.3～0.5ml 皮下注射,氢化可的松 100～200mg 或地塞米松(氟美松)5～10ml 静脉滴注。选用抗组胺药以降低过敏反应。

4. 就地取材用鲜马齿苋或夏枯草捣烂敷患部。

5. 后续抢救治疗根据病情变化和并发症程度。

七、犬、猫、兔咬伤(狂犬病)

狂犬病是狂犬病毒侵犯中枢神经系统引起的急性传染病,人畜共患,为乙类传染病。主要病理改变是弥漫性脑脊髓变性和炎症性改变。临床表现为特有的恐水、怕风、惧光、惧声、极度紧张不安,喉肌痉挛等症状。发病后死亡率极高,人群普遍易感。潜伏期 5d 至 20 年不等,多发病于 20d 到 2 个月。

近些年,个人和家庭养猫、狗数量呈几何倍数的增加,密切接触和被咬伤机会大大增加。

防治措施:

把预防放在第 1 位。一旦被咬伤或被抓伤立即处理伤口,用 20%肥皂水或 0.1%新洁尔灭(苯扎溴铵)反复、彻底清洗伤口,再用高度白酒或 70%酒精涂擦伤口底部及周围,再以火罐拔毒。

初步处理后,立即去有关防疫部门行伤口底部和周围浸润注射高效价免疫血清或狂犬免疫球蛋白,按规定程序接种。伤口应暴露,禁忌包扎和缝合。密切接触者可预防接种狂犬疫苗(地肾鼠疫苗)。

发病者,需去有关医院治疗,采取严密隔离,减少一切不必要的刺激和声光。对症处理,如镇静、脱水、纠正水电解质紊乱、补充能量、防治心衰等。

八、烫伤与烧伤

烫伤烧伤很常见,这二种由热水、蒸汽、电流、强酸、强碱等作用于人体引起的损伤,不仅伤及皮肤、黏膜,还可以累及肌肉、骨骼、呼吸道、消化道等,严重者可引起一系列全身变化,如休克、感染、肾功能衰竭、心功能衰竭等严重并发症。

家庭生活中,热水、热气、热油、炒菜明火等引起的烫伤、烧伤也很常见。根据火焰、热水、热气、热油、电流、化学物质、放射线等的烫烧伤史,可立即明确诊断,计算烧伤面积和烫伤程度需费些功夫。根据伤及程度一般分为Ⅰ度、Ⅱ度和Ⅲ度烧烫伤。严重者应立即送医院治疗。

防治措施:

1. 小面积伤(<5%体表面积),仅红、肿、痛、小水疱者,可局部涂抹酱油、烧伤膏,较大水疱时,局部消毒后,可用无菌针头穿刺放出疱内液体,再涂烧伤膏。

2. 面积大,病情重,特殊烧烫伤(如放射、强酸、强碱、电流等)去医院诊治。

九、急性酒精中毒

重度酒精中毒发生率近些年来有所减少,而轻、中度者并不少见。根据饮酒史、呼气或呕吐物有酒精味及症状表现,诊断不难。

酒精（乙醇）进入体内后主要在胃吸收，进入血液后散布全身各脏器，经酶作用和三羟酸循环分解成水、二氧化碳和"能量"，未分解者对脑、肝影响最大。长期大量嗜酒者患老年痴呆、肝硬化（酒精性肝硬化）、肝癌、脂肪肝等发病率明显增加，这是"限酒"的理论基础。

酒精中毒主要表现为中枢神经不同程度的兴奋或抑制。早期主要是兴奋症状，面红耳赤（少数为面黄白），兴奋躁动，言多重复，语无伦次，动作笨拙，步态不稳；中晚期（抑制期），沉默寡言，嗜睡，面色苍白，出冷汗，血压下降，呼吸深大，昏睡或伴鼾声，甚或大小便失禁，严重者因呼吸衰竭（呼吸肌麻痹）死亡。

防治措施：

1. 教育鼓励"饮酒不醉最为高"，适当限制饮量，建议饮酒者每次：男性＜50～100ml（1～2 两），女性＜25～50ml（半两～1两），饮酒前先吃点东西；反对劝酒、拼酒、豪饮；提倡用葡萄酒代替白酒。

2. 轻者通过多饮水，注意保暖、通风，重者可用 1％碳酸氢钠（小苏打）或生理盐水洗胃。极度烦躁者可肌注地西泮 10mg。禁用吗啡及苯巴比妥类药物。

3. 重者需输液（葡萄糖、生理盐水）治疗，苯甲酸钠咖啡因0.5g 肌注，或用能量合剂（葡萄糖、胰岛素、维生素 B_6 等）。

4. 防治脑肺水肿，吸入性肺炎，保持酸碱平衡。

5. 伴体外伤者，处理好外伤。

十、食物中毒

食物中毒很常见，主要是食用腐败、冷藏、变质食物引起，病原为细菌、霉菌及化学物质性原因。不洁食物致集体性食物中毒屡见不鲜。笔者曾有贪食冷藏过夜食物中毒史，1h 先后吐、泻十几次，致血压 80/50mmHg 病史。腹痛、恶心症状难以忍受，因抢救治疗及时很快复原。

食物中毒诊断一般不难,根据不洁食物史,腹痛、腹泻、恶心呕吐等症状多可明确,不能等到休克、昏迷、甚至呼吸肌麻痹方去诊治。慢性中毒者症状较轻,但损害大。食欲下降、恶心、肝功能损害、黄疸等可持续较长时间。

防治措施:

1. 拒绝食用腐败、变质食物,剩饭、剩菜、冰箱冷藏食物水果,一定要热透、清洗干净再食用。即使冷冻食品也不宜时间过长(<3个月)。

2. 急性中毒者1:5000高锰酸钾洗胃并予以硫酸镁导泻;脱水、休克者补液、抗休克治疗;严重者可用激素及保肝治疗;伴发热者用抗生素;腹痛者可阿托品口服或肌注;抽搐惊厥者用镇静药;呼吸困难者吸氧,必要时人工呼吸。

十一、气管异物

气管异物多见于5岁以下儿童,3岁以下更常见。因牙齿发育不全,咀嚼功能和咽喉部防御功能差,婴幼儿哭闹、受到惊吓或突然摔倒时容易将口内含物误吸入气管。小玩具(如弹球、图钉、橡皮头、塑料笔套等)、瓜子、花生米、豆类等常多见。

成年人气管异物,如假牙脱落、呕吐物吸入、不良工作习惯(牙咬、嘴含小物品)误吸入。异物进入气管时会引起剧烈刺激性咳嗽,口唇发绀,嵌塞于声门出现呼吸困难,异物较大可引起窒息死亡。进入一侧支气管(右侧多见),患侧胸部呼吸运动受限,听诊呼吸音减低,语颤减弱。病情允许时X线胸部检查可见患侧肺不张或肺气肿,呼吸时心脏纵隔摆动。

防治措施:

1. 强化防止异物进入口腔教育,及时纠正一些不良习惯,尽量避免和减少婴幼儿口腔内含异物,小物件存放远离儿童。

2. 尽快施行支气管镜检查取出异物(耳鼻喉科)。如无呼吸困难,可视病情稳定后取出异物。气管取物需全身麻醉下进行,要求很多。

3. 对症治疗措施。

十二、咽喉及食管异物

咽喉及食管异物多见于进食时鱼刺、肉骨、鸡骨或食物中混有核壳等异物吞入食道,不能下行入胃。儿童及老年人多见。小玩具、小物品吞入食道,儿童期常见。老年人义齿,在昏迷或者麻醉期(全麻)误吞入食道亦不少见。

咽痛、吞咽困难时常见症状,轻者可进食流质食物,重者吞咽不能,需特别注意询问清楚异物性质及误吞时间。异物位于食管入口处(第一狭窄处)多见,依次为第二狭窄处(中段)和第三狭窄处(下段,入胃前段)。异物久滞留于食管或异物尖锐可引起食管炎、食管穿孔、纵隔炎、颈部皮下气肿、大血管破裂出血等严重并发症。X 线、胸部 CT 检查对明确异物位置,影响程度和取出异物手术方法有帮助。

防治措施:

1. 养成细嚼慢咽、检查食物质量习惯,学会进食保护自己;对儿童进行适当教育和管教。

2. 食道取异物需做好准备,包括手术前后的营养支持、防治感染、纠正酸碱水电平衡等治疗措施。

十三、鼻衄(鼻出血)

鼻出血很常见,尤其是幼儿和儿童,因鼻黏膜发育不完全或某些鼻腔疾病,由于空气干燥、饮水不足、抠挖鼻腔引起,某些儿童有阶段性出血特点,鼻出血一般不具有危害性。需要注意的是,某些全身性疾病,如高血压、动脉硬化,鼻咽部肿瘤,再生障碍性贫血,白血病,血小板减少症,肝脏疾病,凝血障碍性疾病,毛细血管扩张症等引起的出血可引起休克,甚至死亡。

防治措施:

1. 幼儿、儿童鼻出血,若无全身性疾病,多无自觉症状,注意少食或不食含巧克力食品、不抠挖鼻腔,鼻腔涂红霉素软膏、香油等,经常做雾化吸入可以避免鼻腔干燥,有助于鼻黏膜恢复功能减少出血发生。

2. 鼻出血者在家庭中可用香油棉片填塞鼻腔,止血困难者可去医院耳鼻喉科用麻黄碱或 0.1% 肾上腺素棉片填入鼻腔出血区域止血。病情稳定后可选用烧灼法、激光法、微波法局部治疗。

3. 严重鼻出血或伴全身性疾病,专科治疗。

十四、食源性疾病

1. 科学选食物　慢性病,如肥胖、高血压、动脉粥样硬化、高尿酸血症、糖尿病等许多疾病的发生和发展与饮食有密切关系,营养素中的纤维素、抗氧化物、ω-3 不饱和脂肪酸的健康价值和防病治病效果也被逐渐认识。纤维素可以调控血糖,防治糖尿病;清洁肠道,降低肠癌患病率;调理血脂,降低心脑血管病发病率;天然减肥药,可以饱腹充饥,包裹脂肪排出体外。代表性食物是麦麸、玉米、糙米、大豆、燕麦、荞麦、芹菜、韭菜、苦瓜、水果等。

抗氧化物可以降解自由基,降低体内炎性反应。抗氧化物以维生素 C、维生素 E、β 胡萝卜素、硒元素为代表,其通过分布于血液、细胞膜、构成酶方式抗击自由基,保护细胞,维持细胞正常功能,阻止血脂积累,中断不饱和脂肪酸因氧化产物产生的连锁反应,对心脑血管病和癌症有防治效应。代表性食物,富含 β 胡萝卜素,如胡萝卜、甘薯、木瓜、芒果、菠萝等;富含维生素 C,如猕猴桃、柿子椒、胡萝卜、西红柿、苦瓜及许多水果中。富含维生素 E,如坚果、桑葚、羊肝、鱼油等。富含硒食物,如扁豆、蘑菇、猪肝、带鱼等。另外,富含抗氧化物食物巧克力、豆制品、绿色蔬菜等。

ω-3 不饱和脂肪酸可以调理血脂,防治心脑血管病和糖尿病,抑制其炎性反应,促进大脑发育,延缓脑功能退化,预防神经系统疾病及癌症,代表性食物,深海鱼、深色蔬菜、藻类(海带)、豆类和干果、橄榄油、菜籽油等。

2. 安全进食　食物对人体健康的重要性和防治疾病功效源于药食同源，而营养素失调、不洁食物可引起慢性和急性中毒的食源性疾病，在食用时应特别小心。如人们习惯的熟食长时间冷却(＞8～12 小时)，剩菜剩饭冰箱冷藏、加热不彻底(食物中心温度＜70℃，俗称热不透)，病原携带或感染者加工食品，受污染的生食品或原材料，生、熟食品的交叉感染，餐具清洗、消毒方法不正确，食物加工制备后的再污染等，食用了这些食物都容易引起食源性疾病，轻者引起和加重慢性疾病，出现恶心呕吐症状，重者出现严重中毒。

第 20 章　心理问题和心理治疗

心理问题可发生于任何年龄段,发生原因很多,外部原因:如年龄增加(成长的烦恼)、学习、生活、工作、家庭、社会、环境、人际关系等的不协调,不如意产生的心理压力和精神创伤;内部原因:如基因缺陷、个体心理发育不健全、性格缺陷、大脑思维功能失调,严重者的表现是不能客观地评价社会,他人和自我以及所出现的心理障碍症状。咨询对象中一部分是功能性的疾病,更多的是简单的心理问题,因为不能有效调适,及时纠正,加上长期积累积淀,发展得更为严重;有一些是心理或性格缺陷性疾病,治愈难度更大。

遗传和情绪上的心理病症,相当多的人可以自生自灭或者用积极心态战胜它,或者通过沟通、交流、调适而痊愈。一部分人在咨询师、医生的帮助下而自我创造一个良好的心理环境,通过理智的思考分析,最终清除病魔。只有少数严重心理障碍者,才需要系统的心理学治疗、必要的行为学治疗与适宜的生物学治疗。

一、心理问题的类型

心理问题可以发生在各个年龄段,尤其是患衰老性疾病者,症状更为严重。根据症状表现、时间长短、痛苦程度、治疗反应,对个人、家庭和社会的影响,一般分为轻、中、重三种层次类型。

1. 轻型　沮丧和不愉快情绪,注意力难以集中,工作效率下降,大脑思路不清晰,一般持续数小时,最多一天。这种情绪反应通常与当天发生的不愉快事件有关,几乎人人都体验过,完全可以自我调适,不需要特殊治疗。

2. 中型　有轻型心理问题的表现,但较重。忧郁、沮丧、焦虑等心理表现持续两周以上,常常难以入睡,食欲下降,坐卧不安,加重躯体疾病,影响工作与交往,把人际关系搞得一团糟,甚至断绝至爱亲朋间的联系或对其表示出厌烦,从内心把自己完全孤立、隔绝起来。此类患者需要积极的心理调适、心理治疗和必要的药物治疗,避免进展成重型。

3. 重型　比中型心理问题症状表现更为严重,情绪低落,可持续相当大一段时间(通常超过一个月)。明显地感觉到个体的社会支持度、生活满意度和生活质量显著降低,对许多方面都表示不满意。组织器官往往受到损伤,机体生理活动处于负平衡状态(病理状态),极容易发生各类心身疾病和加重原有的慢性疾病及衰老性疾病,自觉或不自觉地体验重病者角色。此类病人需要有效的心理干预、药物治疗和支持治疗。

二、心理问题的常见表现

有心理问题者最常见的症状表现包括注意力不集中,情绪情感无常,认知过敏,性格异常,病态人格,感知失常,焦虑状态,忧郁状态,孤独和寂寞,智商和情商不协调等。对机体的损害程度因病者承受能力、认知水平、性格特征、调适与治疗措施不同而有所不同。

1. 注意力涣散　注意是心理学专有名词,也是生活中常见的一种心理现象。与睡眠比较,注意这种意识状态是大脑的兴奋过程。人在注意时,可以清楚地意识到自己的外在心身活动与心理活动同时存在。

注意对一定对象具有明确指向性和集中性特征,支配着个体的感知度、思维过程、记忆强度和行为活动,并且有外部表现。注意并非完全是一种自发的意识行为,还与外界刺激信息的量和强度有关。一般地说,刺激愈强烈,量愈大,愈容易集中注意。当然,注意力集中与否还取决于自身的心理需求、兴趣、态度以及当时的情绪和精神状态。

注意分为有意注意和无意注意,二者可互为条件,相互转换,有个体差异。通常情况下,有意注意的增强需要一定的意志力和预定目标。无意注意则不然,但会在大脑皮质留下痕迹(注意划痕,形成记忆的先决条件)。注意所具有的选择、维持、整合、调节等特性,常因感知、态度、需求、兴趣、责任感和意志力等因素发生改变。

注意产生的心理生理机制十分复杂,受中枢神经系统不同层次整合作用的影响,并与大脑的定向反射和选择性功能有关。大脑选择性功能的实现,取决于脑干网状激活系统、边缘系统、大脑皮质的结构和功能完善,任何结构和功能的损害都会影响注意的发生、发展和转归。保持和强化有意注意的有效方法是激发强烈愿望、培养兴趣、增强意志力(强化记忆的重要方法)。注意力不集中,精神涣散,对学习、工作都有极大影响,尤其是青少年,因为注意力问题,常常带来终生遗憾。

2. 情绪、情感失常　　通常情况下,如果不是特别的"注意和有意控制",人的情绪和情感反应,比如喜怒哀乐悲恐惊,一则有变,二则有序,三是具有一定的可控性。心理障碍者则不然,无序多变难控,不良情绪和不良情感维持时间长。

情绪和感情反应源于外界信息刺激、心理结构和自我心理体验。情绪变化多来得快,而情感则相对比较稳定,二者既有内在联系,又相互影响。情绪和情感具有典型的两极性,快乐与沮丧、紧张与轻松、愤怒与平静、爱与恨等就是情绪和情感向背的两个极端。

各种各样的情绪和情感的反应都是脑功能的重要表现。人患病后,由于不愉快的情绪刺激,会引起不良的心境,感到心烦意乱,易于发生焦虑、激怒、任性、恐惧、抑郁等情绪反应和行为。心理调适的目的在于能够适当控制和发泄不良情绪,保持优势情绪和情感,为加快疾病痊愈创造情绪和情感的心理条件。

3. 认知过敏　"健康人"因认知过敏而患病之后,不仅有躯体症状,认知心理也有许多变化。心理活动过多集中于自身躯体状况是常见的表现,常有主观感觉异常,过多的自我非理性体验反应,特别关注自我病情,哪怕是细微变化也会引发强烈不安,有的甚至对自己的呼吸、心跳声音都能觉察到;有的对别人,尤其是医务人员的语言、表情和行为异常敏感,听风就是雨,十分惶恐,对外界的一些微弱刺激如声、光、温度变化等,也反应强烈。

4. 性格异常　长期的生活实践,人们在有意注意和无意注意的学习过程中,个体通过认知、情感和意志力的不断积累、沉淀、保存和记忆,注意力不断加强,但也存在着特有的比较稳定的基本态度和行为模式。另外,个体性格的形成和发展还受基因遗传因素,家庭成员气氛、幼儿园及学校教育方式、工作性质、人际关系、社会制度、社会风气以及个体对这些因素的反应性强弱程度的影响。

性格特征是一种十分复杂的心理现象,性格结构和基本特征包括态度、意志、情绪、情感和理智等,这些特征因素的组合、渗透和沉淀,构成了一个人相对稳定、非常复杂,但不是一个整体和某种程度可塑的基本性格,尤其是婴幼儿,青少年阶段。成年后的基本性格特征往往"本性难移"。

5. 病态人格　病态人格,也称人格障碍,与健康人格的区别在于,认知能力、情感情绪反应和意志行为不协调或者过度反应;认知上,不能正确评价社会、他人和自己,不会准确处理较为复杂的人际关系;对外界刺激信息反应过分强烈,思维常常与社会对立;行为上,缺乏社会责任感和家庭责任感,以自我为核心,缺乏自省和内疚,有强烈的冲动性和攻击性,常见类型有偏执型、分裂型、冲动型、强迫型、表演型等,为数虽不多,但危害较大。对于病态人格重型者的非理性表现,既要理解其病理基础,更要深入调研,不能只从人性中的"真善美爱""假丑恶恨"作出评判。况且人性特征中正反两个方面的思维和行为相伴终生,杰出的"伟人"如此,平凡的"好人"也如此。只不过一段时间其或一生哪个方面占据主导地位,这应引起心理治疗师的注意,但对病情重者,常需精神科医师的专业治疗和必要的行为干预。

6. **感知觉失常**　大脑要产生一个清晰的感知觉,必须具备两个方面的条件。其一,特异的刺激和刺激强度达到感觉阈值以上;其二,神经系统结构完整、功能正常和尚未出现感觉适应。感觉有内部感觉和外部感觉之分,运动觉、平衡觉、内脏觉等属于内部感觉;视、嗅、味、皮肤觉的温热痛麻等属于外部感觉。

疼痛觉也是一种感知觉,除个别情况,很少有耐受性。分布广泛的痛觉感受器,与情绪单向联系并受个体心理影响,痛觉反应是机体的重要保护性功能。

通常,人们所理解的感觉和知觉不完全同属一个概念,感觉获得的常是事物的个别属性(表性),知觉获得的一般是事物相互联系的综合整体形象(理性),知觉以感觉为前提,感觉处于表层,知觉位于深层,但二者有着不可分割的内在联系。

感知觉失常,主要包括感觉过敏、减弱或消失和感觉失常以及感知觉综合障碍,如对形状、大小、颜色、位置、距离、空间和时间等的感知觉与实际情况的不吻合、歪曲和背离。正常人也可以发生感知觉短暂失常(过度或麻木)。感知觉障碍还包括错觉和幻觉,前者是指对事物的真实性错位或颠倒,后者则是一种虚像、非真实性或不存在的人为感知觉,如"杯弓蛇影","一朝遭蛇咬,十年怕井绳"就是感知觉失常的表现。

7. **焦虑状态**　人们都有过焦虑的体验,患病时发生焦虑概率更高。心理健康人的焦虑是带有不愉快情绪的正常适应行为,既有消极反应也有积极效应。如果焦虑伴有强烈的紧张、恐惧、无助和无能为力的情绪,且持续时间较长(>10 天),则需要有效心理调适。

病态焦虑是一种不适应和难以调适的情绪状态,对客观情况做出过分的估计,产生强烈心理反应。对重大事件的焦虑具有双重性(即认真思考后的积极反思和焦虑成疾)。有些疾病所带来的严重痛苦,会使人产生恐惧感,心理不健康(心理缺陷)者心理上认为到了垂死关头,整天提心吊胆,疑虑重重,乱加猜测和盲目推断预后,更加重了焦虑反应。

8. **忧郁状态** 与焦虑反应一样,忧郁反应也具有双重效应。"健康人"正常忧郁情绪的创造价值在于,忧郁的刺激最大限度地激活和发挥人体的生理和心理潜能,在审视和处理自我与社会、家庭、同事、上下级的冲突中,通过自我反省,做出有创造力的选择和升华人格,驱使追求完美,摒弃丑恶,起着社会凝聚剂的作用。此类案例,历史和现实中并不乏见。

病态忧郁或忧郁状态的显著表现是情绪低落,并伴有思维迟缓和意志减退。早期表现为疲软无力,失眠和早醒,食欲下降,工作和学习能力下降以及各种不适感觉,无助感觉,对生活失去兴趣等,之后逐渐出现情绪消沉、抑郁、沮丧、无任何愉快感和兴趣,精神活动充满了悲观和绝望;回避交际,疏远亲友,常独处一室,暗自伤心,严重者感到度日如年,生不如死,自责和自罪心理严重,反复出现轻生念头和自杀行为。此类患者整个精神生活处于显著的、普遍的抑制状态。

9. **孤独和寂寞** 孤独和寂寞这种心理现象非常普遍,在很大程度上是个体不愉快情绪或者痛苦体验的主观感觉。在一些人身上,患病后这种感觉可表现得更为突出。一般而言,躯体健康和心理健康者,孤独和寂寞不具有病态性质,也有一些积极意义,但长期、严重孤独和寂寞会引起某些情绪障碍,降低健康水平,引起或加重某些躯体疾病。

10. **情商障碍** 对智商的研究很多,研究如何开发智力的机构简直到了五花八门的程度。长期以来,人们把智商作为事业成功和取得成就的最重要先决条件,但恰恰忽视了另一个方面的重要条件——情商。事实上,高智商与高成就并不完全成正比关系,至多有 20％ 的成就归于智商因素而 80％ 的成就则属于非智商因素,如社会阶层、社会环境、个体机遇、意志力、情绪情感反应、后天努力等,这些因素基本上都反映情商。

情商对个体来讲,主要是指信心、恒心、效率、忍耐、乐观、感知觉、灵活性、适应性、抗挫折、合作精神、凝聚力、综合分析能力、社交能力和反应能力。情商高者对智商是巨大促进和推动,也可以成为智商不足的有益补充。

情商低下主要表现为缺乏足够的注意力和理性思维方式,意志不坚定,难以控制情感,容易激动。有些人尽管智商较高,但因任性、自负、自命不凡、自恃高、不合群、缺乏责任感、社会适应性差、人际关系紧张,往往无大的成就,并不被人们欢迎,所缺乏的是高情商因素。有些人尽管智商并不高,但情商发达,照样会在某些领域表现突出。智商是成才的先决条件,但情商的高低常常决定一个人能否成才,并且情商对个体来说具有很大的潜力和可塑性。情商是完善自我,保持健康,甚至预测成就更重要的因素。

情商可以通过训练和学习得以提高,这种训练和学习包括克服功利、延缓满足、培养兴趣、适当抑制过分冲动、调整情绪、适应环境、建立良好人际关系等方面。临床医师、家庭医生在诊疗过程中,也要针对不同患者的智商和情商水平,因人而异的施治。

以上是心理问题、心理危机、心理疾病常见的症状和表现,是心理咨询,心理治疗的重要指标性提示。要根据每个人的实际情况,认真探讨,区别对待。

三、疾病状态下患者不良心理表现

1. 慢性病患者　长期受疾病折磨的慢性病患者,由于患病时间长短、病情轻重,对疾病认识程度的差异和文化修养、心理素质、周围环境的影响,个体心理变化差异很大,大体可分为:

(1)长期型:患病时间长,有的甚至始发于幼年,长期扮演着

"患者角色",情绪往往比较消沉、忧郁、沮丧、内心不安、易发脾气,极易把事业、工作、生活、婚恋上的不幸归罪于自身的疾病,产生悲观、失望等恶性心理活动。

(2)晚期型:平素"健康",确诊为慢性病或严重疾病后,不习惯于患者角色,早期有一种盲目乐观情绪,认为会很快治愈,一旦治疗效果不佳,或病情出现反复,会出现消极、急躁、无奈或轻生的情绪反应,为心理康复和躯体康复带来新的困难。

(3)轻型:症状较轻,病情不严重的患者,心理变化与普通人相似,往往不把自己当患者,满不在乎,这种心理状态的积极效应是激活体内免疫系统,抗病能力增加,但由于忽视而失去一些必要检查和治疗的机会而使病情发展,一些隐匿性疾病不易发现,小病酿成大患,延误了早期治疗的宝贵时间。也有的人,谈"病"变色,面对小疾而终日忧心忡忡,似乎大祸临头,盲目追求过多的检查和治疗,极易造成心理负担,有可能加重病情。

(4)重型:患了可能危及生命的严重疾病,生存受到威胁,这类病人心理变化极其复杂,心理体验各不相同,悲观、失望、沮丧、无助感、烦躁、抑郁是常见的不良心理反应。

(5)卧床型:长期卧床,生活不能完全自理或完全不能自理的患者,内心十分痛苦,内心所遭受的折磨常难于启齿,情绪消极,悲观厌世念头常出现,某些人会产生自杀倾向和行为。

2. 临终患者　临终患者常有以下心理变化,不承认自己患了绝症或病情极端严重性,幻想出现奇迹而终止临终状态;因患病而怨天尤人,表现烦躁生闷气,不愿与人交流,拒绝进食和检查治疗;有些患者知道自己的病情严重,可能不久于人世,有一种强烈的求生欲望,渴望生命延缓到远方亲人的到来,"回光返照"就基于这种心理,表现为沉默寡言,总回忆往事,暗自啼哭悲伤;有些人心境比较平和,对死亡从心理上认可和接受。

3. 癌症患者　许多人认为患了癌症就等于"宣判死刑",产生不良心理反应,拒绝或过度检查、治疗,只有少数人泰然处之,以

积极心态面对,被确诊为癌症患者常常经历如下心理阶段:

(1)否认、忌恨阶段:在被怀疑但尚未最后证实或尚无明显自觉症状,虽意识到可能患癌症,但在心理上拒绝接受这一严酷现实,极力加以否认,十分愤恨,总希望这是医师和医院的错误。

(2)紧张恐惧阶段:诊断成立,在感觉上大吃一惊,心理压力骤增,内心十分紧张,但仍心存侥幸,力图再度否认,千方百计地多方面检查,以缓解紧张情绪。当反复证实诊断时,感到大难临头,更加恐慌不安。

(3)认同接受阶段:患者从理论和实践上都接受了癌症的现实,这是反复心理较量的结果。与此同时,一部分人树立了战胜癌症的信心和勇气,主动、积极配合治疗,保持乐观、积极的心理状态,得以自愈或治愈;而另一部分人则沉浸在疾病的悲痛中,不能自拔,或追求过度治疗,或拒绝治疗,一天到晚与苦闷、悲哀、无助相伴。

(4)失望、绝望阶段:部分性格过分内向的晚期患者,从心灵深处感到绝望,情绪十分悲观,甚至拒绝治疗,心境极为复杂,有临终的感觉。

患病后的各个阶段时间长短因人而异,常互为交错,心理调适、心理治疗与药物治疗要有机结合。

4. 药物依赖者　药物依赖不分男女老幼,长期应用某些药物均可产生。长期或反复应用某种药物,逐渐形成的精神上和生理上的被迫依赖性,其主要表现是渴望得到精神和生理刺激活性物质,这种愿望非常强烈而难以克制。药物依赖者多有人格特征的某些缺陷,如情绪不稳定,易感情冲动,自控能力差,以自我为中心等;成瘾者的药物依赖是成瘾药物应用后直接或间接产生快感,减轻或消除了精神和肉体上的某些暂时"痛苦"。

依据药物依赖的临床特征和具体表现,习惯上分为精神性依赖、躯体性依赖和耐受性依赖三种类型。

(1)精神性依赖:也称心理成瘾,表现为对瘾物的极大心理渴求,而不择手段设法达到。患者十分清楚这种不择手段渴求的严重后果和造成精神、身体的损害以及对社会和家庭的危害,但由于心理瘾的强烈驱使,达到目的才能暂时罢休。形成精神性依赖的原因主要有两个方面,一是与药物性质有关,如可待因、巴比妥、哌替啶(杜冷丁)等药物;二是个体因素,如遗传因素、教育环境、所处环境、人格特征、个体对药物的感受性等。

(2)躯体性依赖:是因反复使用瘾物,中枢神经系统发生了某些生理、生化乃至病理变化,以致必须有此种瘾物在体内持续存在或达到一定浓度,才能避免发生某些特殊症状。躯体依赖一旦形成,断药会出现一定的症状,轻者全身不适,心烦意乱,重者可危及生命。

(3)耐受性依赖:是指重复使用某种瘾物后,瘾物的浓度和作用下降,为达到与过去相同效力,就必须增加剂量。耐受性分为代谢耐受性和细胞耐受性,前者是指瘾者长期应用瘾物后,机体对该瘾物代谢加快,组织内和细胞浓度下降迅速,降低瘾物作用,有效时间缩短;后者指由于神经细胞产生了适应性改变,只有瘾物处于高浓度状态下,才能产生药物效应,即体内的高耐受性效应。

药物依赖者主要表现为智能方面的损害,如记忆力、计算能力、理解能力、思维能力、工作学习能力下降;在人格方面,缺乏进取心,对社会和家庭失去责任感;在躯体方面,消瘦、乏力、食欲低下、多汗、性功能降低或丧失,可有手和舌震颤,腱反射亢进,锥体束征阳性等。

药物依赖的常见药物有利眠宁、地西泮(安定)、巴比妥类、鸦片、吗啡、哌替啶(杜冷丁)、海洛因、可待因、美沙酮、阿法罗定(安侬痛)等。

5. **老年人用药**　老年人病多、用药多,尤其是一些患慢性病、心身疾病患者与药相伴似乎成了生活常态。往往也存在一些不良心理反应,因为不良用药心理或药物本身和体质差异引起一些功能性、过敏性、感染性、药源性疾病很多见,需要适时心理调适和调整药物。老年人用药的常见不良心理反应如下。

(1)从众轻信:为摆脱疾病困扰,轻信广告、网络宣传、某些传媒介绍,抢购、试用某些保健品和药品,不惜花费数千、数万乃至数十万元,长年累月应用,得以心理安慰而不计效果,忽视了向医生咨询、去医院检查诊治。有的病急乱投医,轻信野医游医、江湖郎中的特效药、"祖传秘方"、多少代研制等,有些不但不治病反而给健康带来危害。

(2)乱用、滥用:稍有不适就用药,甚至用"贵"药、"好"药,逐渐发展成对药物的依赖。止咳药、止痛药、镇静药等产生躯体和精神的双重依赖,如同烟瘾、酒瘾、鸦片瘾等毒品瘾一样,临床上并不少见,依赖心理是"瘾"的基础。有些人喜欢时尚,看广告用药,迷信进口药物和新药、贵药,常乱用抗生素、激素、补药和偏方、秘方,忽视了临床医生的忠告。其实,水剂、膏剂、片剂、胶囊、注射剂的疗效国内外产品没有什么差别,可能由于工艺不同,某些控释剂、缓释剂疗效有些差异但不会太大。况且,种族和地区不同,剂量标准不同,用进口药应特别注意。所有治疗用药都应在医生指导下科学使用,起码做些咨询,选择用药不必迷信,对症就好,任何治疗方法都有其局限性。

(3)盲目追求"好"药:恨病吃药,急于治好病的急躁心理是不少老年人的共同心声,盲目要求打针、输液,用了几天药就要求痊愈是急躁心理的重要表现。有人甚至随意增加剂量和品种,自行购买新药和贵药,以求"立竿见影"之效。其实,有效的就是好药,药物贵贱与疗效不一定成正比。

(4)中药和维生素可以有病治病无病健身:一些人认为中药和维生素无毒安全,可以随意用来防病治病。其实是药三分毒,不少中药含有多种生物碱,应用不当有许多毒副作用。维生素超量也有许多副作用。任何药物只适合特定人群,特定疾病和特定时期。

四、心理调适与心理治疗方法

下面介绍的心理危机、心理障碍、身心疾病的心理治疗方法需要经过专门训练的人员实施,大众读者可以从中汲取一些基本方法和治疗思路。

1. 认识领悟疗法 这种治疗方法可以归结为:"解释－认识－领悟"的基本方式。认识领悟疗法来源于心理分析,即让神经症和心理障碍患者对其存在的症状"以儿童的方式处理成人问题",心理咨询师和医师对存在的心理问题给予一些有针对性的合理解释,促其产生理性认识和认知,逐步达到领悟,着重强调自我领悟,最终达到知悟目的。主要用于恐怖症、强迫症、焦虑症等神经症患者的治疗。

通过讨论分析患者所表现的观念,进行推理和情感分析,让患者认识其症状表现的幼稚性,用解释和沟通,达到认知目的。让患者从内心深处自我感知到,神经症表现并非真的有"病",而是幼年某种情绪体验的再表现,症状是潜意识的流露,完全没有必要形成压力,完全领悟知悟后就会自动放弃幼年的不良心理体验阴影。此疗法对文化程度较高和乐于思考的成年人有较好的治疗效果;文化水平偏低,抽象思维能力较差,特别是儿童患者用此疗法往往不易奏效。具体治疗方法如下:

(1)治疗前准备阶段

①排除器质性疾病和明确诊断后,停用原来所有与精神有关的治疗药物。

②详细询问患者既往病史,主要症状、治疗经过及病情演变过程,生活经历和原先采用的治疗方法(儿童可由家长提供)。

③要求患者自己分析可能的发病原因或诱发因素,回忆幼年的某些痛苦经历,如受严重惊吓,意外伤害,极度悲伤事件等,儿童可由家长补充。

④心理医师以和蔼可亲,耐心诚恳的态度与患者交谈,营造

和谐友好的气氛,避免精神紧张,取得患者充分信任。

⑤向患者明确暗示,其病没有什么大问题,完全可以治愈,而与其他人一样过正常生活。

⑥要求患者与医师紧密配合,对医师的解释要联系自己的过去经历认真思考,并完成医师对其要求的"心得体会"报告。

⑦如患者伴有焦虑、精神紧张,可给予小量镇静药,如地西泮(安定)、氯普噻吨(泰尔登)、阿普唑仑(佳乐定)等。

第一次谈话交流一般 0.5～1 小时,时间过长,患者容易心理疲劳,谈毕,有意留下一些问题促使其思考和继续就医。治疗性谈话每次半小时左右,3～7 天交谈一次,3～6 次为一个疗程。

(2)心理治疗阶段:医师详细描述,并解释患者存在的症状与幼年不良情绪体验的关系,要着重指出,尽管以往的"体验痕迹"复活而出现神经症症状,但是这些症状是幼年时心理发育不健全的表现,现在长大了,知识多了,心理成熟了,幼年曾经有过的心理体验,现在看起来是非常幼稚可笑的,完全没有必要存在阴影。对儿童,要用其可以理解的语言进行解释和强调,达到知识和认知上的领悟。

(3)治疗注意事项

①医师态度要真诚耐心,富有同情心和爱心,多称赞和鼓励,真心实意地与患者交朋友。

②儿童患者易受家长影响,要先让家长领悟,通过家长影响儿童心理活动,这样做起效快且持久。

③接受能力强者,交谈要具体明确,不可含糊抽象。抽象思维能力差者,交谈时要选择适合其特点和智力情况的语言,避免生搬硬套的方式。

④对文化程度高的成年人,一般不需追究幼年时具体事件内容;对儿童,需与具体事件相联系方能达到认识领悟。

⑤年龄小,文化水平低,领悟能力差以及咨询师和医师的语言交流能力差是治疗失败的重要原因。

2. 自然疗法　自然疗法针对神经症患者的强烈求生欲望以及对健康的焦虑、痛苦、不安和强迫状态,采取不予理睬,顺其自然,带着症状过正常人生活的方法,达到切断心身之间恶性循环,治愈心理疾病的目的。

自然疗法认为,人的精神活动在产生积极的情感、观念和意志的同时,也产生消极的情感、观念和意志,人本身依靠这二者的动态平衡调节行为活动,保持心身健康。神经症患者精神平衡调节功能减弱,不能有效保持精神的动态平衡,而表现出神经症症状。带着神经症症状过正常人的生活的目的在于通过现实生活活动在大脑皮质建立起正兴奋灶,平衡、淡化和抑制失衡的负兴奋灶,进而消除患者现存的某些强迫性观念。

患病者通过集体郊游、旅行、开演讲会、共同游戏等活动,一方面因"同病相怜",自由交流各种体验,分析生活中的酸甜苦辣和人生经历,从中会受到很多启发;另一方面,已痊愈者当老师,现身说法,帮助未愈者。这种集体心理治疗活动,体现自助、互助特点,可大大提高疗效。自然疗法强调精神修养,自我调适,不以理论学习为重点,注重自我心理体验,突出先痊愈者对新患者的指导作用。

(1)自然疗法治疗注意点

①全面体格检查和必要的化验与仪器检查,排除躯体疾病的可能性,消除患者对疾病的疑虑。

②帮助、指导患者接受现存的症状并能正视它,而不是有意识的企图排斥、否认和试图在一夜之间就消除。

③要求患者不对其亲友谈论自己的症状和治疗情况,对亲友也要求有意不听和不答复患者的任何病诉。

④要求患者不要有意回避恐怖症状,有意识地带着症状去接近恐怖对象,即使害怕也要坚持,医师和患者都要坚信只要坚持下去症状就会自然消失。

⑤要求并指导患者彻底放松自己,少受或不受外界干扰。

（2）治疗具体过程

①体验期(7～14 天)：指导患者默默忍受躯体和精神上的痛苦，充分联想自身的焦虑、恐惧、不安等躯体症状，主动体验痛苦过程，同时要明确告诉患者，此阶段的症状是难以消除的，不要认为会轻易摆脱症状困扰，但要让患者知道症状是客观存在，是事实，同时纠正一些错误认识和观念，大多数患者在 10 天左右，痛苦达到高峰时，症状会突然减轻或消失。

②轻体力活动期(7～10 天)：要求继续忍受病态痛苦，自觉参加一些力所能及的工作，指导患者体验工作带来的愉快，从而稳定情绪，消除症状；引导患者把注意力转移到外界事物，从身边的细小事情中获得信心和力量；随时注意表扬和适当批评，以强化治疗信心。

③重体力活动期(2～4 周)：带着仍存在的症状参加重体力活动，要求做到超越疲劳，超越自我，越是不适应越要坚持；帮助、指导患者分析症状发生、发展及加重的原因，进一步认清患病本质，解释过强的完善欲、发展欲、追求欲及性格中的薄弱环节与症状的关系，从而主动改善性格缺陷；要求患者坚持记日记，记录各种心理体验。

④恢复期：要求患者保持勤奋、向上、乐观的生活态度，以顺其自然的原则对待可能再度出现的不良情绪和躯体不适，并定期随访给予指导。

3. 认知疗法　认知疗法是一种以矫正不良认知为主要目的的心理治疗技术。认知治疗理论认为，人的情绪及行为改变，源于认知，通过改变不良认知的方式，达到长期改善情绪和行为方面的障碍。认知疗法主要用于神经症，如强迫观念、焦虑症、恐怖症、抑郁症等，认知疗法主要是如下治疗阶段。

（1）起始阶段：主要是针对患者的现存状况进行全面评估，引导患者进入正常的认知模式，必要时对其进行危机干预，让患者克服悲观厌世的想法，树立起正确的人生观。

(2)中间阶段:帮助患者准确识别引发情绪障碍情境,摒弃不必要的自动联想,包括布置一些家庭作业,制定每日活动计划。要求患者自我监测和填写功能失调的想法记录表,数日后对存在的不良想法进行评估、识别和告诫。指导患者用合理、科学的想法代替不良自动联想想法。一段时间后(3~5d),通过深入交谈,追根求源,促使患者对不良自动联想进行自我识别并得到彻底纠正。

(3)巩固阶段:目的在于通过反复强化达到巩固疗效和防止再复发。此阶段,咨询师和患者共同探讨将来可能发生的问题,对困难情境进行预测,强化患者在认知治疗中获得的疗效。

治疗方法:开始每周 3~4 次,取得疗效后每周或 2 周 1 次,16周为一个疗程,若同时配合多塞平(多虑平)、阿米替林、佳乐定等药物治疗可提高疗效。

4. 心理分析疗法 心理分析疗法是通过让患者自由联想、梦的解析和"移情别恋"等方法,把压抑在潜意识里的矛盾冲突引入到意识层面进行重新认识,然后用现实主义的态度分析、解决内在的矛盾冲突。通过咨询师的分析,让患者了解患病的心理历程和症结所在,充分认识到此症是完全可以治愈的,让疾病的心理表现失去存在的意义,症状逐步消失。要达到此目的,需让患者深刻领悟到,痊愈不是医师的给予,而是自身的大彻大悟和自我治愈。要求患者认真配合心理治疗,自觉领悟病情和症状存在的"可笑性",就可能收到满意的效果。

本疗法多用于癔症、神经衰弱、强迫症、恐怖症和某些心身疾患,常需配合药物治疗。

5. 生物反馈疗法 生物反馈疗法源于动物通过操作学习,可以获得躯体操作行为而改变某些不良习惯和行为,达到治疗目的。生物反馈是内脏学习的一种方法,也称此法为内脏学习疗法。

生物反馈疗法用现代仪器把生物体的生理变化过程的信息,

提供或反馈给生物体后,机体的生理变化趋势发生某些改变,从而产生新的心理生理反应,如骨骼肌的松弛或紧张、皮肤的温度或电阻变化、脑电波改变、血压波动、心率变化等。这些生物反馈变化促使个体在维护身心健康过程中成为更主动的参与者,从而达到某种程度的自我调控和自我治疗某些疾病的目的。

通常情况下,人体器官大部分的活动信息,大脑不易感知(潜意识),人们对体内存在的生理变化过程不能察觉到,而生物反馈仪可以把器官的活动信息加以记录、放大、整理成大脑能够接受和理解的信号,如声、光、色等,可以借助反馈仪的高灵敏度信息反馈,观察到脏器的生理动态变化过程。常用的生物反馈仪主要有肌电反馈仪、脑电反馈仪、脉波速度反馈仪、皮电反馈仪、温度反馈仪等。

生物反馈疗法常用于神经肌肉再建和全身松弛治疗,治疗某些脑部疾病,调整血压和心率,治疗偏头痛、高血压、心律失常及癫痫等。治疗通常在安静状态下,由心理咨询师指导治疗,每次30min,每周5～6次,4周为一个疗程。

6. **音乐疗法** 音乐这种一组由有序符号组成的声音,用声响、停顿和节奏表现对时间的流逝和情感的表达,已为神经学、生物学、心理学领域的研究显示:其具有对人类情感有巨大影响力,直接影响人的精神状态和个体行为,改变人的认知能力、智力和促进健康的重大作用。音乐语言在不同区域、不同种族的音乐形式尽管结构、风格、音调、节奏有所不同,甚至存在着巨大差异,但却是有别于人类书面语言和口头语言,是全人类的"通用语言"。

研究证明,人对音乐的感知是在大脑多个部位同时进行的。有研究显示,音乐治疗可以把乳腺癌药物或手术治疗的不良反应降低30％。研究资料显示:优美的音乐欣赏对儿童的神经系统和智力发育、对智商和情商提高、空间记忆能力有较明显的促进作用。直接观察:音乐可使紧张心理放松、注意力集中、学习能力提高。人的一生中,无论是处于健康状态、亚健康状态还是疾病状态,都应与音乐这种神奇的"语言"相伴。坚持音乐欣赏可以消除疲劳、增强记忆、延缓衰老过程。

我国古代十分重视音乐的治疗作用,一些临床医师也广泛的将音乐疗法用于临床,并且对不少患者十分有效。优美的音乐治疗作用是通过调节人体内分泌和神经系统的功能来实现的。不同的音乐欣赏对调节心理压力、减少不良刺激产生的痛苦、消除不良心身反应以及镇静、镇痛、调节血压等都有正面效果。选择好的音乐可以有效治疗孤独症、焦虑症、恐惧症甚至绝望心理。

音乐治疗要根据每个人的个性特点、文化层次、音乐修养和病情变化选择。节奏感强烈、热烈奔放的曲调对伤感、忧郁者较为合适;旋律优美、文雅恬静乐曲适合于多动、兴奋、焦躁者;模仿森林、海浪、田园、虫鸣的轻音乐欣赏,使人如身临其境,有回归大自然之感,适用于脾气暴躁者。

7. 暗示疗法与催眠疗法

(1)暗示疗法:就是一种采用简单、典型,对咨询者有较大影响力的方法,借此改变已经形成的心理、生理过程中的条件反射达到恢复目的。治疗者通过语言、动作、表情等方式,用间接、迂回、含蓄,但有较强影响力的语言和行为,对咨询者的认知、判断、情感、意志、行为等心理活动施加影响,产生暗示效应。暗示疗法可以立竿见影,也可以是一个潜移默化的过程。

研究发现,有效的暗示效应,可使大脑皮质产生一种类似吗啡的物质,具有明显的改善躯体疾病、减轻痛苦的作用并伴有某种程度的快感。暗示疗法常用于癔症、癔盲、癔聋、癔哑等病症。对神经症者,暗示疗法加针灸、暗示疗法加镇静药物也是常用方法。

(2)催眠疗法:是借助重复、单调、有序刺激和语言行使咨询者达到催眠作用的治疗方法。催眠疗法强调让其先进入安静状态。人在睡眠状态,对外界的非强烈刺激一般没有反应。在催眠状态下,患者对施术者的语言非常敏感,有清晰的感知,可以比较准确地回答问话,服从一些指令做出各种动作,这是催眠疗法"感通作用"的结果。感通作用的生理基础源于抑制大脑皮层的"警戒点"学说,施术者通过借助感通作用给予有明确目的的暗示,使大脑产生新的兴奋中心,抑制病态兴奋点,恢复有益于健康的条件反射联系。

催眠疗法短期疗效较好,巩固需反复治疗并结合其他疗法,如必要的镇静药物、自然疗法、行为疗法等。催眠成功与否还决定于患者心理状态、心理特征、施术者的威望及对其信任程度。

8. 行为疗法 行为疗法来源于实验心理学及有关大脑学习的理论,也称学习疗法、学习矫正疗法。具体方法主要有以下几种:系统脱敏法、厌恶疗法、条件操作法和自我调整法。行为疗法认为:人的许多行为是在复杂多变的外界环境和自身需求过程中,通过"不断学习和积累"养成的一贯性或习惯性(这其中既有意识的成分,也有无意识的成分)。行为治疗是通过有意识的训练和操作方法的学习,使大脑建立新的联系信息,阻断原有的病态兴奋点,建立新的健康兴奋点,进而产生持久的平衡心理和行为方式。心理异常和躯体疾病的某些表现,不仅是疾病造成的症状,也必然会带来行为变化。大脑活动程序中的某个环节发生紊乱或受到阻滞,就会出现病理状态——心理和行为异常,行为疗法就是通过大脑的再学习,再认识,恢复正常处理程序,改变和调整异常程序,代之以新的、健康的心理和行为。改变行为是行为疗法的理论基础。

行为疗法常用方法主要有:

(1)系统脱敏法:也称交互抑制法或对抗条件法,主要用于恐怖症和恐怖情境所造成的心理障碍。

系统脱敏法治疗分为二个步骤,即分析、判断构成恐怖的层次和提供必要的脱敏训练。

第一步:分析构成恐怖的层次,设计层次表格,按最强至最弱的恐怖体验依次进行排序。

第二步：判断病人所处恐怖层次位置，让病人学会自我松弛。主要方法是排除杂念，闭目静坐，全身放松，转移恐怖注意力，此法类似于气功的准备阶段。入静后，把引起恐怖焦虑的刺激由弱到强与松弛方法配对联想，先抑制弱一些的恐怖体验，再逐步抑制比较强的恐怖体验，最终消除恐怖心理反应。

（2）厌恶疗法：也称厌恶制约法或惩罚疗法，主要是采用负性强烈刺激，以消除养成的不良行为。

厌恶疗法常用于戒断烟瘾、酒瘾、药物依赖、性变态、偷窃癖、强迫症和恐怖症患者的治疗。方法是有意识地安排一些较强烈的负性刺激，引起患者产生痛苦或厌恶的非条件反射，借此抑制已习惯的条件反射，从而矫正不良行为。

化学厌恶法是用化学药物如阿扑吗啡、氨水等引起恶心、呕吐和强烈刺激；电击厌恶法是用一定强度的感应电流作为痛苦刺激物，或以轻度电休克作为负性刺激；橡皮圈厌恶法是先把橡皮圈套在手腕上，反复拉弹，引起轻微疼痛作为负性刺激，借此引起厌恶反应。

上述厌恶治疗方法一般比较痛苦，施用几天后，可训练患者自己用"想象厌恶法"自行治疗，即在将发生不良行为时（如吸烟、性变态等），自动联想行为结果所造成的痛苦和受惩罚的情景，借此产生强烈的厌恶心理反应，从而有效抑制不良行为。"想象厌恶法"对早期同性恋和性变态、异装癖、露阴癖、窥视癖、偷窃癖有较好疗效。

（3）条件操作疗法：也称奖励法，是用正性刺激物增强或强化患者自发的正常行为反应，使已获得的异常行为受到抑制而逐渐消亡，最终以正常行为代替异常行为。当不良行为的纠正达到一定程度时，给予必要的奖励（精神的和物质的），此疗法常用于忧郁、孤独患者。

（4）自我调整法：具体方法是刻意安排一套特定的情景，用机体一种反应去代替或改善另一种反应，从而改变不正常的心理和生理功能。治疗师的责任是告知患者自我监视,自我评价,自我强化,充分发挥自主意识。

自我调整疗法包括松弛疗法,如坐禅、站桩等功法,用于紧张症、焦虑症及一些慢性疾病,也常用于失眠、高血压病、紧张性头痛、神经衰弱等的治疗。

(5)示范或模仿疗法:是用已治愈者的"现身说法"的示范作用,指导患者参与某些情景体验和模仿学习,达到解除症状的目的。此疗法常用于恐惧、胆小、自卑、焦虑和孤独患者的治疗,要求循序渐进。通过壮胆自信训练,有意识地参与社交活动,并在其中扮演一定角色,用充分表现自己来实现自我价值,获得心理支持,发展和提升更为有效的应对现实生活的能力。

附录 A 常用检验报告参考值

一、血液生化检查

1. 肝功部分

谷丙转氨酶（ALT） 0～40U/L

谷草转氨酶（AST） 0～35U/L

谷氨酰转肽酶（GGT） 0～50U/L

碱性磷酸酶（ALP） 40～230U/L

总蛋白（TP） 60～85g/L

白蛋白（ALB） 35～53g/L

球蛋白（GLO） 20～35g/L

白/球比例（A/G） 1.3∶2.5

总胆红素（TBIL） 2～23μmol/L

直接胆红素（DBIL） 1～8.2μmol/L

间接胆红素（TBIL） 2～17μmol/L

总胆汁酸（TBA） 0～10μmol/L

2. 血糖部分

葡萄糖（空腹）（GLU） 3.9～6.7mmol/L

糖化血红蛋白（HBAIC） 4％～6％

3. 肾功部分

尿素氮（BUN） 1.7～7.1mmol/L

尿酸（UA） 135～425μmol/L

肌酐（CRE） 44～133μmol/L

微球蛋白（B_2MG B_2） 0.91～2.2mg/L

4. 血脂部分

总胆固醇（TC） 3.6～5.5mmol/L

甘油三酯（TG） 0.56～1.8mmol/L

高密度脂蛋白（HDLC）　0.78～2.35mmol/L

低密度脂蛋白（LDLC）　2.1～3.1mmol/L

5. 电解质部分

钾（K）　3.5～5.5mmol/L

钠（Na）　136～145mmol/L

氯（Cl）　96~-106mmol/L

钙（Ca）　2.25～2.58mmol/L

二氧化碳结合力（CO_2－CP）　19～30mmol/L

pH（酸碱度）　7.35～7.45mmol/L

6. 其他酶学部分

乳酸脱氢酶（LHD）　109～245U/L

肌酸磷酸肌酶（CPK）　男 15～105U/L

　　　　　　　　　　女 10～80U/L

胆碱酯酶（CHE）　75～140U/L

淀粉酶　888～3330U/L

7. 血清免疫学部分

免疫球蛋白 G（IgG）　6～16g/L

免疫球蛋白 A（IgA）　0.6～0.33g/L

免疫球蛋白 M（IgM）　0.6～2.3g/L

免疫球蛋白 E（IgE）　0.1～0.9mg/L

免疫球蛋白 D（IgD）　1～4mg/L

血清补体 C_3（C_3）　0.87～1.47g/L

血清补体 C_4（C_4）　0.5～0.17g/L

肥达反应

O≤1:80

H≤1:160

A≤1:80

B≤1:80

C≤1:80

外斐反应

OX19≤1:40

OX2≤1:40

OXk≤1∶40

抗链球菌溶血素"O"试验（ASO）　≤500U

类风湿因子（RF）　阴性

8. 梅毒血清试验

血清反应素试验

不加热血清反应素（USR）　阳性

快速血清反应素（RPR）　阳性

梅毒螺旋体血凝（TPHA）　阳性

9. 乙肝五项指标及其他抗体

乙肝病毒表面抗原（HbsAg）　阴性

乙肝病毒表面抗体（抗-HBs）　阴性

乙肝病毒 e 抗原（HbeAg）　阴性

乙肝病毒 e 抗体（抗-Hbe）　阴性

乙肝病毒核心抗体（抗-HBc）　阴性

丙型肝炎病毒抗体（抗-HCV）　阴性

艾滋病病毒抗体（抗-HHIV-1）　阴性

抗核抗体（红斑狼疮、类风湿、皮肌炎等）（ANA）　阴性

二、血液常规检查

红细胞计数（RBC）　男（4.0～5.5）×10^{12}/L

女（3.5～5.0）×10^{12}/L

血红蛋白（Hb）　男 120～160g/L

女 110～150g/L

新生儿 170～200g/L

白细胞计数（WBC）　成人（4.0～10.0）×10^9/L

新生儿（15.0～20.0）×10^9/L

白细胞分类计数（DC）

中性白细胞（N）　0.5～0.7

酸性白细胞（E）　0.005～0.5

碱性白细胞（B）　0～0.01

淋巴细胞（L）　0.20～0.40

单核细胞（M）　0.03～0.08

网织红细胞（RC） 成人 0.005～0.015

儿童 0.03～0.06

红细胞沉降率（ESR） 男 0～15mm/1h

女 0～20 mm/1h

血小板计数（100～300）×10^9/L

三、尿液检查

1. 一般检查

尿量 1.0～1.5L/24h

尿色 淡黄色或透明色

酸碱度（pH） 5～7

尿糖定性 阴性

蛋白质定性 阴性

2. 尿沉渣检查

红细胞 0～3 个/高倍显微镜

白细胞 0～5 个/高倍显微镜

上皮细胞 少量

管型 偶见透明管型

3. 尿液自动分析仪

亚硝酸盐（NIT） 0

酸碱度（pH） 4.5～8.0

葡萄糖（GLU） ＜10mg/dl

四、粪便检查

粪量 100～300g/24h

颜色 黄色

胆红素试验 阴性

隐血试验 阴性

食物残渣 少量植物残渣或细胞,肌纤维、淀粉颗粒等

细胞 偶见上皮细胞及白细胞

五、肿瘤标志物

甲胎球蛋白（AFP） 0～15

癌胚抗原（CEA） 0～15

糖链抗原 199（CA199） 0～39.0

糖链抗原 125（CA125） 0～35.0

糖链抗原 724（CA724） ＜6

降钙素（CT） ＜100

鳞状细胞癌抗原（SCCA） ＜1.5

总前列腺特异性抗原（TPSA） 0～4.0

附录 B 家庭医生与生命历程健康物语

1. 选择哭选择笑全在自己，遇愁事遭磨难笑比哭好；遵规律适生活不叹命运，少争斗觅清闲永保乐观；好心情增智慧忘忧解愁，淡名利少私欲长寿少病；多快乐少烦恼有助健康，用信心用勇气迎接明天。

2. 养心莫忘寡欲，愉悦就要读书；淡泊可以明志，静思心境平抚；安顿心灵智慧，保持生命旋律，快乐享受生活，都是健康所需。

3. 认识别人认识自己客观公正，修身养性纯真高尚利己助人；悲观沉沦萎靡不振疾病入侵，心理生理休戚相关永记在心；怨恨歹毒惹祸致病糊涂所为，修身养性把握今天聪明表现。

4. 前人七十古来稀，而今盛世百年期；五十正当年，六十多康健；七十不患病，八十老来安；九十心不老，百岁梦实现。热爱自然融入自然贴近自然，尊重别人尊重规律率真生活。

5. 向食物要健康安全有效，靠药物来养生危害多多；食品杂果蔬多饮食清淡，不吸烟少饮酒劳逸相兼；避恼怒善养生陶冶情趣，少坐车多走路生活规律；俭养德仁增寿动静结合，顺自然多泰然张弛有序。

6. 聪明人修身养性把握今天，糊涂人不思进取寄托明天；聪明人苦干巧干分享奉献，糊涂人心胸狭窄索取抱怨；聪明人一丝不苟条理清晰，糊涂人得过且过愁眉不展；聪明人善待生命不断总结，糊涂人不思养生忧人怨天。

7. 学会养生终生受益，家常饭菜常吃不腻；山珍海味不宜太多，粗菜淡饭有利身体；药物健体害多利少，中医养生天人合一；真善美爱永存心间，假丑恶恨终生抛弃。

8. 舍弃平凡难能伟大，鄙夷平凡病态观念；讨好别人失去自我，八面玲珑实在太难；刻意献媚害人害己，付出真情人安我安；有点平庸未尝不可，不必认为失去尊严；平凡生活心情宁静，过度浪漫理性难现。

9. 三分精力药物施治，七分时间养生保健；药物养生危害身体，营养均衡需要牢记；尊重别人尊重自己，率真生活广阔天地；遵循规律适应社会，融入自然多接地气；人生乐趣有忙有闲，是忙是闲都应乐观。

10. 一夜好睡精神百倍，彻夜失眠全身都累；大鱼大肉有害健康，粗茶淡饭保养五脏；适度运动气血通畅，适应社会身心安康；学会养生终生受益，颐养天年福寿齐疆。

11. 好心情养生之道，多烦恼人生警钟；成败得失不看重，恩怨情仇笑谈中；平常心自然快乐，养天年胜似神仙。

12. 儿童象冉冉升起的朝日——充满希望，少年如美丽盛开的花朵——婀娜多姿，青壮年恰如勇敢者登山爬坡——勇往直前，老年人似夕阳余晖红霞满天——看到的是宁静安逸，享受的为愉悦安康。

13. 乐的享受：选择快乐，创造快乐，助人为乐，自得其乐，先苦后乐，知足常乐，永远快乐。

14. 饭后百步走活到九十九，每餐留一口活到九十九；不吸烟少嗜酒生活有张有弛，多看书多读报需要学以致用。

15. 多想别人的好，多记别人的好，多说别人的好，中庸之道；常记别人的仇，常忆别人的错，常说别人的坏，自寻烦恼。言多伤气，忧多伤神，气多伤身，无欲常安；有乐心宽，养生在动，养心在静，动静结合。

16. 喜欢忆旧，应忆出美好和希望；谈古论今，让智慧发光，让糟粕告诫，总得向前看。

17. 饥不择食渴而足饮对健康无益，热水洗脚温水刷牙能少生疾病；笑口常开悲喜有度会增寿延年，生活简单饮食清淡多心宽体健。

18. 家庭和睦运动适度生活规律——终生受益,戒烟少酒少车多步少盐有醋有荤有素——延年益寿。

19. 放得下看得开忘得掉——荣辱不惊,多读书多看报多思考——养心健体,少恼怒多情趣善养生——终生所需,俭养德慈增寿乐心宽——铭记心间。心好气平德高体健是真健康,乐观向上知足宽厚为大丈夫。

20. 挥笔泼墨运笔思生——陶冶情操,知足常乐能忍自安——端己正容;不急不恼心态平衡——体强病少,亲近自然亲近朋友——益寿延年。

21. 君子量大小人气大,君子不争小人斗气;小人不让君子和气,君子助人小人伤人。君子之交淡如水,小人交友为利益。

22. 不宜饮浓茶的人群:伴有神经衰弱、经常失眠、贫血、肺结核、甲亢、心动过速、心律失常、肾脏疾病、尿频、便秘的人群。茶的保健功效:降血压、调血脂、活血管、抗血瘀、增免疫、防癌等。

23. 1/3 的人可以预防——不发生癌症,1/3 可以早期发现——治愈癌症,1/3 可以运用现代医疗措施——延缓寿命改善生活质量。战胜癌症的出路在于预防。

24. 均衡饮食管住嘴,保持体重多动腿,情绪稳定平常心,科普知识增智慧。

25. 人与人、人与心灵、人与社会、人与自然的和谐共存和协调一致,置身于天地之间,顺四时适寒暑,和喜怒觅安居,调阴阳善刚柔等天人合一的整体观念是正确的养生之道。

26. 中医的养生,特别重视"治未病"——预防疾病,强调不患病,少患病,这是一种先进的健康理念,可以保障生存质量和自然寿命。

27. 百病缘于正气不足,体内脏腑阴阳失衡,内环境失调;培补正气,调节阴阳失衡,恢复人体平衡,病自愈,获健康更长寿。

28. 与世隔绝沉默寡言多愁善感急躁易怒,让衰老加快;回归自然珍惜亲情找寻快乐体验幸福,会安康一生。悲悲戚戚烦恼成病,坦荡荡快乐长命;悦耳优雅音乐,陶冶情操调节神经。

29. 心静身动食杂少生疾病,心动身静食精难能长命;快乐幸福健康终生追求,悲观抑郁多怒百病丛生。

30. 吃得合理早睡早起心情好,常有微笑多点运动容颜俏;起居有常好习惯保健康,宁静致远心神安养精神。

31. 返璞归真顺其自然,有氧运动量力而行,平衡膳食合理营养,平凡伟大与世无争,以上四项长期坚持,长命百岁健康人生。

32. 喜怒哀乐悲恐惊,有节有度自提醒;心理生理常变化,适时调理多用功,人生在世多乐观,身心健康增寿命。

33. 少忧多乐少怒多善,少荤多淡限酒戒烟,花间漫步勤劳锻炼,春棉渐减秋衣徐添,长期坚持益寿延年。性格开朗思想乐观,起居有常饮食清淡,补药少用烟酒可免,动静相宜注意保暖,有病早医定期体检。

34. 过度劳累损健康,劳逸结合保平安;情绪激动惹祸多,三思而行利身心。

35. 养心气思虑节制,养肾气多动少欲;养骨气动静相宜,养肝气少生闷气;养胃气少荤少盐,养神气少言少语;养志气读书看报,养元气顺应四季。

36. 多爱身体少爱钱财身健体壮,抑制私欲静补气血百病难生;花开花落成败得失勿须在意,命运坎坷贫富贵贱多思情理。

37. 心情:乐也一天愁也一天,多乐少愁一天;钱财:多也喜欢少也喜欢,多少都不嫌;饮食:粗也香甜细也香甜,粗细都香甜;穿衣:旧也御寒新也御寒,新旧都保暖;聊天:谈谈古论论今,古今皆有缘;家庭:贫也相安富也相安,贫富都共勉;劳作:忙也乐观闲也乐观,忙闲都乐观;儿孙:儿也心欢女也心欢,全家乐翻天;天年:看似神仙而非神仙却胜似神仙。《根据赵朴初先生"宽心谣"改编》。

38. 人性的光辉和生命的精彩,在于健康地活着,真诚地爱着,保持心情愉悦,善待生命,保养生命,生命是最宝贵的财富。

39. 管住嘴定时进食,迈开腿活动筋骨,不吸烟少受伤害,多喝水清洗五脏,好心情勿须贪杯,不过累充足睡眠,乐助人净化心灵,家和睦万事兴旺,铭记心长命百岁。

40. 起居有常先祖教诲,背时违天祸难逃免;终生勤勉幸福乐观,量力而行身康体健;饮食有节长寿之道,春捂秋冻护体耐寒;叩齿拉耳咽津揉腹,日常生活自我保健;提肛梳头伸腰搓脚,长期坚持疾病少见。

41. 乐观欢笑养生保健大智慧,忧愁愤怒健康长寿腐蚀剂;锻炼运动增进健康益处多,乐观心宽延年益寿幸福来。

42. 昔时七十古来稀,而今七十小弟弟;六十人生刚开始,八十年龄多自理;九十难说是高龄,都做百岁老寿星。老来岁月虽不长,如诗如画正相当;淡泊宁静天地宽,福如东海乐无边。

43. 追求完美本无错,实则人生多蹉跎;追求人间真善美,摒弃厌烦假恶丑;心理养生需宁静,身体康健需动多;二者结合能长寿,助人助己多快乐。

44. 赞美别人利自己,名利面前要淡泊;忘掉年龄重今天,自然永恒好生活。善良为人高营养,乐观不老长寿歌;愉悦找乐少生病,宽容做人是美德。

45. 心理健康是智慧的源泉,身体健康是幸福的保障。烦恼多容易衰老,多欢笑愉悦常来;胸襟开阔少有烦恼,心地善良多福多乐。

46. 少荤多素少盐有醋少车多步遇事不怒——生活常态;悲喜有度笑口常开多用食补生活规律——牢牢记住。冬吃萝卜夏吃姜——健脾保胃肠,细嚼慢咽益处多——练牙齿补五脏。

47. 好心情忘忧解愁,多快乐延年益寿;心情好坏关乎成败,乐观心态长寿少灾,过好今天分享奉献是聪明之举,寄托明天索取抱怨为糊涂表现。

48. 淡泊名利会心无忧虑,永思进取何来愁眉不展;荣辱不惊才能处之泰然,心胸开阔勿需郁郁寡欢;养生养心需要动静结合,淡泊寡欲才能颐养天年;精神充裕源自知足不贪,人生历程不断更新观念。

49. 聪明人常有欢笑,糊涂人郁闷痛苦;聪明人不急不恼,糊涂人火冒三丈;聪明人把握自己,糊涂人依靠别人;聪明人顺应潮流,糊涂人玉石俱焚;聪明人施舍给予,糊涂人索取无度;聪明人广交朋友,糊涂人孤独寂寞;聪明人喜怒哀乐有度,糊涂人大喜大悲无常。

50. 管住嘴迈开腿信心百倍,想得开放得下拥抱明天;常动笔多思考陶冶情志,多泼墨多写生端己整容;少欲望多豁达养生养心,少郁闷多快乐放宽心胸。

51. 登山爬坡花开花落自然规律,放宽眼界心情开朗健康快乐;高官达人大富大贵难能追求,乐观向上笑口常开健康必须;坦坦荡荡少有杂念宁静心情,充足睡眠平衡膳食防治疾病。

52. 吃饭先喝汤,胜过开药方,饮酒先进食,保护胃与脾,诸肉猪肉香,百菜白菜鲜,寻常家常饭,身体多健康;药补害处多,食补神补最相宜。

53. 大喜伤心神,暴怒损肝脾,恐悲伤肺肾,七情若过之,伤神又伤身;笑口经常开,快乐记心怀,自我去烦恼,少病少灾难;眼界放宽多超脱,心情开朗寻欢乐,琴棋书画利身心,坦坦荡荡福寿多。

54. 纵欲损正气,思多易成疾,暴食疾病来,多怒命不济;起居有规律,睡足神清爽,返璞能归真,宁静淡泊心;不忘老朋友,结交新知己,和睦一家亲,用心度人生。

55. 悲悲戚戚易致病,坦坦荡荡天地宽,大富大贵也有难,小康人家欢乐多;与世无争多得清闲,粗菜淡饭颐养天年;乐观向上理性思考,唱歌跳舞健康情操;与命运抗争难以成功,用勇气和智慧应付不幸。

56. 管住嘴迈开腿少油少盐多运动,想得开放得下无私无欲心胸宽;早餐好午餐饱晚餐少夜宵不要,不吸烟少饮酒三餐定时生活规律;无名愁无名怨恨应当抛弃,陶冶情趣慈悲养生需要牢记;多读书读报不断思考,活到老学到老知足常乐,一生心安。

57. 少油盐多菜蔬二便通畅,动健体静养心创造快乐;淡名利思进取无欲则刚,大悲喜多恼怒伤己伤人;俭养德仁增寿安静养神,气伤脾忧伤神艰辛必然;想得开放得下荣辱不惊,滴水恩涌泉报忘掉仇恨;寡欲望心情好修身养性,健身心去怨恨拥抱明天。

58. 良好情绪防治百病,适度运动寿命更长;细嚼慢咽益处多多,狼吞虎咽易伤胃肠;用脑动体身心轻松,顺应四时少生疾病。

59. 不贪过分舒适,只求生活必须,豁达喜悦快乐,保持生活简单;远离烈酒香烟,运动宁静相兼,大彻大悟高人,善护人生天年;不求大富大贵,不慕达人高官,本我自我是我,无须刻意高攀。

60. 物欲与钱财追求未必幸福快乐,易知足其乐融融生活坦然;幸福的感受主要来源于精神和心理,物质的贪欲愉悦难与你为伴。

61. 胸怀宽广处境艰辛不乏乐趣,蜗居陋室阳光普照依然开心,粗菜淡饭小康人家其乐融融,简单纯粹开心度日少忧少虑,平安恬淡知足多乐无悔此生。

62. 弃贪婪少攀比摆脱世俗,多真诚少虚伪与世无争;真善美假恶丑人之两面,多修身勤养性终生所需。

63. 茶余饭后谈古论今天天快乐,白纸黑字字里行间句句坦然;舍弃平凡鄙夷平凡难能伟大,失去自我讨好别人必有所求;避开烦恼举善养生陶冶情趣,张弛有序运动有度生活规律,养生养心增寿积德一生无虑。

64. 古今中外,无不劝人珍爱生命,珍爱时间。感叹虚无,阅历体验,快乐享受都是生命所赐,等待来世只能是生命的遗憾。

65. 找乐的方法很多,就看你会不会找,能不能找到,静坐读书、赏花观月、听大海涛声、闻蝉鸣鸟唱、广场群舞、林间独步、高亢唱歌、低声吟颂、回忆美好、赞歌现代、深度旅游、近观风情、白纸黑字书写、电脑敲打成文、河边幽静垂钓、山林缓步太极、床上柔体瑜伽……都可找到乐趣愉悦心身,如果理解成花钱买罪受,身体受累就不会有什么乐趣。

66.生命过程曾经的崎岖、艰辛、痛苦、风光、拥有、善举……都是生命的一部分,勿需刻骨铭心,人生最后阶段的宁静、安详、真实、从容、优美、善终,更是难能可贵。

67.回归自然贴近自然,自然的静妙令人向往,这是心灵受到现代文明挤压的反弹,夏花绚丽,秋叶静美都是自然。

68.古人养生的三经和三为、三不为;三宜、三不宜;三养、三不养等"三字经"的教诲令人折服:

"三经"养生之道

《易经》:养生在于气(正气、元气),在于阴阳和谐。

《黄帝内经》天地人和通,精气神兼养。

《道德经》天人合一,返璞归真,道法自然。

三去:去甚、去奢、去泰,意即去极端行为,去奢靡之风,去饱食终生无所用心。

三戒:少时戒色、壮时戒斗、老时戒得。

三善:善言、善视、善行。

三畏:畏天命(自然规律)、畏大人(有学问的人)、畏圣人(道德高尚的人)。

三慎:慎食、慎药、慎怒。

三少:口中言少、心中事少、肚中食少。

三宜:酒宜少饮、忿宜少作、欲宜自制。

三寡:寡欲养精、寡言养气、寡思养神。

三悟:悟能、悟静、悟空(人的三重境界)。

三不斗:不与君子斗名、不与小人斗利、不与天地斗巧。

三为:和为贵、善为本、诚为先。

三福:平安是福、健康是福、吃亏是福。

三不再:不再等待、不再吝啬、不再管闲事。

三日:昨日已逝去、今日要珍惜、明日不可知。

三放:放心、放手、放飞(意即心情好,修身养性)。

三修:修良心、修宽心、修信心。

三养:养感性、养理性、养悟性。

69. 高质量的生活不仅要有衣食住行无忧,更重要的是与快乐相伴,有时需要"清乐"—清淡之快乐,这需要用心灵去品味,用行为去寻找,找到别人找不到的快乐。

70. 多点蔬菜水果,少点大鱼大肉;多点运动劳作,少点坐卧电视;多点读书看报,少点胡思乱想;多点朋友叙谈,少点薄情寡义;多点兴趣爱好,少点生活单调;多点健康正能量,少点负面假消息。

71. 快乐的感知是精神的,人生曼妙享受应是纯真、自然和优雅;淡化物欲的浸渍,卸下内心的重负,放慢追逐的脚步,会是一番新天地。

72. 有粗有细不甜不腻,七八分饱菜蔬充饥;少精多杂咸淡相宜,菜蔬水果饮食调理;纵欲无度健康大敌,喜怒有常健康心理;少私寡奢心宽体健,修身养性神气自满。

参 考 文 献

［1］ 崔天国,崔晓丽,卢笑辉. 全科医师手册. 5 版. 北京:人民军医出版社,2012.

［2］ 崔天国,杨冬. 抗衰老与常见老年病防治. 北京:人民军医出版社,2015.

［3］ 祝向东,丛景滋. 快乐老人话老年. 济南:济南出版社,2016.

［4］ 严隽陶. 推拿学. 北京:中国中医药出版社,2008.

［5］ 吴磊. 关注家庭合理用药. 北京:人民卫生出版社,2014.

［6］ 邵志敏. 乳腺肿瘤学. 上海:复旦大学出版社,2013.

［7］ 陆寿康. 刺法灸法学. 北京:中国中医药出版社,2004.